国家卫生健康委员会"十四五"规划教材

全国高等职业教育药品类专业第四轮规划教材

供中药制药、中药学、中药材生产与加工、中医养生保健、中医康复技术、药膳与食疗专业用

中医基本理论

第 4 版

主　审　何　杨（南阳医学高等专科学校）

主　编　利顺欣

副主编　刘明辉　王玉华

编　者（以姓氏笔画为序）

王　媛（山东药品食品职业学院）　　　　利顺欣（南阳医学高等专科学校）

王玉华（郑州卫生健康职业学院）　　　　罗　彤（南阳医学高等专科学校）

平　凡（江苏卫生健康职业学院）　　　　赵　艳（长沙卫生职业学院）

刘明辉（辽宁医药职业学院）　　　　　　蒋玲钰（安徽中医药高等专科学校）

人民卫生出版社

·北　京·

图书在版编目（CIP）数据

中医基本理论 / 利顺欣主编 . -- 4 版 . -- 北京 ：
人民卫生出版社，2025. 2. --（全国高等职业教育药品
类专业第四轮规划教材）. -- ISBN 978-7-117-37345-6

Ⅰ. R22

中国国家版本馆 CIP 数据核字第 2025YJ1059 号

人卫智网	www.ipmph.com	医学教育、学术、考试、健康，
		购书智慧智能综合服务平台
人卫官网	www.pmph.com	人卫官方资讯发布平台

中医基本理论
Zhongyi Jiben Lilun
第 4 版

主　　编：利顺欣
出版发行：人民卫生出版社（中继线 010-59780011）
地　　址：北京市朝阳区潘家园南里 19 号
邮　　编：100021
E - mail：pmph @ pmph.com
购书热线：010-59787592　010-59787584　010-65264830
印　　刷：人卫印务（北京）有限公司
经　　销：新华书店
开　　本：850×1168　1/16　　印张：15
字　　数：353 千字
版　　次：2009 年 6 月第 1 版　　2025 年 2 月第 4 版
印　　次：2025 年 3 月第 1 次印刷
标准书号：ISBN 978-7-117-37345-6
定　　价：59.00 元

打击盗版举报电话：010-59787491　E-mail：WQ @ pmph.com
质量问题联系电话：010-59787234　E-mail：zhiliang @ pmph.com
数字融合服务电话：4001118166　　E-mail：zengzhi @ pmph.com

出版说明

近年来，我国职业教育在国家的高度重视和大力推动下已经进入高质量发展新阶段。从党的十八大报告强调"加快发展现代职业教育"，到党的十九大报告强调"完善职业教育和培训体系，深化产教融合、校企合作"，再到党的二十大报告强调"统筹职业教育、高等教育、继续教育协同创新，推进职普融通、产教融合、科教融汇，优化职业教育类型定位"，这一系列重要论述不仅是对职业教育发展路径的精准把握，更是对构建中国特色现代职业教育体系、服务国家发展战略、促进经济社会高质量发展的全面部署，也为我们指明了新时代职业教育改革发展的方向和路径。

为全面贯彻国家教育方针，将现代职业教育发展理念融入教材建设全过程，人民卫生出版社经过广泛调研论证，启动了全国高等职业教育药品类专业第四轮规划教材的修订出版工作。

本套规划教材首版于2009年，分别于2013年、2017年修订出版了第二轮、第三轮规划教材。本套教材在建设之初，根据行业标准和教育目标，制定了统一的指导性教学计划和教学大纲，规范了药品类专业的教学内容。这套规划教材不仅为高等职业教育药品类专业的学生提供了系统的理论知识，还帮助他们建立了扎实的专业技能基础。这套教材的不断修订完善，是我国职业教育体系不断完善和进步的一个缩影，对于我国高素质药品类专业技术技能型人才的培养起到了重要的推动作用。同时，本套教材也取得了诸多成绩，其中《基础化学》（第3版）、《天然药物学》（第3版）、《中药制剂技术》（第3版）等多本教材入选了"十四五"职业教育国家规划教材，《药物制剂技术》（第3版）荣获了首届全国教材建设奖一等奖，《药物分析》（第3版）荣获了首届全国教材建设奖二等奖。

第四轮规划教材主要依据教育部相关文件精神和职业教育教学实际需求，调整充实了教材品种，涵盖了药品类相关专业群的主要课程。全套教材为国家卫生健康委员会"十四五"规划教材，是"十四五"时期人民卫生出版社重点教材建设项目。本轮教材继续秉承"大力培养大国工匠、能工巧匠、高技能人才"的职教理念，结合国内药学类专业领域教育教学发展趋势，科学合理推进规划教材体系改革，重点突出如下特点：

1. **坚持立德树人，融入课程思政**　高职院校人才培养事关大国工匠养成，事关实体经济发展，事关制造强国建设，要确保党的事业后继有人，必须把立德树人作为中心环节。本轮教材修订注重深入挖掘各门课程中蕴含的课程思政元素，通过实践案例、知识链接等内容，润物细无声地将思想政治工作贯穿教育教学全过程，使学生在掌握专业知识与技能的同时，树立起正确的世界观、人生观、价值观，增强社会责任感，坚定服务人民健康事业的理想信念。

2. **对接岗位需求，优化教材内容**　根据各专业对应从业岗位的任职标准，优化教材内容，避免重要知识点的遗漏和不必要的交叉重复，保证教学内容的设计与职业标准精准对接，学校的人才培养与企业的岗位需求精准对接。根据岗位技能要求设计教学内容,增加实践教学内容的比重,设计贴近企业实际生产、管理、服务流程的实验、实训项目,提高学生的实践能力和解决问题的能力;部分教材采用基于工作过程的模块化结构,模拟真实工作场景,让学生在实践中学习和运用知识,提高实际操作能力。

3. 知识技能并重,实现课证融通　本轮教材在编写队伍组建上,特别邀请了一大批具有丰富实践经验的行业专家,与从全国高职院校中遴选出的优秀师资共同合作编写,使教材内容紧密围绕岗位所需的知识、技能和素养要求展开。在教材内容设计方面,充分考虑职业资格证书的考试内容和要求,将相关知识点和技能点融入教材中,使学生在学习过程中能够掌握与岗位实际紧密相关的知识和技能,帮助学生在完成学业的同时获得相应的职业资格证书,使教材既可作为学历教育的教科书,又能作为岗位证书的培训用书。

4. 完善教材体系,优化编写模式　本轮教材通过搭建主干知识、实验实训、数字资源的"教学立交桥",充分体现了现代高等职业教育的发展理念。强化"理实一体"的编写方式,并多配图表,让知识更加形象直观,便于教师讲授与学生理解。并通过丰富的栏目确保学生能够循序渐进地理解和掌握知识,如用"导学情景"引入概念,用"案例分析"结合实践,用"课堂活动"启发思考,用"知识链接"开阔视野,用"点滴积累"巩固考点,大大增加了教材的可读性。

5. 推进纸数融合,打造新形态精品教材　为了适应新的教学模式的需要,通过在纸质教材中添加二维码的方式,融合多媒体元素,构建数字化平台,注重教材更新与迭代,将"线上""线下"教学有机融合,使学生能够随时随地进行扫码学习、在线测试、观看实验演示等,增强学习的互动性和趣味性,使抽象知识直观化、生动化,提高可理解性和学习效率。通过建设多元化学习路径,不断提升教材的质量和教学效果,为培养高素质技能型人才提供有力支持。

本套教材的编写过程中,全体编者以高度负责、严谨认真的态度为教材的编写工作付出了诸多心血,各参编院校为编写工作的顺利开展给予了大力支持,从而使本套教材得以高质量如期出版,在此对相关单位和各位专家表示诚挚的感谢!教材出版后,各位教师、学生在使用过程中,如发现问题请反馈给我们(发消息给"人卫药学"公众号),以便及时更正和修订完善。

人民卫生出版社

2024 年 11 月

前　言

中医基本理论是主要阐述人体的生理、病理、病因、病机以及疾病的诊断、防治和康复等基本理论、基本知识和基本技能的一门学科，是中药制药、中药学、中药材生产与加工等专业的专业基础必修课，同时也是中医药其他相关专业如中医养生保健、中医康复技术、药膳与食疗等专业的专业基础课程。

《中医基本理论》（第3版）于2018年出版，在全国高职高专院校广泛使用，为了更好地适应现代职业教育需要，我们收集了教学一线专家的意见和建议，经过反复研究讨论进行完善与修订，新一版教材力求做到目标明确、定位准确、内容实用、重点突出、文字精练。

本教材修订是以服务高职高专院校应用型、技能型人才培养为主要目标；融入思政元素，充分发挥课程的育人价值；以强化医药学生职业道德、医学人文素养教育和临床实践能力培养为核心。在内容上，在哲学基础部分，增加了重在说明宇宙万物构成本原及其发展变化的精气学说；在第三章，增加了中医学的精理论；在最后一章，增加了中医的养生原则；在实训部分，增加了问诊基本技能实训。在编写形式上，保留了"导学情景""案例分析""知识链接""课堂活动""点滴积累""目标检测"等能提高学生知识综合运用能力及激发学习兴趣的特色栏目，同时，增加了"案例分析"数量，着重选取了经典医案进行分析，并增设了"学习目标"栏目，制定了每章的知识目标、能力目标和素质目标，以便于学生全方位及时检测自我学习目标达成情况。

本版教材采用纸数融合的出版形式，在第3版教材的基础上，继续完善数字化资源，增设了便于学生总体把握知识要点的"复习导图"等资源，充分发挥教学资源的多样化优势，着重培养学生自主创新的学习能力，开拓学生视野，提升学生综合素养，从而使纸媒与数字化更加紧密地融合。

本教材绪论和第二章藏象由利顺欣编写；第一章哲学基础和第八章诊法及实训项目由王玉华编写；第三章精气血津液由刘明辉编写；第四章经络由罗彤编写；第五章体质和第六章病因由蒋玲钰编写；第七章病机由王媛编写；第九章辨证由平凡编写；第十章养生、防治与康复原则由赵艳编写；课程标准由利顺欣编写。此外，融合教材数字内容的编写与纸质教材编写分工同步。本书由利顺欣组织和审修，主编、副主编和编者共同参与审稿，何杨主审，罗彤协助完成纸质教材和数字内容的部分统稿工作，最后由利顺欣统稿审定。

本教材编写过程中，得到了各编写单位的大力支持，书中参考和吸取了相关教材和著作中的内容，在此致以诚挚的谢意！

本教材虽经多次讨论和修改，但由于编者的水平有限，难免会有错误及不足之处，敬请广大师生批评指正。

《中医基本理论》编委会

2024年6月

目　录

绪　论

学习目标

1. 知识目标　(1) 掌握：中医学理论体系的主要特点。
　　　　　　　(2) 熟悉：中医学理论体系的形成和发展概况。
　　　　　　　(3) 了解：中医基本理论课程的主要内容及学习方法。
2. 能力目标　初步具备中医整体思维能力和辨证思维意识。
3. 素质目标　热爱祖国优秀传统文化，树立专业自信，坚定专业道路。

导学情景

情景描述：

　　刘某，男，50 岁。隆冬时节，因工作需要出差外行，途中不慎感受风寒邪气，当晚即发高烧，体温达 39.8℃，恶寒甚重，虽覆两床棉被仍洒淅恶寒，发抖，周身关节疼痛，无汗，皮肤滚烫而咳嗽不止。视其舌苔薄白，切其脉浮紧有力，此乃太阳伤寒表实之证。治宜辛温发汗，解表散寒，方用麻黄汤（刘渡舟医案）。

学前导语：

　　感冒为临床常见疾病，西医多使用解热镇痛药物，为针对感冒症状而用药。中医则与西医不同，主要针对"证"进行治疗。例如，此案感冒患者为"伤寒表实之证"，故选用针对此证的麻黄汤进行治疗。此外，感冒在临床中还有伤寒表虚证、风热表证、伤风表证等证型，均有相对应的治疗方药。那么，什么是"证"？中医为什么重视"证"？这反映了中医学理论体系怎样的特点？中医学理论体系还具有什么特点？中医学理论体系的形成和发展概况如何？这是本章所要介绍的主要内容。

　　中医药学是中华民族几千年来同疾病作斗争的极为丰富的经验总结，是中国优秀传统文化的瑰宝。在中国古代哲学思想的影响和指导下，经过长期医疗实践的不断积累和总结，加之与各学科之间的相互渗透，中医药学逐步形成并发展成为独特的医学理论体系，并一直有效地指导着临床实践，为中国人民的保健事业和中华民族的繁衍昌盛作出了巨大的贡献。中医药学对世界医药学的发展也产生了一定的影响，是我国和世界医学科学史上一颗璀璨的明珠。

一、中医学理论体系的形成与发展

　　中医学理论体系的形成与发展，大体上可以分为五个时期。

（一）先秦、秦、汉时期

先秦、秦、汉时期，是中医学理论体系的形成时期。其主要标志是四部经典著作的问世。

1.《黄帝内经》 简称《内经》，成书于战国至秦汉时期。包括《素问》和《灵枢》两部分，共 18 卷，162 篇。该书内容广博，以当时的唯物论和辩证法思想为指导，以精气学说、阴阳学说、五行学说为论理工具，从整体出发，系统地阐述了人体的结构、生理、病因、病理，以及疾病的诊断、防治、养生等问题。该书不仅是对秦汉以前医学成就的总结，还初步确立了中医学独特的理论体系，为中医学的进一步发展奠定了基础。

> **知识链接**
>
> ### 中医别称之一——岐黄
>
> 《黄帝内经》采用黄帝问、岐伯答的形式记述医学知识，它的问世标志着中医学理论体系的形成，故后世多称中医学为"岐黄家言"、中医医术为"岐黄之术"，进而将"岐黄"作为中医的代称。

2.《难经》 原名《黄帝八十一难经》，相传为秦越人（扁鹊）所著。本书以假设问答、解疑释惑的方式，阐述了人体的结构、生理、病因、病机、诊断、治则和治法等内容，尤其在脉诊、经络、命门、三焦等方面的论述，较《内经》有所创新和发展。

3.《伤寒杂病论》 为东汉末年张仲景所著。经宋代林亿等整理后，分为《伤寒论》和《金匮要略》两书。作者以六经论伤寒，以脏腑论杂病，创立了包括理、法、方、药在内的中医辨证论治理论体系，奠定了中医临床医学的基础。该书使用药物 214 种，载方 269 首，这些方剂大多一直沿用至今，对方剂学的发展贡献巨大，被誉为"方书之祖"。

4.《神农本草经》 简称《本草经》《本经》，约成书于汉代，托名神农所著。该书总结了汉以前的药物学成就，载药 365 种，明确记载了每味药物的性能、主治；根据养生、治病和有毒无毒，将药物分为上、中、下三品；提出了"四气五味"的药性理论；明确了"疗寒以热药，疗热以寒药"的用药原则；提出单行、相须、相使、相畏、相杀、相恶、相反等"七情合和"的药物配伍理论。是我国现存最早的药物学专著。

> **知识链接**
>
> ### 中国本土科学家屠呦呦获诺贝尔生理学或医学奖
>
> 2015 年 10 月，中国药学家、中国中医科学院中药研究所首席研究员屠呦呦因发现治疗疟疾的新药物疗法获得诺贝尔生理学或医学奖。由她发现的治疗疟疾的药物——青蒿素，挽救了全球特别是发展中国家的数百万疟疾患者的生命。青蒿素提取自中药青蒿。《诗经》中"食野之蒿"的"蒿"即为青蒿，湖南长沙马王堆汉墓出土的帛书《五十二病方》中有关于青蒿药用的记载，《神农本草经》中有青蒿性味功效应用的明确记载，受晋代葛洪《肘后备急方》中"青蒿一握，以水二升渍，绞取汁，尽服之"的启发，屠呦呦率先发现了青蒿素。

(二) 魏、晋、隋、唐时期

魏、晋、隋、唐时期是中医学理论体系的充实和系统化时期。

这一时期的成就，一方面是继承整理阐发经典。最有代表性的是王冰、杨上善对《黄帝内经》的注释，王叔和、孙思邈对《伤寒杂病论》的整理。另一方面是总结经验升华理论。如晋代王叔和所著的《脉经》，集汉以前脉学成就，全面、系统地论述了诊脉的理论方法，是我国第一部脉学专著；晋代皇甫谧所著的《针灸甲乙经》，总结了秦、汉、三国以来的针灸学成就，是我国现存最早的针灸学专著；隋代巢元方等所著的《诸病源候论》，详尽论述了各科疾病的病源与症状，继承和发展了病因病机学理论，是中医学第一部病因、病机及证候学专著；唐代孙思邈所著的《备急千金要方》和《千金翼方》，是两部以记载处方和其他各种治疗手段为主的方书，是唐初最有代表性、对后世影响较大的医学巨著，可称为我国第一部医学百科全书；公元 659 年，由唐朝政府组织编写的《新修本草》（又称《唐本草》）是世界上最早的一部国家药典。

> **知识链接**
>
> **孙思邈的《备急千金要方》和《千金翼方》**
>
> 唐代孙思邈著《备急千金要方》和《千金翼方》，其中《备急千金要方》一书就载方 5 300 首，两书详细阐述了医学理论、诊法、治法、方剂、食疗养生等，较系统地总结和反映了自《黄帝内经》以后至唐代初期的医学成就，代表了唐代的医学水平；提出"大医精诚"为医学道德准则和追求的境界，开创了中国医学伦理学的先河。孙思邈认为"人命至重，有贵千金"，故其所著医书以"千金"命名。《备急千金要方》成书较早，而《千金翼方》成书较迟，两书互为"羽翼"，故将后者取名为《千金翼方》。

(三) 宋、金、元时期

宋、金、元时期是中医学理论体系的突破性进展时期。

这一时期的医家们在前代理论和实践的基础上，结合自己的阅历和经验体会，提出了许多独到的见解，在各抒己见、百家争鸣的气氛中，使中医学理论体系产生了突破性进展。

宋代陈无择在其所著的《三因极一病证方论》中提出了著名的"三因学说"，对发病原因进行了较为具体的分类概括，对中医病因学的发展影响深远。宋代钱乙在其所著的《小儿药证直诀》中系统地论述了小儿的生理、病理特点，提出了以五脏为纲的儿科辨证方法，开创了脏腑证治的先河。

金元时期，学术气氛异常活跃，涌现出了许多各具特色的医学流派。最具代表性的是被后世尊称为"金元四大家"的刘完素、张从正、李杲、朱震亨。刘完素倡导"火热论"，认为外感"六气皆从火化""五志过极，皆为热甚"，治病多用寒凉药物，被后世尊称为"寒凉派"；张从正倡导"攻邪论"，认为邪非人身所有，"邪去则正安"，主张治病当以驱邪为要务，善用汗、吐、下三法，被后世尊称为"攻邪派"；李杲倡导"脾胃论"，提出"内伤脾胃，百病由生"，治病善用温补脾胃之法，被后世尊称为"补土派"；朱震亨倡导"相火论"，提出"阳常有余，阴常不足"理论，治病善用养阴之法，被后世尊称为"滋阴派"。

(四) 明、清时期

明、清时期是中医学理论体系的进一步发展时期。这一时期,中医学理论体系进一步完善,出现了许多有重大意义的医学学术创新。

明代李时珍著《本草纲目》,载药 1 892 种,总结了 16 世纪以前的药物学成就,并纠正了以往本草书中的某些错误,首创了按药物自然属性逐级分类的纲目体系,被誉为"东方医药巨典"。明清时期温病学说形成,明代吴有性著《温疫论》,首次提出了"戾气"说;清代叶桂著《温热论》,创立了卫气营血辨证理论;清代吴瑭著《温病条辨》,创立了三焦辨证理论;清代薛雪著《湿热条辨》、王士雄著《温热经纬》,对温病学说的发展均有一定的贡献。

(五) 近代和现代

近代和现代是中医学理论体系的发展与提高时期。

这一时期中医理论体系发展的特点是,一方面继续收集和整理前人的学术成果,如 20 世纪 30 年代曹炳章主编的《中国医学大成》,是一部集古今中医学大成的巨著;另一方面,在西方医学大量传入的前提下,从中西医论争,逐步发展到中西医汇通,然后走向中西医结合的道路,如张锡纯所著的《医学衷中参西录》是中西汇通的代表。这些工作目前还在继续进行中。

自中华人民共和国成立以来,党和政府十分重视中医药事业的发展,大力倡导中西医结合和中医现代化。近几十年来,中医基本理论已经发展成为一门独立的基础学科,无论在文献的系统整理还是理论的实验研究方面,都取得了一定成果,在阴阳、脏腑、经络、气血及临床医学等方面的研究也取得了许多新进展,使中医学的发展进入了新的历史阶段。

二、中医学理论体系的主要特点

中医学理论体系的主要特点是:整体观念、辨证论治。整体观念为古代唯物论和自然辩证法在中医学中的体现,是中医理论的指导思想;辨证论治是中医学诊治疾病的基本原则。

(一) 整体观念

整体,即完整性和统一性;观念,即思想。整体观念,即完整性和统一性思想。中医学的整体观念是中医学关于人体自身的完整性以及人与外界环境之间的统一性的认识。整体观念是一种思想方法,它贯穿于中医对人体生理、病理的认识,对疾病的诊断和防治等各个方面,因而具有重要的指导意义。

1. **人体是一个有机整体** 中医学认为人体是一个以五脏为中心、以心为主宰的有机整体。这种整体性体现在生理、病理、诊断、治疗等各个方面。

(1)生理上的整体性:主要体现在两个方面。一是构成人体的各个组成部分在结构与功能上是完整统一的,即五脏一体观;二是人的形体与精神是相互依附、不可分割的,即形神一体观。

五脏一体观。中医学认为,人体是由五脏(心、肝、脾、肺、肾)、六腑(胆、胃、小肠、大肠、膀胱、三焦)、形体(脉、筋、肉、皮、骨)、官窍(目、耳、口、鼻、舌、前阴和后阴)、经络等所构成的以五脏为中心、以心为主宰的有机整体。每一个组成部分都有其独特的结构和功能,所有的组成部分在结构上通过全身经络相互联系,在功能上通过精、气、血、津液的作用完成机体统一的功能活动,从而构成一个有机整体。人体正常的生理活动,一方面依赖各脏腑组织发挥自己的功能,另一方面要依赖脏腑组织之间相辅相成的协同作用,才能维持其生理上的协调平衡,即每个脏腑组织都有其各自不同的功能,但又是在整体活动下的分工合作、有机配合,这就是人体局部与整体的统一性。

形神一体观。形,即形体,是指构成人体的脏腑、经络、形体和官窍及运行或贮藏于其中的精、气、血、津液等生命物质。神,有广义与狭义之分:广义的神,是指人体生命活动的总体现或主宰者;狭义的神,是指人的精神意识思维活动。形神一体观,即是形体与精神的结合与统一。形神一体观认为,形与神是相互依附,不可分离的。形是神的藏舍之处,神是形的生命体现。神不能离开形体而单独存在,有形才能有神,形健则神旺。而神一旦产生,就对形体起着主宰作用。形神统一是生命存在的保证。

(2)病理上的整体性:人体是一个有机的整体,生理上相互联系,病理上必然相互影响。整体和局部之间、局部与局部之间、形神之间的病变,都会相互影响。

局部的病变大都是整体功能失调在局部的病理反应。如目的病变,既可能是肝脏功能失调的反应,也可能是五脏整体功能失常的表现。因而对局部病变的病理机制,不能单从局部去分析,而应从五脏这个整体上去考虑。

人体的局部之间在病理上也可以相互影响。如脏腑有病,可以通过经络反应于相应的体表、组织、官窍;反之,体表、组织、官窍有病理改变,也可通过经络内传于脏腑。如胃火过亢,可致牙龈肿痛;体表感受风寒等邪,可传及肺脏,影响肺的宣降,出现咳嗽、气喘、咳痰等症状。脏腑之间在病理上也会相互影响,一个脏腑发生病变常可影响其他的脏腑,如肝火过亢时,不仅会出现胁痛、口苦等肝脏病变的症状,而且还可影响到胃的通降功能,出现胃脘胀痛、嘈杂吞酸等症,还可上灼于肺,而见咳嗽、咳血等症。

另外,脏腑组织器官功能失常,可影响精、气、血、津液的代谢;精、气、血、津液的代谢失常,也可影响脏腑组织器官的功能活动。

由于人体是形神统一的整体,因而形与神在病理上也是相互影响的。形体的病变,包括精、气、血、津液的病变,可引起神的失常;而神的异常,也可导致形体包括精、气、血、津液的病变。

(3)诊断上的整体性:由于脏腑、组织和器官在生理、病理上的相互联系和相互影响,因而决定了在诊断疾病时,可以通过观察面色、形体、舌象、脉象等外在的变化,来了解和判断内脏的病变,以作出正确的诊断。《灵枢·本藏》记载:"视其外应,以知其内脏,则知所病矣。"中医察舌切脉,就是通过外部诊察来测知内脏病变的诊断方法。由于神是形的生命体现,外在的精神表现是内脏功能状态的重要征象,所以望神也是中医诊察内脏病变的重要方法。

(4)治疗上的整体性:在治疗疾病时,中医更加强调从整体出发,既注重脏腑之间的相互影响,也重视脏腑、形体、官窍之间的联系。如对口舌生疮的治疗,因心开窍于舌,心与小肠相表里,口舌生疮多由心与小肠火盛所致,故可用清心热、泻小肠火的方法治疗。又如"从阴引阳,从阳引阴,以右治左,以左治右"(《素问·阴阳应象大论》)、"病在上者,下取之;病在下者,高取之"(《灵枢·终始》)等,都是在整体观念指导下确定的治疗原则。由于人是形神的统一体,形为神之舍,神为形之宰,故在治疗疾病时,中医十分重视调神在整个疾病治疗和康复过程中的作用,强调"治病先治神"。

案例分析

案例:白某,女,18岁。自觉右眼前有蓝光闪动,目瞬动蓝光随之亦动,并见头晕目胀,情志不畅,两胁胀满,心烦少寐,大便发干。眼科检查:右眼视力1.0,诊为"右眼玻璃体病变"。舌边红,苔腻,脉弦。中医诊断证属肝经湿热挟肝火上扰,治以龙胆泻肝汤加减,清泻肝火,利其湿热。服七剂,头晕目胀减轻,右眼前蓝光有时出现,精神状况较前好转。又服十剂,眼前蓝光消失,头不晕,睡眠正常。两眼仍微有胀感,上方再进三剂,诸症皆安。(刘渡舟医案)

分析:人体是一个有机整体,人体官窍与脏腑生理上密切联系,病理上相互影响。中医认为,肝开窍于目,生理情况下,目的功能正常有赖于肝,病理情况下,目部出现疾病,则多责之于肝。此案患者以自觉眼中有异象为主要症状,同时伴有目胀头晕及相关火热症状,病属肝经湿热,上攻眼部,方用龙胆泻肝汤治疗而取效。此即为中医从整体角度治疗疾病的典型案例。

2. **人与外界环境的统一性** 外界环境包括自然环境和社会环境。

(1)人与自然环境的统一性:人类生活在自然界中,自然界中存在着人类赖以生存的必备条件。同时,自然环境的变化又可以直接或间接地影响人体,使机体产生相应的生理病理反应,故曰:"人与天地相应者也"(《灵枢·邪客》)。这种人与自然环境息息相关的认识,即是"天人一体"的整体观。

1)自然环境对人体生理的影响

季节气候对人体生理的影响:一年四季之中,随着春温、夏热、秋凉、冬寒的气候变化,自然界的生物会发生春生、夏长、秋收、冬藏等相应的适应性变化,人体也随季节气候的规律性变化而出现相应的适应性调节。如天气炎热时,人体就通过出汗散热来适应;而天气寒冷时,人体就减少出汗,必须排出的水分则以尿的形式排出。人体四时的脉象也随季节气候变化而有春弦、夏洪、秋浮、冬沉的不同。

昼夜晨昏对人体生理的影响:白昼为阳,夜晚为阴,昼夜晨昏阴阳消长,人体也与其相应。《素问·生气通天论》记载:"故阳气者,一日而主外,平旦人气生,日中而阳气隆,日西而阳气已虚,气门乃闭。"人体的阳气白天趋于体表,早晨阳气开始增长旺盛,中午阳气隆盛,夜晚阳气则潜于体内。所以人体的各项功能活动会随着一天之中阴阳的消长而变化。

地理环境对人体生理的影响:不同地区的地势高低、地域性气候、水土、物产、风俗习惯以及人文地理等,在一定程度上也影响着人体的生理活动和脏腑机能,进而影响体质的形成。如东南地势低下,气候湿热,人体腠理多疏松;西北地处高原,气候寒冷干燥,人体腠理多致密。人们在习惯的环境中生活,一旦易地而居,就可能会感到不适,俗称"水土不服"。

2)自然环境对人体病理的影响

季节气候对人体病理的影响:在四时气候的异常变化中,常可发生一些季节性多发病或时令性流行病,如春季多温病,夏季多痢疾、腹泻,秋季多疟疾,冬季多伤寒等。此外,某些疾病的病变过程,与季节气候变化有关,如哮喘病多在季节交替时期发作;关节疼痛的病证,常在寒冷或阴雨天气时加重。

昼夜晨昏对人体病理的影响:昼夜的变化也影响疾病的变化,一般病证多为白天病情较轻,傍晚加重,夜间最重,如《灵枢·顺气一日分为四时》记载:"夫百病者,多以旦慧昼安,夕加夜甚……"

地理环境对人体病理的影响:地理环境不同,所患疾病也有差异。如北方地区,气候寒冷,常易感受寒邪而发病;东南沿海地区,气候多潮湿温热,则易见湿热为病;久居低洼潮湿之地的人,多发痹证;在某些山区,人们易患瘿病等。

3)自然环境与疾病防治的关系:由于自然环境对人体的生理、病理产生着深刻的影响,因而在养生防病时必须顺应自然规律,"法于四时""四气调神""春夏养阳,秋冬养阴",在气候剧变时要"虚邪贼风,避之有时";在诊断和治疗疾病时,要充分考虑自然环境因素与人体的有机联系,做到因时制宜、因地制宜。

(2)人与社会环境的统一性:人是社会的基本组成要素之一,政治、经济、科技、文化、宗教、法律、婚姻、人际关系等社会因素,必然会对人体产生影响。一般来说,良好的社会环境,有力的社会支持,融洽的人际关系,可使人精神振奋,勇于进取,有利于身心健康;不利的社会环境,可使人精神压抑,或紧张、恐惧,从而影响身心机能,危害身心健康。社会安定,人们生活稳定有规律,抗病力强,患病较少,寿命也长;反之,社会动乱,发生战争,民不聊生,抗病能力下降,容易发生各种疾病并易导致疫病流行,寿命缩短。随着社会的进步,经济的发展,人们物质生活水平的提高及养生保健知识的普及推广,人类的寿命愈来愈长;但同时,环境污染、噪声、工作压力等负面因素也影响着人类健康,导致疾病的发生。

因此,在预防和治疗疾病时,应尽量避免不利的社会因素对人的精神刺激,创造有利的社会环境,获得有力的社会支持,并通过精神调摄提高对社会环境的适应能力,以维持身心健康,预防疾病的发生,或消除不良的心理状态,促进疾病向好的方面转化。

课堂活动

当今社会的安定与进步,科技与经济的飞速发展,这些都非常有利于人类的生存和健康,但为什么患身心疾病的人越来越多?如"抑郁症""慢性疲劳综合征"等。

试联系具体实例,谈谈你对人与社会环境统一性的认识。

(二)辨证论治

辨证论治是中医诊断和治疗疾病的基本原则,是中医学对疾病进行研究和处理的一种特有的方法,也是中医学的基本特点之一。

1. 症、证、病的基本概念 症,是指疾病的具体临床表现,包括症状和体征。症状是患者主观的异常感觉或某些病态变化,如发热、头痛、咳嗽、呕吐等。体征是指能被觉察到的客观表现(患者身体上表现出的异常征象),如面红、苔黄、舌紫、脉数等。同一个症可由不同的病因引起,病理机制也不尽相同,因而孤立的症不能反映病理变化的本质,不能作为治疗的依据。

证，即证候，是疾病发展过程中某一阶段或某一类型的病理概括。一般是由一组相对固定的、有内在联系的、能反映疾病过程中某一阶段或某一类型病变本质的症状和体征构成。它揭示了疾病的原因、病位、病性以及邪正盛衰变化情况，反映了疾病过程中某一阶段或某一类型病理变化的本质，故中医学常将其作为确立治法、处方遣药的依据。如风寒表证、心血虚证、肾精不足证等。

病，即疾病，是指有特定的病因、发病形式、病机、发展规律和转归的一种完整的病理过程。如感冒、中风、痢疾等。病这一概念，反映了某一疾病全过程的总体属性、特征和规律。

症、证、病三者之间既有严格的区别，又有密切的联系。症是构成病和证的基本要素，有内在联系的症组合在一起即构成了证，而各阶段或各类型的证贯穿并叠合起来，便是病的全过程。每一种病可以包含有不同的证，同一种证又可以出现在不同的疾病过程中。症仅仅是病的个别表面现象，证是对病理本质的反映，因而证比症能更深刻、更全面、更准确地揭示病的本质。证与病都反映了疾病的本质，但病的侧重点是全过程，证的侧重点是现阶段或现类型，所以证比病更具体、更贴切、更具有可操作性。因此，证成为中医学认识和治疗疾病的核心。

2. 辨证论治的基本概念　辨证论治，是运用中医学理论辨析有关疾病的资料，以确立证候、确定治则治法和方药，并付诸实施的思维和实践过程。分为辨证和论治两个阶段。

辨证：就是将四诊（望、闻、问、切）所收集的病情资料，包括症状和体征，运用中医学理论进行分析、综合，辨清疾病的原因、性质、部位以及邪正盛衰变化情况，然后概括、判断为某种性质的证候的过程。

论治：是根据辨证的结果，确定相应的治疗原则和方法，选择适当的治疗手段和措施来处理疾病的思维和实践过程。

辨证是论治的前提和依据；论治是辨证的目的，论治的效果可以检验辨证的正确与否。辨证和论治，是中医诊疗疾病过程中前后衔接、不可分割的两个环节。

3. 辨证与辨病相结合　中医诊断疾病，既辨病又辨证。辨病与辨证相结合，才能更全面、更准确地认识疾病的本质，从而使治疗更具有针对性和全局性。一般是辨病为先，辨病为纲，但以辨证为主。辨证是重点，通过辨证进一步认识疾病。只有从辨证入手，才能正确地进行论治。例如，患者临床表现为恶寒、发热、头身疼痛、鼻塞、流涕等症状，初步诊断为感冒（病），其病位在表，治当解表，但因其病因和机体反应性的不同，可表现出不同的证候，故治疗前还须根据患者寒热的轻重、流涕的色质、汗出情况、口渴与否、舌象、脉象等情况进行辨证，分清风寒、风热等证型，才能确定选用辛温解表，还是辛凉解表等治法，从而避免治疗用药的盲目性，减少失误，提高临床疗效。可见，辨证论治既区别于不分主次、不分阶段、一方一药治一病的辨病论治；又不同于见痰治痰、头痛医头、脚痛医脚的对症治疗。

4. 同病异治和异病同治　同病异治，是指同一种疾病，由于发病的时间、地区及患者机体反应性不同，或者疾病处于不同的发展阶段，所表现的证不同，因此治法也不一样。例如麻疹在其不同的阶段，表现出不同的证候，因而治疗方法也各有不同：初期疹未透发，治当发表透疹；中期肺热明显，治当清解肺热；后期余热未尽，肺胃阴伤，治当养阴清热。

异病同治，是指不同的疾病，在其发展过程中出现了相同的病理机制，表现出相同的证时，可采用相同的方法进行治疗。如久泻脱肛、子宫下垂、胃下垂等是不同的病，但都属于中气下陷证，都可以采用升提中气的方法进行治疗。

"证同治亦同，证异治亦异"是辨证论治的精神实质。

三、中医基本理论的主要内容及学习方法

(一) 主要内容

中医基本理论是主要阐述人体的生理、病理、病因、病机以及疾病的诊断、防治等基本理论、基本知识和基本技能的一门学科。其内容主要包括中医学的哲学基础、藏象、精气血津液、经络、体质、病因、病机、诊法、辨证、养生、防治与康复等。

中医学的哲学基础包括精气学说、阴阳学说、五行学说。本书主要介绍精气学说、阴阳学说、五行学说的基本理论及其在中医药学中的应用。

藏象学说，是主要研究人体各脏腑的生理功能、病理变化及其相互关系的学说，是中医理论体系的核心内容。本书重点介绍脏腑的生理功能。

精气血津液，四者既是脏腑功能活动的物质基础，又是脏腑功能活动的产物。本书主要介绍精、气、血、津液的概念，生成，分布，功能，代谢及其相互关系。

经络学说，是研究人体经络系统的概念、构成、循行分布、生理功能、病理变化及其与脏腑、形体、官窍之间相互关系的学说，是中医学理论体系的重要组成部分。本书主要介绍经络的概念，经络系统的组成，十二经脉的走向交接规律、分布规律、流注次序，以及经络的生理功能和应用。

体质学说，是研究体质与健康、疾病关系的学说。本书重点介绍体质的特点与影响因素、体质的分类及体质对辨证治疗和养生防病的指导意义。

病因学说，是阐述各种致病因素的性质、致病特点及其所致病证临床表现的学说。本书主要介绍六淫、疠气、七情、饮食、劳逸、病理产物等致病因素。

病机学说，是阐述疾病发生、发展和变化的机制，并揭示其规律的学说。本书主要介绍发病的基本原理和邪正盛衰、阴阳失调、气血津液失常等基本病机。

诊法，是诊察收集病情资料的基本方法。本书主要介绍望、闻、问、切四诊的基本方法、内容及其临床意义。其中望舌、切脉，更有独特之处。

辨证，是依据四诊所提供的病情资料以辨识证候、认识疾病的基本方法。本书主要介绍八纲辨证、脏腑辨证和气血津液辨证。

养生、防治与康复原则，主要介绍养生原则、预防原则、治疗原则、康复原则。

(二) 学习方法

中医基本理论是学习中医药学各门学科的基础，因此要充分认识学好中医基本理论的重要性，明确学习目的，讲究学习方法，善于思考，在理解中增强记忆。要以辩证唯物主义和历史唯物主义为指导思想，充分理解中医的学术特色与优势，以严谨的治学态度，掌握各具体学习环节。中医基本理论来源于中医医疗实践，又指导着中医医疗实践，因此在学习过程中，应注重理论联系实际，

利用案例分析、模拟操作、临床见习等形式,加深对理论知识的理解和基本技能的掌握。为下一步中医药学相关各门课程的学习打下坚实的基础。

> **点滴积累**
>
> 1. 中医理论体系的主要特点:整体观念和辨证论治。
> 2. 整体观念:①人体是一个有机整体;②人与外界环境的统一性。
> 3. 证:是疾病发展过程中某一阶段或某一类型的病理概括。
> 4. 同病异治、异病同治理论是辨证论治的精神实质。
> 5. 金元四大家:刘完素(寒凉派)、张从正(攻邪派)、李杲(补土派)、朱震亨(滋阴派)。

习题

复习导图

目标检测

一、简答题

1. 中医学理论体系的主要特点是什么?

2. 什么是整体观念?主要包括哪几方面的内容?

3. 什么是症、证、病?

4. 什么是同病异治、异病同治?

5. 金元四大家包括哪些医家?分别被称为什么学派?

二、实例分析

1. 人们长期在习惯的环境中生活,一旦易地而居,就可能会感到不适,俗称"水土不服",但在新的环境中生活一段时间后,水土不服的现象往往就会消失。请用整体观念分析为什么会有"水土不服"现象发生。

2. 哮喘病多在季节交替时发作;关节疼痛的病证,常在寒冷或阴雨天气时加重。请用整体观念分析为什么会有这种现象发生。

(利顺欣)

第一章 哲学基础

导学情景

情景描述：

《素问·宝命全形论》记载："天地合气，命之曰人。"说明人是由天地之精气相结合而生成的。《素问·天元纪大论》记载："夫五运阴阳者，天地之道也，万物之纲纪，变化之父母，生杀之本始，神明之府也，可不通乎！"其把阴阳五行看作化育万物及生命的本源。精气学说、阴阳学说、五行学说是中医理论重要的指导思想和组成部分。

学前导语：

精气、阴阳、五行有何含义？精气学说、阴阳学说、五行学说的主要内容是什么？精气学说、阴阳学说、五行学说是如何指导中医药学的理论及应用的？本章将主要阐述这些问题。

精气学说、阴阳学说和五行学说体现了我国古代的唯物观和辩证法，是古代劳动人民认识自然、解释自然的世界观与方法论，是对中医学理论体系的形成和发展有着重要影响的古代哲学思想。古代医家在长期医疗实践的基础上，将精气学说、阴阳学说、五行学说的基本观点和方法广泛运用于医学领域，用以说明人类生命起源，阐释人体生理功能及病理变化，并指导临床诊断和防治，使其成为中医理论体系中重要的组成部分。

第一节 精气学说

精气学说，是研究精的内涵及其运动变化规律，并用以阐释宇宙万物的构成本原及其发展变化的一种古代哲学思想。

一、精与气的基本概念

精与气的概念,在古代哲学范畴中基本上是同一的,但在中医学中是有区别的。

(一) 精的基本概念

精,又称精气,是一种充塞在宇宙之中的无形而运动不息的极细微物质,是构成宇宙万物的本原。

精气概念的产生,源于"水地说"。古人在观察自然界万物发生与成长过程中,认识到自然界万物由水中或土地中产生,并依靠水、地的滋养、培育而成长与变化,因而把水、地并列而视为万物生成之本原。

(二) 气的基本概念

在古代哲学中,气是指存在于宇宙之中的不断运动且无形可见的极细微物质,是宇宙万物的共同构成本原。

气的概念源于"云气说"。云气是气的本始意义,古人运用观物取象思维,将直接观察到的云气、风气、水气及呼吸之气等加以概括、提炼,抽象出气的一般概念。

二、精气学说的基本内容

精气学说内涵十分丰富,与中医学关系密切的有以下几点。

(一) 精气是构成宇宙的本原

精气是构成天地万物包括人类的共同原始物质。精气生万物的机制,古代哲学家常用天地之气交感、阴阳二气合和来阐释。气之轻清者,散而为天;重浊者,凝而为地。天之阳气下降,地之阴气上升,二气感应交合于天地之间,氤氲而化生万物。

精气有两种基本存在状态。一种是以弥散而剧烈运动的状态存在,因细微而分散,用肉眼难以看到,故称之为"无形"。由于气的活力很强,故能从事物的运动变化中,测知无形之气的存在。另一种是以凝聚而稳定的状态存在,由细小分散的气,凝集而形成看得见、摸得着的实体,称之为"形质"。习惯上把弥散状态的精气称为"气",而把有形质的实体称为"形"。形与气之间处于不断的转化之中,正如《医门法律》所记载:"气聚则形存,气散则形亡。"

(二) 精气的运动变化

精气是活动力很强、运行不息的精微物质。精气的运动称为气机。精气运动的形式多种多样,基本的主要有四种:升、降、出、入。精气的运动产生各种各样的变化,称为气化。气化的形式主要表现为气与形之间、形与形之间、气与气之间的相互转化,以及有形之体自身的不断更新变化。人体内物质的代谢过程以及物质与功能之间的相互转化就是气化,因此,气化是生命的基本特征。

(三) 精气是天地万物相互联系的中介

精气分阴阳,以成天地。天地交感,以生万物。天、地、万物之间充斥着无形之精气,且这些无形之精气还能渗入于有形的实体中,并与已构成有形实体的精气进行着各种形式的交换。因此,精气是天地万物之间相互联系、相互作用的中介。其中介作用主要表现为,维系着天地万物之联系,并使万物得以相互感应。如乐器的共振共鸣、磁石吸铁、日月吸引海水形成潮汐,以及日月、昼夜、季节气候影响人体生理和病理变化等,都是以精气为中介而相互感应的自然现象。

（四）天地精气化生为人

天地万物都是由精气所构成的,人类也是由天地阴阳精气交感聚合而化生。《管子·内业》记载:"人之生也,天出其精,地出其形,合此以为人。"《素问·宝命全形论》记载:"天地合气,命之曰人。"人生由天地阴阳精气凝集而成,人死又复散为气,故《庄子·知北游》记载:"人之生,气之聚也。聚则为生,散则为死。"可见,人的生命过程也就是精气的聚散过程。

三、精气学说在中医药学中的应用

精气学说产生于先秦至秦汉时期。这一时期正值中医学理论体系的形成时期,故古代哲学的精气学说的渗透对中医学理论体系的形成,尤其对中医学精气生命理论和整体观念的构建,产生了深刻的影响。

（一）构建中医学精气生命理论

精气学说关于精或气是宇宙万物本原的认识,对中医学理论体系中精是人体生命之本原,气是人体生命之维系,人体诸脏腑、形体、官窍均由精所化生,人体的各种功能活动均由气所推动和调控等理论的产生,具有极为重要的影响。精气学说作为一种哲学思维,与中医学的相关理论和实践相融合,形成了独特的中医学精气生命理论。

（二）构建中医学整体观念

中医学的整体观念,即中医学对人体自身的完整性及人与自然和社会环境统一性的认识。作为哲学思想的精气学说渗透到中医学中,促进了中医学同源性思维和相互联系观点的形成,构建了表达人体自身完整性及人与自然和社会环境统一性的整体观念。

就人体自身而言,精气构成了人体各个有形的组织器官,而且还弥散于躯体之内,游移于各组织器官之间。物质组成上的同一性和无形之气的贯通其间,使人体各组成部分之间密切关联,形成了一个统一的整体。就人与自然、社会环境的关系而言,人和自然、社会环境之间通过精气的中介作用进行着各种物质和信息的交流,人通过感觉器官感受着自然、社会环境的各种信息变化;自然、社会环境的各种变化,又可对人体的生理、病理产生一定的影响,从而促成了人与自然、社会环境的统一,推动了中医学"天人相应"整体观的构建。

点滴积累

1. 在古代哲学中,精,又称精气,一般泛指气,是指充塞于宇宙之中的无形而运动不息的极细微物质,是构成宇宙万物的本原。
2. 精气学说的基本内容:精气是构成宇宙的本原;精气的运动变化;精气是天地万物相互联系的中介;天地精气化生为人。
3. 精气学说渗透到中医学领域,对中医学精气生命理论和整体观念的构建产生了深刻的影响。

第二节　阴阳学说

阴阳学说,是研究阴阳的内涵及其运动变化规律,用以阐释宇宙万物的发生、发展和变化的一种古代哲学理论,是古人探求宇宙本原和解释宇宙变化的一种世界观和方法论。

一、阴阳的基本概念

(一) 阴阳的含义

阴阳,是对自然界相互关联的事物或现象对立双方属性的概括。它既可代表两个相互对立的事物或现象,如水与火、日与月等,又可代表同一事物或现象内部对立的两个方面,如人体内的气和血、脏和腑等。

阴阳最初的含义是很朴素的,是指日光的向背,向日为阳,背日为阴。后来不断地引申其义,几乎把自然界所有相互对立的事物或现象,如天地、上下、日月、昼夜、水火、升降、动静、内外、雌雄等都划分为阴与阳两个方面。这时的阴阳不再特指日光的向背,而是成为一个概括自然界中具有相对属性的事物或现象双方的抽象概念。故《灵枢·阴阳系日月》记载:"阴阳者,有名而无形……"

(二) 阴阳的相关性、普遍性、相对性和规定性

1. 相关性　是指用阴阳所分析的对象应当是在同一范畴、同一层次的事物或现象。只有相互关联的一对事物或一个事物的两个方面,才能用阴阳来说明,如天与地、昼与夜、寒与热等。如果不具有这种相互关联性的事物,并不是统一体内的对立双方,不能构成一对矛盾,就不能用阴阳来说明,如左与寒、静与热。

难点释疑

如何理解阴阳?

阴阳的含义比较抽象,我们可以借助字形解析进行理解。

从字形结构看,阴阳两字的区别在于阳为"日"(太阳)、阴为"月"(月亮)。而太阳和月亮的区别在于:太阳出现在白天,白天温度相对高(温暖)、光线明亮;月亮出现在夜间,夜间温度相对低(寒冷)、光线暗淡。所以阴阳的本质是:日与月、昼与夜、光明与黑暗、温暖与寒冷的对立统一。

---

2. 普遍性　是指凡属相互关联的事物或现象,或同一事物内部的对立双方,都可以用阴阳来加以概括,如天与地、动与静、水与火、出与入等,正如老子所说:"万物负阴而抱阳"。阴阳的对立统一是天地万物运动变化的总规律,故《素问·阴阳应象大论》记载:"阴阳者,天地之道也,万物之纲纪,变化之父母,生杀之本始,神明之府也。"

3. 相对性　是指各种事物或现象以及事物内部对立双方的阴阳属性不是绝对的、一成不变的,而是相对的、可以变化的。随着时间的推移或所运用范围的不同,事物的性质或对立面改变了,则

其阴阳属性也会随之而改变。阴阳的这种相对性表现为以下三个方面：

(1)转化性：是指事物或现象的阴阳属性在一定条件下可以相互转化，即阴可以转化为阳，阳也可以转化为阴。如寒证和热证之间的转化，病证的寒热性质变了，其阴阳属性也随之改变。

(2)可分性：是指属阴或属阳的事物或现象中，还可再分阴阳。任何相互关联的事物或现象都可以概括为阴阳两种属性，而任何一件事物的内部又可以分为对立的阴阳两个方面，即阴阳之中复有阴阳。如昼为阳，夜为阴；而上午为阳中之阳，下午为阳中之阴；前半夜为阴中之阴，后半夜为阴中之阳。所以《素问·阴阳离合论》记载："阴阳者，数之可十，推之可百，数之可千，推之可万，万之大不可胜数，然其要一也。"

(3)可变性：是指事物或现象的阴阳属性是通过与其对立面相比较而确定的，若比较的对象变了，事物的阴阳属性也可以发生改变。如一年四季中的春天，若与冬天比较，其气温而属阳；若与夏天比较，则其气凉而属阴。

4. 规定性　是指比较的层次、对象、条件不变的情况下，已确定的事物或现象的阴阳属性的不可反称性。如水与火，水属阴，火属阳，其阴阳属性是固定不变的，不可反称。水不论多热，对火来说，仍属阴；火不论多弱，对水来说，仍属阳。因此，事物的阴阳属性在某种意义上来说又是绝对的。

(三) 事物或现象阴阳属性的划分

划分事物或现象阴阳属性的一般规律是：凡属于运动的、外向的、上升的、温热的、明亮的、无形的、兴奋的等都属于阳的范畴；相对静止的、内向的、下降的、寒凉的、晦暗的、有形的、抑制的等都属于阴的范畴(表 1-1)。

表 1-1　事物和现象的阴阳属性归类表

属性	空间（方位）	时间	温度	湿度	季节	重量	亮度	运动状态
阳	上、外、左、天	白天	温热	干燥	春夏	轻	光亮	升、动、快
阴	下、内、右、地	黑夜	寒凉	湿润	秋冬	重	晦暗	降、静、慢

《素问·阴阳应象大论》记载："水火者，阴阳之征兆也。"古人通过长期观察，认为水与火这一对事物的矛盾最为突出，最为典型。水具有寒凉、幽暗、趋下等特性，可作为阴性事物或现象的代表；火具有温暖、明亮、向上等特性，可作为阳性事物或现象的代表。

二、阴阳学说的基本内容

阴阳学说的基本内容，主要包括阴阳的对立制约、互根互用、消长平衡和相互转化四个方面。

(一) 阴阳的对立制约

阴阳的对立制约，是指相互关联的阴阳双方属性相反，彼此间存在着相互斗争、相互制约和相互排斥的关系。

阴阳的对立制约包含两个方面的含义：一是阴阳对立，即阴阳双方的属性相反。自然界一切事物或现象都存在着相互对立的阴阳两个方面，如天与地、上与下、内与外、动与静、昼与夜、明与暗等。二是阴阳制约，指属性对立的阴阳双方相互抑制，相互约束，相互斗争。如寒能制约热，热能制约寒。在正常状态下,处于同一个统一体中的阴阳双方,相互排斥,相互制约,对立斗争的结果取得了统一,即取得了动态的平衡。只有维持这种动态的平衡关系,事物才能正常发生、发展和变化,自然界才有昼夜、寒暑的更迭,人体才能维持健康有序的生命状态。否则,事物的发展变化就会遭到破坏,自然界会产生自然灾害,人体会发生疾病。

在自然界,春夏秋冬四季温、热、凉、寒气候的变化,就是阴阳对立斗争达到统一的结果。夏季阳热盛,但夏至以后阴气却渐次以生,以制约火热的阳气;而冬季阴寒盛,但冬至以后阳气却随之而复,以制约严寒的阴气。春夏之所以温热,是因为春夏阳热之气上升抑制了秋冬的阴寒之气;秋冬之所以寒凉,是因为秋冬阴寒之气上升抑制了春夏的阳热之气。

人的生命活动也充分体现了阴阳对立制约的矛盾运动。如人体功能的兴奋与抑制、温煦与凉润等无一不是阴阳对立制约作用的体现。人体阴阳在对立斗争过程中取得统一,达到平衡,以维持机体正常的生命活动。

(二)阴阳的互根互用

阴阳互根,是指相互对立的阴阳双方都以对方的存在作为自己存在的依据和根本,任何一方都不能脱离另一方而单独存在。如就上与下来说,上属阳,下属阴,无上就无所谓下,无下亦无所谓上;就春夏与秋冬来说,春夏属阳,秋冬属阴,无春夏就无所谓秋冬,无秋冬亦无所谓春夏。即"阳根于阴,阴根于阳,无阳则阴无以生,无阴则阳无以化"。

阴阳互用,是指阴阳双方的相互资助、相互促进的关系。如春夏阳气生而渐旺,阴气也随之增长,故天气虽热而雨水增多;秋冬阳气衰而渐少,阴气随之潜藏,故天气虽寒而降水减少。即"阳生阴长,阳杀阴藏。"

中医学用阴阳互根互用的观点,阐述人体脏与腑、气与血、功能与物质等在生理病理上的关系。人体的生命过程中,脏腑的功能活动(阳),不断地化生人体所必需的精、气、血、津液等精微物质(阴);而精、气、血、津液等精微物质,又不断地营养脏腑,以使脏腑能发挥正常的功能活动,这体现了正常的阴阳互根互用的关系。当脏腑的功能减退时,机体的精、气、血、津液等精微物质就会产生不足;反过来,机体的精、气、血、津液等精微物质不足,也会使脏腑失去营养而功能减退,这是阴阳互根互用关系失常的表现。如果人体阴阳的互根关系遭到严重破坏,以致于一方已趋于消失,而另一方也就失去了存在的前提,就会导致"孤阴不生,独阳不长",甚则"阴阳离决,精气乃绝"而死亡。

课 堂 活 动

兴奋与抑制是机体两种不同的功能状态。白天兴奋功能为主,人们工作学习;夜间抑制功能占主导,人们睡眠休息。

请同学们分析:夜晚高质量的睡眠对人们白天的工作学习状态会有什么影响?白天充分的体力活动,对夜晚的睡眠又有什么作用呢?这说明了阴阳之间的什么关系?

(三)阴阳的消长平衡

阴阳的消长平衡,是指对立互根的阴阳双方,处于不断增长和消减的运动变化之中,并在彼此消长的运动过程中维持着相对的平衡状态。阴阳消长的规律有阴阳互为消长、阴阳皆消皆长两类。

1. **阴阳互为消长**　阴阳双方的对立制约，使阴与阳之间可出现某一方增长而另一方消减，或某一方消减而另一方增长的互为消长的消长变化，即"阳长阴消""阴长阳消"或"阳消阴长""阴消阳长"。如四时气候的变化，从冬至起，经春到夏，气候从寒冷转暖变热，气温逐渐升高，这是"阳长阴消"的过程；由夏至起，经秋到冬，气候由炎热转凉变寒，气温逐渐降低，这是"阴长阳消"的过程。

2. **阴阳皆消皆长**　阴阳双方的互根互用，使阴与阳之间又会出现某一方增长另一方亦增长，或某一方消减另一方亦消减的皆消皆长的消长变化，即"阴随阳长""阳随阴长"或"阴随阳消""阳随阴消"。如上述的四季气候变化中，春夏季节随着气温的升高而雨水逐渐增多，秋冬季节随着气候的转凉而雨水逐渐减少，即是阴阳皆长与皆消的消长变化。

就人体的生命活动而言，功能无形属阳，物质有形属阴。物质不断地被消耗转化为功能活动的过程是"阴消阳长"；通过功能活动不断地产生物质的过程则是"阳消阴长"。从另一角度来看，人体内物质充足则功能旺盛，属"阳随阴长"；当人体功能旺盛则物质生成充足，属"阴随阳长"。反之，则属"阳随阴消""阴随阳消"。

阴阳双方在一定范围内的消长，维持着阴阳的动态平衡，推动着事物的正常发展变化，在人体则维持着正常的生命活动，在自然界则呈现出正常的气候变化规律。如果阴阳的消长超出一定限度，平衡被破坏，在自然界则发生自然灾害，在人体则发生疾病。

(四) 阴阳的相互转化

阴阳的相互转化，是指阴阳双方在一定条件下，可以向其相反的方向转化，即阴可以转化为阳，阳可以转化为阴。

阴阳转化是事物运动变化的基本规律。当阴阳消长发展到一定程度，使事物内部阴与阳的比例发生颠倒时，事物的整体属性就必然向着相反的方面转化。阴阳的转化，必须具备一定的条件。《素问·阴阳应象大论》记载"重阴必阳，重阳必阴""寒极生热，热极生寒"，这里的"重""极"就是阴阳转化的条件，即所谓的"物极必反"。如果说"阴阳消长"是一个量变过程，那么"阴阳转化"便是在量变基础上的质变。

案例分析

案例：某患者失眠，伴夜半子时汗出甚，前医以天王补心丹、酸枣仁汤、甘麦大枣汤等长期调理，效果不佳。后用桂枝汤加味，三剂即愈。

分析：子时为阴气至盛、阳气始长，即阴阳转化、交接的时间，如果阴阳转化交接顺利，则如常人。该患者子时汗出甚，说明存在阴阳不和，阳不敛阴则汗液外泄；汗为心之液，长期汗出影响心之藏神功能，则失眠。病之本在阴阳不和，故用桂枝汤调和阴阳，立竿见影，效果明显。

以季节气候变化为例，一年四季，春至冬去，夏往秋来。春夏属阳，秋冬属阴，春夏秋冬四季运转不已，就体现了阴阳的互相转化。由秋冬进入春夏，即是由阴转阳；由春夏进入秋冬，则是由阳转阴。

在人体生命活动过程中,物质被消耗转化为功能活动,是"由阴转阳";通过功能活动产生物质,是"由阳转阴"。在疾病的发展过程中,阴阳转化常常表现为在一定条件下,表证与里证、寒证与热证、虚证与实证、阴证与阳证的互相转化等。

阴阳转化的表现形式

阴阳转化的表现形式有两种:一是渐变。如一年之中寒暑交替;一天之中的昼夜转化;慢性疾病过程的由实转虚等。二是突变。如夏季在晴热天气中突然雷电暴雨,气温骤降;急性热病中由高热、烦躁等阳证表现,突然出现体温下降、四肢厥冷等阴证表现。

综上所述,阴阳的对立制约、互根互用、消长平衡和相互转化,是从不同的角度来说明阴阳之间的相互关系及其运动规律的。它们之间并不是孤立的,而是密切联系的。阴阳双方既对立制约,又互根互用,维持着双方的对立统一;阴阳的消长、转化,是以阴阳的对立制约、互根互用为内在根据的;阴阳消长是阴阳转化的前提与基础,阴阳转化是阴阳消长的结果。

三、阴阳学说在中医药学中的应用

阴阳学说贯穿于中医理论体系的各个方面,用来说明人体的组织结构、生理功能、病理变化,并指导临床诊断、治疗和养生防病。

(一) 说明人体的组织结构

《素问·宝命全形论》记载:"人生有形,不离阴阳。"人体的一切组织结构,都可以划分为相互对立的阴阳两个方面。就人体部位而言,体表属阳,体内属阴;背部属阳,腹部属阴;四肢外侧为阳,内侧为阴。就脏腑而言,肝、心、脾、肺、肾五脏为阴,胆、小肠、胃、大肠、膀胱、三焦六腑为阳;五脏之中,心、肺居上(胸腔)为阳,肝、脾、肾居下(腹腔)为阴;每一脏腑之中又有阴阳之分,如心有心阴、心阳,肾有肾阴、肾阳等。就经络而言,经为阴、络为阳,经脉又分阴经、阳经,络脉又分阴络、阳络。就气血而言,血为阴,气为阳。

(二) 说明人体的生理功能

中医学认为,人体的正常生命活动,是阴阳两个方面保持着对立统一的协调平衡的结果。

人体生理活动的基本规律可概括为阴精(物质)与阳气(功能)的矛盾运动。人体的功能活动(阳)是以物质(阴)为基础的,没有阴精就无以化生阳气;而功能活动又是物质的能量表现,功能活动的结果又不断地化生阴精。这样,物质与功能共处于相互对立、依存、消长和转化的统一体中,维持着阴与阳相对的动态平衡,生命活动才能正常进行。若人体内的阴阳不能互制互用而分离,人的生命活动也就终止了。

(三) 说明人体的病理变化

阴阳平衡协调,是人体健康的保证。阴阳的这种平衡协调关系一旦遭到破坏,便会发生疾病。因此,阴阳失调是疾病发生的根本原因。

疾病的发生发展主要取决于正气与邪气两个方面的因素。正气有阴气和阳气之分；邪气有阴邪（如寒邪、湿邪）和阳邪（如风邪、暑邪、热邪、燥邪）之别。阳邪致病，可致阳偏盛而伤阴；阴邪致病，可致阴偏盛而伤阳。无论疾病的病理变化如何复杂，都不外乎阴阳的偏盛或偏衰。

1. **阴阳偏盛**　是属于阴或阳任何一方高于正常水平的病理状态，包括阳偏盛、阴偏盛。

（1）阳胜则热：阳气亢盛，性质为热，因而表现为热证。阴阳相互制约，阳盛必然导致阴液的损伤，故曰："阳胜则阴病。"

（2）阴胜则寒：阴气亢盛，性质为寒，因而表现为寒证。阴阳相互制约，阴盛必然导致阳气的损伤，故曰："阴胜则阳病。"

2. **阴阳偏衰**　是属于阴或阳任何一方低于正常水平的病理状态，包括阳偏衰、阴偏衰。

（1）阳虚则寒：阳虚是人体的阳气虚损。阳虚不能制约阴，则阴相对偏盛而出现寒象。若阳虚到一定程度不能化生阴，又导致阴虚，称"阳损及阴"。

（2）阴虚则热：阴虚是人体的阴液不足。阴虚不能制约阳，则阳相对偏盛而出现热象。若阴虚到一定程度不能资生阳，又导致阳虚，称"阴损及阳"。

（四）指导疾病的诊断

阴阳失调是疾病发生发展变化的根本原因，所以诊断疾病，要辨清阴阳，抓住根本。

1. **分析四诊资料**　将四诊所收集的临床资料，根据阴阳特征进行归纳分析，可以辨别出症状和体征的阴阳属性，为辨证提供依据（表1-2）。

表1-2　症状、体征阴阳属性归类表

类别	望诊		闻诊		问诊		脉诊	
	颜色	光泽	声音	呼吸	寒热	二便	至数	形态
阳	赤黄	鲜明	高亢洪亮	声高气粗	身热喜凉	尿黄便秘	数	浮大洪滑
阴	清白黑	晦暗	低微无力	声低气怯	身寒喜暖	尿清便溏	迟	沉小细涩

2. **概括疾病证候**　确定证候是中医学诊断疾病的核心。在临床辨证中，只有辨清证候的阴阳属性，才能抓住疾病的本质，做到执简驭繁。如八纲辨证中，阴阳是八纲的总纲，表证、热证、实证属阳；里证、寒证、虚证属阴。

（五）指导疾病的防治

调理阴阳，使之保持或恢复"阴平阳秘"的状态，是防病治病的基本原则。

1. **指导养生防病**　阴阳学说认为，人体的阴阳变化与自然界四时阴阳变化协调一致，就可以保持人体内部的阴阳平衡，达到预防疾病、增进健康、延年益寿的目的，因而主张"法于阴阳"（《素问·上古天真论》）、"春夏养阳，秋冬养阴"（《素问·四气调神大论》）。

2. **确定治疗原则**　由于疾病发生发展的根本原因是阴阳失调，因此调整阴阳，损其有余，补其不足，恢复阴阳的相对平衡，是治疗疾病的基本原则。

（1）阴阳偏盛：阴阳偏盛形成的是有余的实证，应损其有余，即"实则泻之"。阳盛则热属实热证,宜用寒凉药以制其阳,治热以寒,即"热者寒之"。阴盛则寒属实寒证,宜用温热药以制其阴,治寒以热,即"寒者热之"。若出现"阳胜则阴病""阴胜则阳病"的情况,则当兼顾其不足,配合益阴或扶阳之法。

(2)阴阳偏衰:阴阳偏衰形成的是不足的虚证,应补其不足,即"虚则补之"。阴虚不能制阳而致阳亢者,属虚热证,不能用寒凉药直折其热,须"壮水之主,以制阳光"(《素问·至真要大论》王冰注),滋阴以抑阳,即"阳病治阴"(《素问·阴阳应象大论》)。若阳虚不能制阴而造成阴盛者,属虚寒证,不宜用辛温发散药以散阴寒,须"益火之源,以消阴翳"(《素问·至真要大论》王冰注),扶阳以制阴,即"阴病治阳"(《素问·阴阳应象大论》)。若出现"阳损及阴""阴损及阳"的阴阳两虚情况,则当阴阳双补,分清主次。

3. 归纳药物性能　中药的性能包括气(性)、味和升降浮沉,皆可用阴阳来归纳说明,作为指导临床用药的依据。

四气:即药物的寒、热、温、凉四种药性。其中寒、凉属阴,温、热属阳。一般属于寒性或凉性的药物能清热泻火,减轻或消除热象,多用于阳热证;属于热性或温性的药物能散寒温里,减轻或消除寒象,多用于阴寒证。

五味:即酸、苦、甘、辛、咸五种药味。五味之中,辛味能散、能行,甘味能滋补与缓急,故辛、甘属阳;酸味能收,苦味能降能坚,咸味能软坚和泻下,故酸、苦、咸属阴;还有些药物为淡味,淡味有渗泄作用,故属阳。

升降浮沉:是指药物在体内发挥作用的趋向。升是上升,降是下降,浮为浮散,沉为收敛、下行。一般具有升阳发表、祛风散寒、涌吐、开窍等作用的药物,其性升浮,升浮者为阳;而具有泻下、重镇安神、收敛等功效的药物,其性沉降,沉降者为阴。

点滴积累

1. 阴阳学说从"一分为二"的观点出发,说明相互关联的事物和现象或一个事物内部的两个方面,存在着对立制约、互根互用、消长平衡、相互转化的关系。
2. 阴平阳秘(阴阳平衡)是人体正常的生理状态,阴阳失衡为病理状态,养生治病的目的在于调整阴阳,使其保持或恢复常态(以平为期)。

第三节　五行学说

五行学说,是研究木、火、土、金、水五行的内涵、特性及生克制化规律,并用以解释自然界万事万物之间的相互关系及其运动变化规律的一种古代哲学思想。五行学说将自然界万事万物皆用木、火、土、金、水进行归类,认为任何事物都不是孤立的、静止的,而是在相互资生、相互克制制约的联系运动之中维持着协调平衡。

一、五行的基本概念

（一）五行的含义

"五"，是指木、火、土、金、水五种基本物质；"行"，即运动变化。五行，即指木、火、土、金、水五种物质及其运动变化。

五行学说中的"五行"，不再特指木、火、土、金、水五种基本物质本身，而是一个抽象的哲学概念。古人运用抽象出来的五行特性，采用取象比类和推演络绎的方法，来归纳和概括自然界的各种事物和现象，并以五行的生克制化规律来解释各种事物和现象之间的相互关系及其发生、发展和变化的规律。

（二）五行的特性

古人在长期的生活和生产实践中，对木、火、土、金、水五种基本物质悉心观察，形成了对五行特性直观、朴素的认识。《尚书·洪范》记载："水曰润下，火曰炎上，木曰曲直，金曰从革，土爰稼穑。"在此基础上，进行抽象引申而逐步形成了五行特性的基本概念。

1. **木的特性**　"木曰曲直"。曲，屈也；直，伸也。曲直，是指树木的枝条具有生长、柔和、能屈又能伸的特性。引申为凡具有生长、升发、条达、舒畅等性质或作用的事物和现象，均属于木。

2. **火的特性**　"火曰炎上"。炎，有焚烧、炎热之义；上，是上升。炎上，是指火具有炎热、上升的特性。引申为凡具有温热、升腾、光明等性质或作用的事物和现象，均属于火。

3. **土的特性**　"土爰稼穑"。稼，指播种谷物；穑，指收获谷物。稼穑，泛指人类种植和收获谷物的农事活动。引申为凡具有生化、承载、受纳等性质或作用的事物和现象，均属于土。

4. **金的特性**　"金曰从革"。从，是顺从的意思；革，即变革。从革，是说金属是通过变革而产生的，即金属大多由矿石经过冶炼而来，自古就有"革土生金"之说。由于金属沉重、坚硬、锐利，且常被制成兵器用于杀戮，因而引申为凡具有肃杀、沉降、收敛、清洁等性质或作用的事物和现象，均属于金。

5. **水的特性**　"水曰润下"。润，即滋润、濡润；下，即向下、下行。润下，是指水具有滋润、下行的特性。引申为凡具有滋润、下行、寒凉、闭藏等性质或作用的事物和现象，均属于水。

（三）事物属性的五行归类

事物和现象五行归类的方法，主要有取象比类法和推演络绎法。

1. **取象比类法**　是指将能反映事物本质的特征直接与五行各自的特性相比较，以确定其五行属性的方法。例如方位配五行：日出东方，富有生机，与木升发之特性相类似，故东方归属于木；南方炎热，与火炎热之特性相类似，故南方归属于火；西方为日落之处，与金肃杀沉降的特性相类似，故西方归属于金；北方寒冷，与水寒凉之特性相类似，故北方归属于水；中央地带，土壤肥沃，气候适中，万物繁茂，与土之生化、承载的特性相类似，故中央归属于土。

2. **推演络绎法**　是指根据已知的某些事物的五行属性，推演至其他相关的事物，以确定这些事物的五行属性的方法。如已知肝属木，因肝合胆、主筋、其华在爪、开窍于目、在志为怒、在液为泪，故经推演络绎，则胆、筋、爪、目、怒、泪均属于木。

五行学说以天人相应为指导思想,以五行为中心,以空间结构的五方、时间结构的五季、人体结构的五脏为基本框架,将自然界的各种事物和现象以及人体的生理、病理现象,按其属性分别归属于五行(表1-3),从而将人体的生命现象与自然界的事物或现象联系起来,形成了联系人体内外环境的五行结构系统,用以说明人体自身以及人与自然环境的统一性。

表 1-3　事物属性的五行归类表

自然界							五行	人体						
五音	五味	五色	五化	五气	五方	五季		五脏	五腑	五体	五官	五液	五志	五脉
角	酸	青	生	风	东	春	木	肝	胆	筋	目	泪	怒	弦
徵	苦	赤	长	暑	南	夏	火	心	小肠	脉	舌	汗	喜	洪
宫	甘	黄	化	湿	中	长夏	土	脾	胃	肉	口	涎	思	缓
商	辛	白	收	燥	西	秋	金	肺	大肠	皮	鼻	涕	悲	浮
羽	咸	黑	藏	寒	北	冬	水	肾	膀胱	骨	耳	唾	恐	沉

二、五行学说的基本内容

(一) 五行的生克制化

五行之间存在着有序的相互滋生和相互制约的关系,从而推动事物生化不息的动态平衡(图1-1)。这是五行之间关系的正常状态。

1. 五行相生　是指五行之间存在着有序的递相资生、助长和促进的关系。

五行相生的次序是:木生火,火生土,土生金,金生水,水生木。

在相生关系中,任何一行都有"生我"和"我生"两方面的关系,"生我"者为"母","我生"者为"子",所以《难经》把五行相生关系又称为"母子关系"。以火为例:因木生火,火生土,故火的"生我"者为木,木为火之母;火的"我生"者为土,土为火之子。

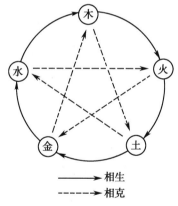

图 1-1　五行相生相克示意图

2. 五行相克　是指五行之间存在着有序的间相克制、制约的关系。

五行相克的次序是:木克土,土克水,水克火,火克金,金克木。

在相克关系中,任何一行都有"克我"和"我克"两方面的关系,克我者为"所不胜",我克者为"所胜",所以《内经》把五行相克关系又称为"所胜""所不胜"关系。以土为例:因木克土,土克水,故土的"克我"者为木,木为土之所不胜;土的"我克"者为水,水为土之所胜。

3. 五行制化　是指五行之间既相互资生,又相互制约,以维持平衡协调的关系。

五行制化是五行相生与相克相结合所实现的自身调节机制。相生与相克是不可分割的两个方面。没有生,就没有事物的发生和成长;没有克,就不能维持正常协调关系下的变化与发展。因此,必须生中有克(化中有制),克中有生(制中有化),相反相成,才能维持和促进事物的相对平衡协调和发展变化。

(二) 五行的乘侮及母子相及

五行的乘侮及母子相及是五行之间关系的异常状态。

1. 母子相及 母子相及是相生异常的变化,包括母病及子和子病及母。母病及子的次序与相生次序一致,子病及母的次序与相生的次序相反。如由水异常导致木异常,属母病及子;反之,属子病及母。

2. 五行乘侮 五行乘侮是异常情况下的相克现象。

(1)五行相乘:乘,凌也,即以强凌弱之意。五行相乘是指五行中的某一行对其所胜一行的过度克制。五行相乘的次序与相克次序一致,即木乘土,土乘水,水乘火,火乘金,金乘木(图1-2)。

导致相乘的原因有太过与不及两种情况:①太过引起的相乘,是指五行中某一行过度亢盛(太过),对其"所胜"一行克制太过,使其虚弱。以木克土为例,木过度亢盛,而土虽处于正常水平,但难以承受木的过度克制,造成土的不足,此为木旺乘土的相乘现象。②不及引起的相乘,是指五行中某一行过于虚弱(不及),难以抵御其"所不胜"一行的正常克制,而更加虚弱。以木克土为例,如果土本身不足,木虽然属于正常水平,但也

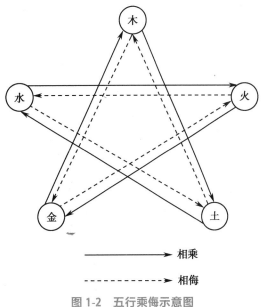

图1-2 五行乘侮示意图

会乘土之虚而克之,这种相克超过了正常的制约程度,使土更虚,此为土虚木乘的相乘现象。

相乘与相克次序虽然相同,但相克是正常情况下的制约关系,相乘是正常制约关系遭到破坏的异常相克现象。在人体,前者为生理现象,而后者为病理现象。

(2)五行相侮:侮,为欺凌、欺侮之意。相侮是指五行中的某一行对其所不胜一行的反向克制,即反克,又称反侮。五行相侮的次序与相克次序相反(图1-2)。

导致相侮的原因也有太过与不及两种情况:①太过引起的相侮,是指五行中的某一行过度亢盛(太过),使其"所不胜"一行不仅不能克制它,反而受它的反向克制。以木为例,当木过度亢盛时,金原是克木的,但由于木过度亢盛,则金不仅不能去克木,反而被木所克制,使金受损,此称为"木旺侮金"。②不及引起的相侮,是指五行中某一行过于虚弱(不及),不仅不能制约其"所胜"一行,反而受到其"所胜"一行的反向克制。以木为例,正常情况下,木克土,当木过度衰弱时,土亦乘木之衰而反克之,此称为"木虚土侮"。

相乘和相侮均为异常的相克现象,引起的原因均不外是一行太过或一行不及,但两者的次序相反。两种情况又往往同时出现。如当木亢盛时,不仅会过度克制其所胜之土(相乘),而且木还会恃己之强去反向克制其所不胜之金(相侮);反之,木不足时,则不仅金来乘木,而且其所胜之土又乘其

虚而侮之。所以《素问·五运行大论》记载："气有余，则制己所胜而侮所不胜；其不及，则己所不胜，侮而乘之，己所胜，轻而侮之。"

三、五行学说在中医药学中的应用

五行学说在中医药学领域中的应用，主要是以五行的特性和生克乘侮的变化规律，说明人体生理功能及相互关系，解释人体的病理机制，并指导临床诊断与治疗。

（一）说明五脏的生理功能及其相互关系

1. 说明五脏的生理功能 五行学说将人体的脏腑组织分别归属于五行，以五行的特性来说明五脏的生理功能。如木有生长、升发、条达、舒畅等特性，而肝喜条达、恶抑郁，有疏泄的功能，故肝属于木；火有炎热的特性，心阳有温煦之功，故心属于火；土有生化万物的特性，脾主运化水谷，运送精微，营养脏腑形体，故脾属于土；金性清肃、收敛，肺具清肃之性、肃降之能，故肺属于金；水有滋润、下行、闭藏的特性，肾主封藏，有藏精、主水等功能，故肾属于水。

2. 说明五脏之间的相互关系 五行学说运用五行生克制化的理论，来说明五脏生理功能的内在联系。

用五行相生理论说明五脏之间的相互资生关系：肝（木）藏血以济心，心（火）之热以温脾，脾（土）化生精微以充肺，肺（金）气清肃下行以助肾水，肾（水）之精以养肝。

用五行相克理论说明五脏之间的相互制约关系：肾（水）的滋润，可防止心火之亢烈；心（火）的阳热，可制约肺金清肃之太过；肺（金）气清肃下降，可抑制肝气之升发太过；肝（木）气条达，可疏泄脾土之壅滞；脾（土）的运化，能防止肾水之泛滥。

五行学说不但用以说明五脏的生理功能及其相互之间的关系，还以五脏为中心推演络绎整个人体的各种组织结构与功能，同时又将自然界的五方、五时、五气、五色、五味等与人体的五脏、六腑、五体、五官、五志、五脉等联系起来，用以说明人体脏腑组织之间以及人体与外界环境之间相互联系的统一性。

（二）说明五脏病变的传变规律

人体是一个有机整体，五脏之间生理情况下相互资生、相互制约，病理情况下必然相互影响。本脏之病可以传至他脏，他脏之病也可以传至本脏，这种病理上的相互影响称之为传变。主要包括相生关系的传变和相克关系的传变（图1-3）。

1. 相生关系的传变 ①母病及子：是指疾病从母脏传及子脏。如肾病及肝、肝病及心、心病及脾、脾病及肺、肺病及肾。②子病及母：是指疾病从子脏传及母脏。如肝病及肾、肾病及肺、肺病及脾、脾病及心、心病及肝。

一般认为，按相生规律传变时，母病及子病情较

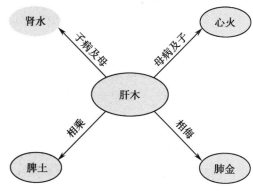

图1-3 五脏病变传变规律示意图

轻;子病及母病情较重。

2. 相克关系的传变　①相乘:是相克太过为病。如"木旺乘土"和"土虚木乘"。②相侮:是反向克制为病。如"木火刑金"和"土虚水侮"。

一般认为,按相克规律传变时,相乘传变病情较重;相侮传变病情较轻。

需要说明的是,由于受邪的性质不同、患者正气的强弱不同,以及各种疾病本身的发生发展规律各异,所以疾病的五脏传变次序,并不完全符合五行的生克规律,临床实践中应从实际出发,真正把握不同疾病的具体传变规律,以更有效地防治疾病。

课 堂 活 动

古典文学名著《红楼梦》第八十三回,王太医为林黛玉看病后,在医案中记录:"六脉弦迟,素由积郁。左寸无力,心气已衰。关脉独洪,肝邪偏旺。木气不能疏达,势必上侵脾土,饮食无味,甚至胜所不胜,肺金定受其殃。气不流精,凝而为痰,血随气涌,自然咳吐。理宜疏肝保肺,涵养心脾……"

请同学们分析讨论:上述医案中蕴含的五脏病变传变规律。

(三) 指导疾病的诊断

人体是一个有机整体,当内脏有病时,人体内脏功能活动及其相互关系的异常变化,可以从面色、声音、口味、脉象等方面反映出来。五脏与五色、五味、五脉等都以五行分类归属形成了一定的联系,故某一内脏有病时,可影响到相联系的其他方面。所以临床对望、闻、问、切四诊所得的资料,可根据五行的所属及其生克乘侮的变化规律,以确定五脏病变部位,推断病情。如面见青色、喜食酸味、脉见弦象,其病多在肝;面见赤色、口味苦、脉象洪,多为心火亢盛;脾虚的患者,面见青色,为木来乘土;心病患者,面见黑色,为水来乘火等。另外,从脉与色之间的生克关系可以推断病情的顺逆。如肝病面色青见弦脉(色脉相符),其病顺。如果肝病面色青而不得弦脉(色脉不符),反见浮脉则属相克之脉(金克木),为逆;若得沉脉则属相生之脉(水生木),为顺。

(四) 指导疾病的防治

1. 指导控制疾病传变　一脏受病,可以波及他脏而致疾病发生传变。因此,在治疗时,除对所病本脏进行治疗外,同时还应根据五行的生克乘侮规律,来调整脏腑的太过或不及,控制其传变。《难经·七十七难》记载:"见肝之病,则知肝当传之于脾,故先实其脾气。"此即用五行生克乘侮理论阐述疾病传变规律和指导确定预防性治疗措施以控制疾病传变。

2. 确定治则治法

(1)根据相生规律确定治则、治法:根据相生规律确定的治则是"补母"和"泻子",即"虚则补其母,实则泻其子"(《难经·六十九难》)。补母,主要适用于母子关系的虚证,重点是补母,常用治法有滋水涵木法、益火补土法、培土生金法、金水相生法等。泻子,主要适用于母子关系的实证,重点是泻子,如肝火泻心法、心火泻胃法等。

(2)根据相克规律确定治则、治法:根据相克规律确定的治则是"抑强"和"扶弱"。抑强,适用于太过引起的相乘和相侮;扶弱,适用于不及引起的相乘和相侮。常用的治法有抑木扶土法、培土制水法、佐金平木法、泻南补北法等。

3. 指导脏腑用药　不同药物有不同的颜色和气味。色有青、赤、黄、白、黑五种,味有酸、苦、甘、辛、咸五种。根据五行归属理论,青色、酸味入肝;赤色、苦味入心;黄色、甘味入脾;白色、辛味入肺;黑色、咸味入肾。但临床用药不可拘泥于药物的色、味与五脏之间的"亲和"关系,还必须结合药物的四气(寒、热、温、凉)、归经和升降浮沉等理论进行综合分析,辨证用药。

4. 指导情志疾病的治疗　情志生于五脏,五脏之间有着生克关系,所以情志之间也存在着生克关系。故在临床上可以用"以情胜情"的方法来治疗情志疾病。如《素问·阴阳应象大论》记载:"怒伤肝,悲胜怒……喜伤心,恐胜喜……思伤脾,怒胜思……忧伤肺,喜胜忧……恐伤肾,思胜恐。"古代医家运用这类治法获得了许多成功的经验,可供参考。

案例分析

案例:一富家妇人,伤思虑过甚,二年余不寐。张子和看后曰:"两手脉俱缓,此脾受之也,脾主思故也。"乃与其丈夫怒而激之也,多取其财,饮酒数日,不处一法而去,其人大怒,汗出,是夜困眠,如此者,八九日不寤,自是而食进,脉得其平。(《续名医类案》)

分析:此案例是根据五行生克关系,以情胜情进行调理的典型病例。其治疗依据是"木克土",原文见于《素问·阴阳应象大论》:"思伤脾,怒胜思。"

5. 指导针灸取穴　针灸学家将手足十二经近手足末端的五输穴井、荥、输、经、合分属于木、火、土、金、水,临床根据不同的病情,以五行生克乘侮规律进行选穴治疗。

知识链接

五行生克关系在针灸取穴中的具体应用

五输穴是十二经脉各经分布在肘膝关节以下的五个重要穴位,其五行归属是:井属木、荥属火、输属土、经属金、合属水。针灸治疗时,可根据补母或泻子的治则取穴。如肝虚证可取肾经的合穴"阴谷"或肝经的合穴"曲泉";肝实证可取心经的荥穴"少府"或肝经的荥穴"行间"。

综上所述,临床上依据五行生克规律指导疾病的治疗,有一定的实用价值,但并非所有的疾病都可用五行生克规律指导来治疗,故在具体运用时应灵活掌握,根据具体病情进行辨证施治。

点滴积累

1. 五行是指木、火、土、金、水五种物质及其运动变化,五行之间存在生克制化以及相乘相侮和母子相及的内在联系。
2. 五行学说将自然界的各种事物和现象同人体的脏腑组织、生理病理现象进行广泛联系,是天人合一思想的基础。
3. 人体可归纳为以五脏为中心的五大系统,疾病发生后以生克乘侮的变化规律相互传变。
4. 根据五行生克规律确定补母泻子、抑强扶弱的治则。

目标检测

习题

复习导图

一、简答题

1. 何谓阴阳？其有何特性？

2. 举例说明阴阳的相对性及其意义。

3. 如何对药物的性味进行阴阳属性划分？

4. 何谓五行？其各自的特性是什么？

5. 何谓五行相生？相生的次序是什么？五行相生关系又称为什么关系？举例说明。

6. 何谓五行相克？如何运用五行相克理论说明五脏之间的病理联系？举例说明。

二、实例分析

1. 试从中医角度分析,熬夜的人脸色为什么容易发青？应当如何进行调理？

2. 郭某,男,81岁。素患慢性气管炎,近年肺功能下降明显,稍有活动即气喘吁吁。2012年春节前因"感冒、肺炎"前往医院接受抗生素等药物治疗,一周后烧退、咳嗽减。出院时神疲乏力,饭量小,饭后腹胀,面色少华,说话语声低微。予香砂六君丸治疗两个月,不仅食欲增加,精神状况明显好转,肺功能也明显改善。请用五行理论分析该患者病情变化的机制及治疗方法。

(王玉华)

第二章　藏象

第二章
藏象
（课件）

学习目标

1. 知识目标　(1)掌握:藏象的基本概念;藏象学说的主要特点;五脏的主要生理功能。

(2)熟悉:六腑的主要生理功能。

(3)了解:奇恒之腑的主要生理功能;脏腑之间的相互关系。

2. 能力目标　能够运用藏象理论指导辨别临床常见疾病的脏腑病位。

3. 素质目标　养成整体的、联系的中医思维习惯。

导学情景

情景描述:

舌体生疮是临床上常见的一种病理表现,几乎每个人都经历过。如果创面比较大,患者张口、喝水、吃饭、说话时就会疼痛难忍,非常痛苦。中医治疗舌体生疮往往会从心论治,采用清泻心火的方法,常用牛黄、栀子、黄连等善于清心泻火的药物,代表方剂如牛黄解毒丸、黄连上清丸等。

学前导语:

心是人体的一个内脏。中医学认为舌体生疮是心的常见病理表现之一,因为心开窍于舌,心火炽盛,心经火热上炎于舌,腐蚀舌的肌肉脉络组织,就会形成疮疡。故中医治疗舌体生疮往往会考虑从心论治。那么,中医学所认识的人体的内脏有哪些? 它们之间及其与人体的组织器官之间有什么样的关系? 其生理、病理表现有哪些? 这就是本章所要讨论的内容。

"藏象"一词,首载于《素问·六节藏象论》。藏,是指藏于体内的内脏。象,其含义有二:一是指内脏的形态结构;二是指内脏表现于外的生理、病理现象。藏象是指藏于体内的内脏及其表现于外的生理、病理现象。

知识链接

"藏象"一词的意义

"藏象"一词较明显地揭示了内部脏腑与外部形象之间的密切关系,即"有诸内者,必形诸外"。藏是象的内在本质,象是藏的外在反映,藏象是人体系统本质与现象的统一体。

"藏象"一词把藏与象有机地结合起来,较确切地反映了中医学对人体生理、病理的认识方法——以象测脏。

藏象学说,是研究藏象的概念内涵,各脏腑的形态结构、生理功能、病理变化,及其与精气血津液神之间,以及脏腑之间、脏腑与形体官窍之间、脏腑与自然社会环境之间相互关系的学说。它是中医学特有的关于人体生理病理的系统理论,也是中医学理论体系的核心部分。

藏象学说的形成基础大致有以下几方面:一是古代哲学思想的渗透。以精气、阴阳、五行学说为代表的古代哲学思想对藏象理论的形成起到了重要作用。如五行学说促进了五行藏象体系的建立等。二是古代的解剖学知识。《灵枢·经水》记载:"夫八尺之士,皮肉在此,外可度量切循而得之;其死可解剖而视之。其脏之坚脆,腑之大小,谷之多少,脉之长短,血之清浊……皆有大数。"可见,古代的解剖知识为藏象理论的形成奠定了形态学基础。三是长期生活实践的观察总结。如皮肤受凉而感冒,会出现鼻塞、打喷嚏、咳嗽等症状,从而推断出肺和皮毛、鼻之间存在着某些联系,形成了"肺合皮毛""开窍于鼻""其声咳"等理论。这是藏象学说形成的主要依据。四是医疗实践经验的积累。如许多目疾,从肝着手治疗而获愈,从而得出"肝开窍于目"的理论。

人体的内脏总称为脏腑。根据脏腑的主要生理功能和形态特征,可将脏腑分为脏、腑和奇恒之腑三类。脏,即肝、心、脾、肺、肾五者,合称五脏。腑,即胆、胃、小肠、大肠、膀胱、三焦六者,合称六腑。奇恒之腑,包括脑、髓、骨、脉、胆、女子胞。

五脏多是实体性的,共同生理功能是化生和贮藏精气;六腑多是中空的,共同生理功能是受盛和传化水谷。五脏的共同生理功能特点是"藏而不泻""满而不能实";六腑的共同生理功能特点是"泻而不藏""实而不能满"。《素问·五藏别论》记载:"所谓五脏者,藏精气而不泻也,故满而不能实;六腑者,传化物而不藏,故实而不能满也。"简明扼要地概括了五脏与六腑各自的生理特点,阐明了两者之间的主要区别。所谓"满而不能实",是强调五脏的精气宜保持充满,但必须流通布散而不应呆滞;"实而不能满",是强调六腑内应有饮食水谷,但必须不断传导排泄,以保持虚实更替、永不塞满的状态。奇恒之腑形态中空似腑,但功能藏精气似脏,其似脏非脏、似腑非腑,亦脏亦腑、非脏非腑。五脏六腑的生理特点,对临床辨证论治有重要指导意义。一般来说,病理上"脏病多虚""腑病多实";治疗上"五脏宜补""六腑宜泻"。

藏象学说的主要特点是以五脏为中心的整体观。主要体现在以五脏为中心的人体自身的整体性及五脏与自然环境的统一性两个方面。一方面,人体五脏、六腑、形体、官窍,通过经络的联络及功能的配合与隶属关系,构成以心为主宰、五脏为中心的五大功能系统。五个功能系统之间,在形态结构上不可分割,在生理功能上相互协调,在病理变化上相互影响。另一方面,五大功能系统又与外界环境相通应,自然界的五时、五方、五气、五化等与人体五大功能系统密切联系,构成了人体内外环境相应的统一体。

"藏"与脏器的概念不同。"藏"是中医学特有的概念。中医学的整体观察和"以象测藏"的认识方法,决定了"藏"的结构是一个在形态性结构框架的基础上赋予了功能性结构的成分而形成的形态功能合一性结构。如心"如倒垂莲蕊"的形态及"主血脉"的功能,无疑是通过解剖分析而获得的,而其"主神志"的功能则是通过整体观察推理而赋予心的。因此"藏"的概念,不仅是一个解剖学概念,而更重要的是一个生理、病理学概念,一个功能单位的概念。脏器,是西医学的一个形态学概念,是指机体内外的器官。如心、肝、脾、肺、肾、胃、肠、胆、胰腺、膀胱、脑、子宫等,为内脏器官;眼、耳、鼻等,为感觉器官。就其结构来说,属于一个纯形态学的或实体性的结构,而其功能是通过直接对该器官的解剖分析而获得。因此,"藏"与脏器的名称虽然大致相同,但其内涵却大不一样。

一个中医"藏"的功能,可能包括几个西医脏器的功能;一个西医脏器的功能,可能分散在几个中医"藏"的功能之中。

> **点滴积累**
>
> 1. 藏象,是指藏于体内的内脏及其表现于外的生理、病理现象。
> 2. 五脏的共同生理功能是化生和贮藏精气;六腑的共同生理功能是受盛和传化水谷。五脏的共同生理特点是"藏而不泻""满而不能实";六腑的共同生理特点是"泻而不藏""实而不能满"。
> 3. 藏象学说的主要特点是以五脏为中心的整体观。

第一节　五脏

五脏,即心、肺、脾、肝、肾的合称。五脏除具有化生和贮藏精气的共同生理功能之外,又各有其所司,彼此协调,共同维持人体的正常生命活动。

一、心

心,五行属火,阴阳属性为"阳中之阳",与自然界夏气相通应。心位于胸中,两肺之间,膈膜之上,外有心包卫护。其形圆而下尖,如倒垂未开之莲蕊。

心的主要生理功能是主血脉,主藏神。由于心具有主宰整个人体生命活动的作用,故称心为"君主之官""生之本""五脏六腑之大主"。

心与小肠相表里,在体合脉,其华在面,开窍于舌,在志为喜,在液为汗。

(一) 心的主要生理功能

1. **主血脉**　主,有主宰、主管、主司之意。血,即血液;脉,即脉管,是血液运行的通道,被称为"血府"。心主血脉,是指心气有推动调控血液在脉道中循行的作用。心主血脉包括主血和主脉两个方面。

(1) 主血:心主血功能包括推动血液运行和参与血液生成两个方面。

心主血的基本内涵,是心气能推动血液运行,以输送营养物质于全身脏腑形体官窍,即心行血的作用。人体各脏腑形体官窍以及心脉自身,皆有赖于血液的濡养,才能发挥其正常的生理功能,以维持生命活动。血液的运行虽与五脏功能密切相关,但心的搏动泵血作用尤为重要,它是血液运行的基本动力。而心脏的搏动,主要依赖心气的推动和调控作用。心气充沛,心阴与心阳协调,心脏搏动有力,频率适中,节律一致,血液才能正常地输布全身,发挥其濡养作用。若心气不足,心脏搏动无力;或心阴不足,心脏搏动过快而无力;或心阳不足,心脏搏动迟缓而无力,均可导致血液运行失常。

心主血的另一内涵是参与血液生成，即心生血的作用。主要指饮食水谷经脾胃的运化，化为水谷精微，水谷精微再化为营气和津液，营气和津液渗入脉中，经心火（即心阳）的"化赤"作用，变为红色的血液。

可见，心有总司一身血液运行及生成的作用。故《素问·五藏生成》记载："诸血者，皆属于心。"

（2）主脉：心主脉，是指心气推动和调控心脏的搏动及脉管的舒缩，使脉道通利，血流通畅。心与脉直接相连，形成一个相对密闭的管道系统。心气充沛，心脏有节律地搏动，脉管有节律地舒缩，血液循脉道被输送到各脏腑形体官窍，发挥濡养作用，以维持人体正常的生命活动。

心、脉、血三者共同构成一个相对独立的循环于全身的系统。在这个系统中，心起着主导作用，血液在心气的推动作用下，在心和脉中不停地流动，周而复始，循环往复，如环无端。血液能正常运行，发挥其濡养作用，除心气充沛外，还有赖于血液的充盈和脉道的通利。心血是心主血脉功能的物质基础，心血的充盈，使心主血脉的生理功能得以正常发挥。脉道通利，是指脉管富有弹性并畅通无阻。脉管舒缩有度，血流通畅，既不过速而致妄行，又不过缓而致瘀滞。由此可见，心气充沛、血液充盈、脉道通利是血液正常循行必备的三个基本条件。三者中任何一者发生异常，均会引起血液运行失常。

心主血脉的功能是否正常，可从面色、舌色、脉象及心胸部感觉等方面反映出来。如心主血脉的功能正常，则面色红润有光泽，舌质淡红荣润，脉象和缓有力、节律整齐，心胸部感觉舒畅。若心主血脉的功能异常，心血不足，血脉空虚，则面色与舌色淡白无华，脉细无力，心悸怔忡；心火亢盛，则面赤，舌红，舌尖起芒刺或溃烂疼痛，脉数，心胸中烦热；心脉痹阻，则面色晦暗，舌色青紫或见瘀点瘀斑，脉涩或结代，心胸憋闷或刺痛。

2. 主藏神　主藏神，又称主神志或主神明。是指心具有统率人体五脏六腑、形体官窍的一切生理活动和主司人体的精神、意识、思维、情志等心理活动的功能。《素问·灵兰秘典论》记载："心者，君主之官也，神明出焉。"

人体之神有广义和狭义之分。广义之神，是整个人体生命活动的主宰和总体现，包括意识思维、面色表情、目光眼神、言语应答、肢体活动等；狭义之神，是指人的精神、意识、思维、情志情感等活动。心所藏之神，既包括主宰人体生命活动的广义之神，又包括精神、意识、思维、情志等狭义之神。

心藏神的生理作用有二：一是主宰人体生理活动。人体的脏腑、经络、形体、官窍，各有不同的生理功能，但它们都必须在心神的主宰和协调下，分工合作，才能完成协调统一的正常生命活动，故《灵枢·邪客》记载心为"五脏六腑之大主"。心藏神功能正常，人体各脏腑的功能互相协调，彼此合作，则人体生理功能正常。若心神不明，人体各脏腑组织功能得不到协调与统一，因而产生紊乱，就会导致疾病的产生，甚至危及生命。故《素问·灵兰秘典论》记载："主明则下安，……主不明则十二官危。"二是主司精神意识思维活动。中医学认为人的精神、意识、思维等活动与五脏都有关系，但心起着主宰作用。《灵枢·本神》记载："所以任物者谓之心。"任，是担任、接受之意。说明接受外界事物而产生意识思维情感活动的过程，是由心来完成的。故情志所伤，首伤心神，心神不宁则脏腑气机紊乱，疾病由此而生。

心藏神的临床意义

现代生理学认为,人的意识、思维和情志活动,属大脑的生理功能,是大脑对外界事物的反映。藏象学说将人体的精神、意识、思维活动分属于五脏,而且主要归属于心。《内经》提出心"主身之血脉"和"神明出焉",可见中医学所说的"心",除了包括现代医学循环系统的功能外,还包括了中枢神经系统的大部分功能。中医学的心神论长期以来一直指导着中医的临床实践,例如,心火亢盛、痰火扰心、痰迷心窍等均有神志方面的异常改变,临床上常采用清心泻火、涤痰开窍等方法治疗精神情志性疾病。

心藏神的功能是否正常,可表现于精神、意识、思维和睡眠等方面。心藏神的生理功能正常,则精神振奋,意识清晰,思维敏捷,睡眠安稳。若心藏神的生理功能异常,则可出现精神萎靡,反应迟钝,健忘,失眠多梦,神志不宁,甚至谵狂、昏迷等临床症状。

心的主血脉与藏神功能是密切相关的。一方面,血是神志活动的主要物质基础,如《灵枢·营卫生会》记载:"血者,神气也。"心神必须得到心血的濡养才能正常工作。心主血脉的功能正常,心神得到血液的濡养,则精力充沛,意识清晰,思维敏捷;若心主血脉的功能失常,心血不足,心神失养,则可见精神恍惚、注意力不集中、记忆力减退、失眠多梦等症状。另一方面,心主血脉的功能受心神的主宰。心神清明,则能驭气以调控心血的运行,使血液运行正常。

(二) 心的生理联系

1. 心合小肠 心与小肠通过经脉的相互属络构成表里关系。

2. 在体合脉,其华在面 体,即形体,有广义和狭义之分。广义之体,泛指人体有一定形态结构的组织器官,如头颈、躯干、四肢、脏腑等;狭义之体,是指筋、脉、肉、皮、骨五者,又称为"五体"。五脏的在体,是指狭义的形体。心在体合脉,即是指全身的血脉都属于心,由心所主。心的功能正常与否,可以从脉象上反映出来。华,是光彩之意。心其华在面,是说心的功能正常与否,常可从面部的色泽反映出来。由于面部血脉极为丰富,全身血气皆可上注于面,所以面部的色泽能反映出心气的盛衰、心血的盈亏。心功能健全,血脉充盈,循环通畅,则面色红润有光泽。反之,心的功能减退,心血亏少,则面白无华;心脉瘀阻,则面色青紫;心火亢盛,则面色红赤;心阳暴脱,可见面色苍白或晦暗。故《素问·五藏生成》记载:"心之合,脉也;其荣,色也。"

3. 在窍为舌 窍,指孔窍、苗窍。心在窍为舌,又称心开窍于舌、舌为"心之苗",是指心的气血盛衰及其功能改变可从舌象上反映出来。因此观察舌象的变化,可以了解心主血脉和藏神功能是否正常。心的功能正常,则舌体柔软灵活,红活荣润,味觉灵敏,语言流畅。《灵枢·脉度》记载:"心气通于舌,心和则舌能知五味矣。"心的功能异常,亦可从舌象上反映出来。如心阳不足,则舌质淡白胖嫩;心阴不足,则舌质红绛瘦瘪;心火上炎,则舌质红赤,甚至起刺生疮;心血瘀阻,则舌质紫暗或有瘀点瘀斑;心神失常时,还可见舌强、语謇、失语等现象。

心开窍于舌的依据

一是心与舌体通过经脉密切联系："手少阴之别……循经入于心中，系舌本。"二是心与舌在生理上密切相关：心行血上注于舌，保持舌的正常形态与色泽；心主神志，驾驭、维持舌司味觉、搅拌食物及辅助发音等生理功能。三是舌体血管丰富，舌黏膜薄而透明，其色泽形态变化能灵敏反映心主血脉及藏神的功能。故可从舌的色泽形态、味觉和语言表达等方面观察心主血脉和藏神功能是否正常。

4. **在志为喜** 志，即五志，指怒、喜、思、悲（忧）、恐（惊）五种情志，是人体对外界刺激所表现的情绪反应。心在志为喜，是指心的生理功能与精神情志的"喜"有关。喜，一般来说属于对外界刺激产生的良性反应，有益于心主血脉的功能。《素问·举痛论》记载："喜则气和志达，营卫通利。"但喜乐过度则可使心神受伤，如《灵枢·本神》记载："喜乐者，神惮散而不藏。"《素问·阴阳应象大论》有"喜伤心"之说。可见适度的喜乐对心主血脉和藏神功能有利，但喜乐过度，则伤心神。

课 堂 活 动

日常生活中，无论是紧张、惊恐，还是过度的喜悦或悲伤等情绪波动，都会引起不同程度的心悸。请用中医心藏神的相关理论解释发生此现象的机制。

5. **在液为汗** 液，是指泪、汗、涎、涕、唾五种人体五官和皮肤所分泌的正常液体，称为"五液"，与五脏之间有特定的对应关系。汗，是津液通过阳气的蒸化后，经汗孔排于肌表的液体。《素问·阴阳别论》记载："阳加于阴谓之汗。"汗液的生成、排泄与心血、心神的关系密切。

心血为汗液生化之源。心主血脉，血液与津液同源互化，血液中的水液渗出脉外则为津液，津液是汗液化生之源。心血充盈，津液充足，汗化有源。汗出过多，津液大伤，必然耗伤心血，可致心悸；大汗不止，还可导致心阳暴脱。

汗液的生成与排泄又受心神的主宰与调节。心神清明，对体内外各种信息反应灵敏，汗液的生成与排泄就会随体内生理情况和外界气候的变化而有相应的调节，所以情绪紧张、激动或劳动、运动以及气候炎热时均可见正常汗出现象。

由此可见，心以其主血脉和藏神功能为基础，主司汗液的生成与排泄，从而维持了人体内外环境的协调平衡。若心的气血阴阳亏虚，可致出汗异常，如心气虚则自汗、心阴虚则盗汗、心阳暴脱则大汗淋漓等。惊恐伤心神，亦可导致大量汗出。

6. **与夏气相通应** 五脏和自然界的四时阴阳相通应。心为阳中之阳，属火；自然界在夏季以炎热为主，夏亦属火。同气相求，故心气与夏气相应。心主夏，心之阳气在夏季最旺盛。一般说来，心脏疾患，特别是心阳虚衰的患者，其病情往往在夏季缓解，而阴虚阳盛的心脏病患者，其病情在夏季又往往加重。从预防角度来看，中医养神理论重视根据时令来调摄身心，在夏三月应当"夜卧早起，无厌于日"，尽量延长户外活动时间，使人的身心符合阳气隆盛状态，这样可使心的机能达到最大限度地扩展,发挥生命的潜能。在治疗方面,对于阳虚性心脏病患者采用"冬病夏治",即在人体内外阳气隆盛之时给以适当调理,藉内外阳气之盛,可收到事半功倍之效。

知识链接

心 包 络

心包络,简称心包,亦称"膻中",是心脏外面的包膜,有保护心脏的作用,在经络学说中,手厥阴心包经与手少阳三焦经相为表里,故心包络属于脏。古代医家认为,心为人身之君主,不得受邪,所以若外邪侵心,则心包络当先受病,故心包有"代心受邪"之功用。如《灵枢·邪客》记载:"心者,五脏六腑之大主也,精神之所舍也。其脏坚固,邪弗能容也。容之则心伤,心伤则神去,神去则死矣。故诸邪之在于心者,皆在于心之包络。"后世医家受"心不受邪"思想的影响,将外感热病中出现的神昏、谵语等心神的病变,称为"热入心包";痰阻心窍,出现意识模糊,甚则昏迷不醒等心神失常的病理变化,称为"痰蒙心包"等。实际上,心包受邪所出现的病证,即是心的病证。

二、肺

肺,五行中属金,阴阳属性为"阳中之阴",与自然界秋气相通应。肺位于胸腔,左右各一,且各有分叶,左二右三,共五叶,与喉、鼻相通,故称喉为肺之门户,鼻为肺之外窍。肺在五脏六腑中位置最高,覆盖诸脏,故有"华盖"之称。肺叶娇嫩,肺体清虚,不耐寒热,不容异物;肺又外合皮毛,上通鼻喉,与自然界相通,易被外邪侵袭;他脏病变,亦常累及于肺,故称肺为"娇脏"。

肺的主要生理功能是主气司呼吸,主宣发肃降,通调水道,朝百脉,主治节。肺与心同居膈上,位高近君,有辅助心治理调节全身的作用,犹如宰辅,故《素问·灵兰秘典论》称之为"相傅之官"。

肺与大肠相表里,在体合皮,其华在毛,在窍为鼻,通于喉,在志为悲(忧),在液为涕。

(一) 肺的主要生理功能

1. **主气司呼吸** 是指人体一身之气均由肺所主,并通过肺的呼吸运动具体实施。肺主气包括主呼吸之气和主一身之气两个方面。

(1) 主呼吸之气:是指肺具有主司呼吸运动的功能,是体内外气体交换的场所。《素问·阴阳应象大论》记载:"天气通于肺。"人体通过肺,吸入自然界的清气,呼出体内的浊气,吐故纳新,实现体内外清浊之气的不断交换,从而保证人体生命活动的正常进行。

肺司呼吸的功能,实际上是肺气的宣发与肃降作用在呼吸运动中的具体表现:肺气宣发,浊气得以呼出;肺气肃降,清气得以吸入。肺气的宣发与肃降作用协调有序,则呼吸均匀通畅;若肺的宣降失常使呼吸失常,则可见胸闷、咳嗽、喘促、呼吸无力、气息微弱等症状。

(2) 主一身之气:是指人体一身之气均由肺所主。故《素问·五藏生成》记载:"诸气者,皆属于肺。"《素问·六节藏象论》记载:"肺者,气之本。"

肺主一身之气的作用主要体现在参与气的生成和调节全身气机两个方面。

参与气的生成,尤其是宗气的生成。肺通过呼吸运动,吸入自然界的清气。清气是人体之气的重要来源,是维持生命活动的基本物质。肺吸入的清气与脾胃运化的水谷精气相结合,积聚于胸中,形成宗气。肺的呼吸功能健全与否,直接影响着宗气的生成,也影响着全身之气的生成。肺呼吸正常,则气生成充足。

调节全身气机。气机,即气的运动。气运动的基本形式有四种:升、降、出、入。气的升降出入运动正常,推动着生命活动的正常进行。肺的呼吸运动本身,就是气的升降出入运动的具体体现。肺有节律地一呼一吸,带动着全身气的升降出入运动,从而对全身气机起着调节作用。肺的呼吸均匀通畅,和缓有度,则各脏腑经络之气的升降出入运动也通畅协调。

肺主一身之气的作用,主要取决于肺司呼吸的功能。肺的呼吸调匀是气的生成和气机调畅的根本条件。如果肺的呼吸功能失常,势必影响一身之气的生成和运行,导致气虚和气机不畅。若肺的呼吸一旦停止,清气不能吸入,浊气不能排出,人就气绝身亡。

2. **主宣发肃降**　宣发,即宣通和布散。肺主宣发是指肺气具有向上升宣和向外围布散的作用。肺气的宣发作用,主要体现在三个方面:一是呼出体内浊气。通过肺气的向上向外运动,将机体在新陈代谢过程中产生的浊气经口鼻随呼气运动排出体外。二是布散水谷精微和津液。即通过肺气的宣发作用,将脾转输至肺的水谷精微和津液上输头面诸窍,外布全身皮毛肌腠;并将代谢后的津液布散到体表,以便于进一步化为汗液排出体外。三是宣散卫气。肺气宣散卫气于肌表,护卫肌表,调节腠理开合和汗液排泄。若肺失宣发,则可出现呼吸不利、鼻塞喷嚏、胸闷咳嗽、恶寒发热、无汗、皮肤水肿等症状。

肃降,即清肃和下降。肺主肃降是指肺气具有向下向内清肃通降的作用。肺气的肃降作用,主要体现在三个方面:一是吸入自然界清气。通过肺气的向下向内运动,吸入自然界的清气,并将其向内向下布散,以供脏腑组织生理活动的需要。二是布散水谷精微和津液。通过肺气的肃降作用,将脾转输至肺的水谷精微和津液,向下向内布散于其他脏腑,以发挥营养滋润作用;并将脏腑组织代谢后所产生的浊液下输于肾,以便于进一步化为尿液排出体外。三是肃清异物。通过肺气的清肃作用,能肃清肺和呼吸道内的异物,保持呼吸道的洁净通畅,以维持肺功能的正常。若肺失肃降,可见呼吸表浅、咳喘气逆、胸闷咳痰、水肿、尿少等症状。

肺气的宣发和肃降,是相反相成,相互为用的。宣发与肃降的功能协调,则呼吸均匀通畅,体内外气体得以交换,水谷精微及津液得以正常输布和代谢。若宣发与肃降失调,则可致呼吸失常和水液代谢障碍等。一般说来,外邪侵袭,多首先影响肺气的宣发,导致肺气不宣为主的病变;内伤及肺,多首先影响肺气的肃降,导致肺失肃降为主的病变。宣发与肃降失常又常相互影响,同时并见。如外感风寒首先导致肺的宣发功能障碍而出现胸闷鼻塞、恶寒发热、无汗、咳嗽等症,同时也可引起肺的肃降功能失常而伴有喘息。中医在治疗肺的病变时,常常将宣肺气和降肺气的药物结合应用,就是考虑到肺的宣发和肃降功能的辩证关系。

3. **主通调水道**　通,即疏通;调,即调节;水道,即水液运行的通道。肺主通调水道,是指肺的宣发和肃降运动对体内津液的输布和排泄有疏通和调节的作用。

肺的通调水道功能,是通过肺的宣发和肃降实现的。一方面通过肺气的宣发作用,将脾气转输至肺的水液,向上向外布散,上至头面诸窍,外达全身皮毛肌腠;输送到皮毛肌腠的水液在卫气的推动作用下化为汗液,并在卫气的调节作用下有节制地排出体外。另一方面通过肺气的肃降作用,将脾气转输至肺的水液,向内向下输送到其他脏腑;并将脏腑代谢所产生的浊液下输至肾,成为尿液生成之源。正因为肺以其气的宣发与肃降作用输布水液于全身,故说"肺主行水"。又因肺为华盖,在五脏六腑中位置最高,能输布水液于全身,故称"肺为水之上源"。

外邪袭肺,肺失宣发,可致水液向上向外输布失常,出现咳嗽、无汗、咯痰、全身水肿等症。内伤及肺,肺失肃降,可致水液不能下输至其他脏腑,浊液不能下行至肾或膀胱,从而出现咳逆上气、咯痰、小便不利或水肿等症。临床上对水液输布失常的水肿、尿少等病症,常采用"宣肺利水"和"降气利水"的方法进行治疗,即《内经》所谓的"开鬼门"(宣肺发汗利水法),以及古人形象比喻的"提壶揭盖"。

案例分析

案例:一个农村九岁女孩,某晚与姐姐看完电影回家,途中急欲小便,即解于路旁,未等完事,突见有人走来,惊吓之余,小便骤闭,点滴难出。急去医院,服利尿剂及诱导排尿均无效。翌晨,患儿小腹胀急,尿意频频,但小便点滴不畅,无奈欲行导尿术,患儿家长要求中医治疗。诊见舌象正常,脉来浮大。病因惊吓所致肺气郁闭,宣肃失职而下窍不通,治宜提壶揭盖以开宣肺气,肺得宣降,启上闸以开支流,用麻黄汤原方1剂,水煎即服。同时继续使用诱导法。1剂服尽,小便即通,继服2剂,小便通畅如初。(陈明医案)
分析:本案因惊恐,致肺气郁闭,失于宣降,肺通调水道的功能失职而出现小便不利。麻黄汤具有宣降肺气,以利下窍之功,故用之一剂,肺之宣降功能得复,小便即通,再用两剂即愈。此为临床宣肺利水,即"提壶揭盖"法的具体运用。

4. **朝百脉,主治节** 朝,即朝向、会聚之意。肺朝百脉,是指全身的血液都通过百脉会聚于肺,通过肺的呼吸,进行体内外清浊之气的交换,然后再将富含清气的血液通过百脉输送到全身。

肺朝百脉的作用是助心行血。血液的运行虽然以心气推动为主,但肺主一身之气,参与宗气的生成(宗气能贯心脉行气血),调节全身的气机,所以血液的运行,亦有赖于肺气的敷布和调节。肺气充沛,宗气旺盛,气机调畅,则血行正常。若肺气虚弱或壅塞,不能助心行血,则可导致心血运行不畅,甚至血脉瘀滞,出现心悸胸闷、唇青舌紫等症;反之,心气虚衰或心阳不振,心血运行不畅,也能影响肺气的宣降,出现咳嗽、气喘等症。

肺主治节,是指肺气具有辅佐心治理和调节全身的作用。《素问·灵兰秘典论》记载:"肺者,相傅之官,治节出焉。"肺主治节主要表现在三个方面:一是治理调节全身之气。肺气的宣发与肃降作用协调,维持通畅均匀的呼吸,使体内外气体得以正常交换;通过呼吸运动,使一身之气生成充沛,并调节一身之气的升降出入,保持全身气机调畅。二是治理调节血液的运行。通过肺朝百脉和主一身之气的作用,辅佐心脏,推动和调节血液的运行。三是治理调节津液代谢。通过肺气的宣发与肃降,推动和调节全身水液的输布与排泄。由此可见,肺主治节,是对肺的主要生理功能的高度概括。

(二)肺的生理联系

1. **肺合大肠** 肺与大肠通过经脉的相互属络构成表里关系。

2. 在体合皮,其华在毛 皮毛,包括皮肤、汗腺、毫毛等组织,是人身之表,为抵御外邪侵袭的屏障。肺在体合皮,其华在毛,概称为"肺外合皮毛",是指皮毛与肺关系密切。主要体现在:一是肺宣发卫气,输精于皮毛,以温养皮毛。肺的生理功能正常,则皮肤致密,毫毛润泽,抗御外邪功能就强。反之,肺气虚弱,其宣发卫气和输精于皮毛的生理功能减弱,则卫表不固,抵御外邪侵袭的能力低下,便易于感冒,甚或出现皮毛憔悴枯槁等现象。二是皮毛也有宣散肺气、调节呼吸的作用。《内经》把汗孔称作"气门",是说汗孔不仅是排泄汗液的门户,而且也是随着肺的宣发和肃降进行体内外气体交换的部位。三是皮肤作为屏障还能御邪护肺。所以当皮肤受邪时,常内传于肺,在出现恶寒、发热等卫表症状的同时常伴有咳嗽等肺失宣降的表现。

3. 在窍为鼻,通于喉 肺在窍为鼻,是说鼻与肺关系密切。体现在两个方面:一是鼻具有通气功能,为呼吸之气出入的通道,而肺主气司呼吸,故有"鼻为肺窍"之说。二是鼻主司嗅觉、协助发音的功能主要依赖于肺气的宣发作用。《灵枢·脉度》记载:"肺气通于鼻,肺和则鼻能知臭香矣。"肺气宣畅,则呼吸通利,鼻窍通畅,嗅觉灵敏,声音能彰;若肺失宣发,则呼吸不利,鼻塞不通或嗅觉不灵,不闻香臭。

肺通于喉:喉是发音的主要器官,亦为肺之门户,是清浊之气出入之要道。生理情况下,肺气宣畅,肺阴充足,则呼吸通利,声音洪亮清晰。病理情况下,若风寒风热之邪犯肺,可使肺气失宣,咽喉不利,出现声音嘶哑或失音,或咽喉痒痛等;若肺气耗伤,肺阴不足,虚火内灼,可见声音低微或嘶哑、喉部干涩等症。

4. 在志为悲(忧) 肺在志为悲(忧),是指肺的生理功能与悲(忧)相关。悲,指悲伤;忧,指忧愁。悲和忧虽略有差异,但对人体生理功能的影响是类同的,故皆为肺之志。悲、忧皆为人体正常的情绪变化或情感反映,但过度悲哀或过度忧伤则属不良情绪变化,对人体的主要影响是使肺气不断地消耗,从而出现胸闷气短、精神萎靡、倦怠乏力、声低气微等症状。故有"悲(忧)伤肺"之说。

课 堂 活 动

"泣不成声"一词,是形容人在极度悲伤时,哭得噎住、发不出声音的状态。试用所学中医理论解释这一现象。

---

5. 在液为涕 涕是鼻腔黏膜分泌的黏液,具有润泽鼻窍的作用。鼻为肺窍,故其分泌物由肺所主。鼻涕由肺津所化,由肺气的宣发作用布散于鼻窍。肺的功能正常,涕润泽鼻窍而不外流。在病理情况下,肺寒则鼻流清涕;肺热则涕稠黄浊;肺燥则鼻干少涕。

6. 与秋气相通应 肺与秋同属于五行之金。时令至秋,暑去而凉生,草木皆凋;人体肺脏主清肃下行,为阳中之阴。同气相求,故肺与秋气相通应。肺金之气应秋而旺,肺的制约和收敛功能在秋季最强盛。时至秋日,人体气血运行也随"秋收"之气而衰落,逐渐向"冬藏"过渡。故养生家强调,人气亦当顺应秋气而渐收。如《素问·四气调神大论》记载:"秋三月……使志安宁,以缓秋刑;收敛神气,使秋气平;无外其志,使肺气清。此秋气之应,养收之道也。"治疗肺病时,秋季不可过分发散肺气,而应顺其敛降之性。此外,秋季气候多清凉干燥,而肺为清虚之脏,喜润恶燥,故秋季易见肺燥之证,临床常见干咳无痰、口鼻干燥、皮肤干裂等症。

三、脾

脾,五行属土,阴阳属性为"阴中之至阴",与自然界长夏之气相通应。脾位于中焦,居于横膈之下,与胃以膜相连,其形态"扁似马蹄"(《医学入门》)。

脾的主要生理功能是主运化,主升,主统血。脾胃是人体对饮食物进行消化、吸收并输布其精微的主要脏器,《素问·灵兰秘典论》称之为"仓廪之官"。人出生之后,生命活动的维持以及精气血津液的化生和充实,均有赖于脾胃所运化的水谷精微,故称脾胃为"后天之本""气血生化之源"。

脾与胃相表里,在体合肉而主四肢,在窍为口,其华在唇,在志为思,在液为涎。

(一) 脾的主要生理功能

1. **主运化** 运,即转运输送;化,即消化吸收。脾主运化,是指脾具有把饮食水谷转化为水谷精微和津液,并把水谷精微和津液吸收、转输到全身各脏腑组织的生理功能。脾的运化功能包括运化水谷和运化水液两个方面。

(1)运化水谷:水谷,泛指各种饮食物。运化水谷,是指脾对饮食物的消化及对精微物质的吸收和输布作用。饮食物的消化吸收,实际上是在胃和小肠内进行的,但必须依赖于脾气的激发推动,才能把水谷化为精微;也必须依赖于脾气的转输和散精作用,才能把水谷精微吸收并布散到全身。因此,脾气健运,则消化吸收功能旺盛,能为化生精、气、血、津液等提供足够的原料,使全身脏腑组织得到充分的营养,以维持正常的生理活动。所以前人称脾为"后天之本""气血生化之源"。若脾失健运,则消化吸收功能失常,气血化生不足,可见腹胀、便溏、食欲不振、倦怠乏力、消瘦、面色萎黄等症状。

课 堂 活 动

古人有"四季脾旺不受邪"及"百病皆由脾胃衰而生也"的说法。根据脾为"后天之本"的理论,讨论保护脾胃对养生防病的重要意义。

---

(2)运化水液:是指脾具有吸收、输布水液,防止水液在体内异常停留的作用。水液的吸收与胃、小肠、大肠的功能相关,但必须依赖脾气的协助才能完成。人体摄入的水液经过脾的吸收和转输,布散全身而发挥滋润、濡养的作用;同时,脾又把各脏腑组织利用后的水液和多余的水液,及时地转输给肺和肾,通过肺和肾的气化作用,化为汗和尿排出体外,从而维持人体水液代谢的平衡。如果脾运化水液的功能减退,则可导致水液潴留而产生水湿痰饮,发为泄泻、水肿等。故《素问·至真要大论》记载:"诸湿肿满,皆属于脾。"

运化水谷和运化水液,是脾主运化功能的两个方面,二者是同时进行的。

脾的生理特性

脾喜燥恶湿是与胃喜润恶燥相对而言的。脾主运化水液,脾气健旺,运化水液功能发挥正常,水精四布,自然无痰饮水湿的停聚。若脾气虚衰,运化水液的功能障碍,痰饮水湿内生,即所谓"脾虚生湿";水湿产生之后,又反过来困遏脾气,致使脾气不升,脾阳不振,称为"湿困脾"。外来湿邪侵入人体,困遏脾气,致脾气不得上升,也称为"湿困脾"。由于内湿、外湿皆易困遏脾气,致使脾气不升,影响其正常功能的发挥,故说"脾喜燥而恶湿"。临床上,对脾虚生湿,湿邪困脾的病证,一般是健脾与利湿同治,即所谓"治湿不理脾,非其治也"。

2. 主升 升,即上升。脾主升,是指脾气运动的特点以上升为主。脾气上升的作用主要体现在两个方面:升清和升举内脏。

(1)升清:清,指水谷精微等营养物质。脾主升清,是指脾气的上升,将水谷精微等营养物质上输心肺,化为气血,以营养全身各脏腑组织器官。脾气的升清作用,实际是脾气运化功能的表现形式。若脾气虚弱,不能升清,气血化源不足,可见面色无华,头晕目眩,神疲乏力;清气不升,反下走肠道,则见大便溏泄。故《素问·阴阳应象大论》记载:"清气在下,则生飧泄。"

(2)升举内脏:是指脾气上升能起到维持内脏位置的相对恒定,防止其下垂的作用。若脾气虚弱,无力升举,反而下陷,可导致某些内脏下垂,如胃下垂、肾下垂、子宫脱垂(阴挺)、脱肛(直肠脱垂)等。临床对于内脏下垂的病证,常采用健脾益气升提的方法来治疗。

现代医学的脏器下垂发病机制

脏器下垂,是临床较常见的病证。正常的体内脏器如胃、肝、肾、子宫等是通过一定的韧带和筋膜固定在腹壁上的,这些韧带和筋膜都有一定的伸缩性。当腹腔内的压力和腹壁的紧张度减低时,上述脏器就可能脱离固定的位置而发生下垂。导致脏器下垂的因素主要是消瘦、体弱多病等,尤以瘦弱的中老年人为多见。中医将此病证责之于脾气虚弱,升举无力,采取健脾补气,升阳举陷的治疗方法,临床比较有效的方剂为:补中益气汤(丸)。此方为金代著名医家李杲在其《脾胃论》中创制的传统名方。

3. 主统血 统,即统摄、控制之意。脾主统血,是指脾气有统摄、控制血液使其在脉内正常运行而不溢出脉外的功能。

脾统血的功能是通过气的摄血作用实现的,实际上是气的固摄作用的具体体现。脾主运化,为气血生化之源,脾运化的水谷精微是气血生成的主要物质基础;而气为血之帅,气既能推动血液运行,又能统摄血液,使之在脉管内正常循行。因此,脾的运化功能健旺,则气血充盈,气的固摄功能就健全,血液则不致溢于脉外。若脾的运化功能减退,则气血生化不足,气固摄血液的功能减退,血溢脉外就会导致多种慢性出血,如崩漏、便血、尿血、肌衄等,临床称为"脾不统血"。

(二)脾的生理联系

1. 脾合胃 脾与胃通过经脉的相互属络构成表里关系。

2. **在体合肉而主四肢** 肉,即肌肉,古称"分肉"。脾在体合肉,是指脾的运化功能与肌肉的壮实与否及其功能活动的发挥有着密切的关系。全身之肌肉,均有赖于脾运化的水谷精微和津液来营养滋润,才能丰满壮实,以发挥正常的运动功能。故《素问·痿论》记载:"脾主身之肌肉。"

四肢与躯干相对而言,是人体之末,故又称"四末"。人体的四肢,同样依赖脾运化的水谷精微及津液的营养和滋润,以维持其正常的生理活动,故称"脾主四肢"。

脾的运化功能强健,为肌肉、四肢提供足够的营养物质,则肌肉丰满健壮,四肢活动轻劲有力;脾失健运,精微物质的生成和转输障碍,肌肉、四肢失去营养,则肌肉消瘦,四肢软弱无力,甚至痿废不用。

另外,肌肉四肢的活动能促进脾的运化功能。即适度运动,适当地活动肌肉四肢,有助于脾的运化功能健旺;反之,若过度安逸,缺乏必要的运动,可使脾的运化功能呆滞,而见食少、腹胀、虚胖等症。

3. **在窍为口,其华在唇** 脾在窍为口,是指人的食欲、口味与脾的运化功能密切相关。脾气健运,则食欲旺盛,口味正常,故《灵枢·脉度》记载:"脾气通于口,脾和则口能知五谷矣。"若脾失健运,就会出现食欲的改变和口味异常,如食欲减退、口淡乏味,或口腻、口甜等。

脾其华在唇,是指口唇的色泽可反映脾运化功能的盛衰。《素问·五藏生成》记载:"脾之合,肉也;其荣,唇也。"如脾气健运,营养充足,气血充盈,则口唇红润而有光泽;反之,脾失健运,营养不足,气虚血少,可见口唇色淡无华。

4. **在志为思** 思,即思考、思虑。脾在志为思,是指脾的生理功能与思相关。脾气健运,化源充足,气血旺盛,则思考、思虑等心理活动正常;若脾虚则不耐思虑。正常限度内的思虑,对机体并无不良影响;但思虑过度,或所思不遂,则会使脾气郁结,脾不升清,表现为不思饮食或食不知味、脘腹胀闷、头晕目眩、气短乏力等症。故《内经》有"思伤脾"之说。

5. **在液为涎** 涎为口津,是口腔津液中质地较清稀少泡沫的部分。脾在液为涎,是指脾通过运化和统摄功能产生涎液和控制涎液的分泌。涎具有润泽口腔、保护口腔黏膜的作用,在进食时分泌增多,有助于食物的吞咽和消化。脾的运化功能正常,则涎液化生适量,上注于口而不溢于口外。若脾胃不和或脾虚失摄,可导致涎液分泌异常增多,而出现口涎自出等病理现象;脾胃虚寒则口水清澈而多;脾胃积热则口水稠浊而多。若脾胃阴虚,津生无源,则可使涎液分泌量减少,而见口干舌燥的症状。

6. **与长夏之气相通应** 五脏应四时,脾与长夏之气相通应。长夏之季,气候炎热而多雨,万物华实;脾主运化。脾与长夏五行皆属于土,同气相求而通应。长夏多雨潮湿,湿易困脾,脾弱者易为湿伤,多见肢体困重、脘闷不舒、纳呆泄泻、舌苔滑腻等症状。临床以芳香化湿、醒脾祛湿之法治疗。

四、肝

肝，五行属木，阴阳属性为"阴中之阳"，与自然界春气相通应。肝位于腹腔，横膈之下，右胁之内。肝分左右两叶，色紫赤，下附有胆。

肝的主要生理功能是主疏泄和主藏血。肝"体阴而用阳"，主升、主动，喜条达舒畅而恶抑郁，故称之为"刚脏"。《素问·灵兰秘典论》把肝喻之为"将军之官"。

肝与胆相表里，在体合筋，其华在爪，在窍为目，在志为怒，在液为泪。

(一) 肝的主要生理功能

1. 主疏泄 疏，即疏通、畅达；泄，即发散、升发。肝主疏泄，是指肝具有疏通、畅达全身气机，使之通而不滞、散而不郁的作用。体现了肝主升、主动、主散的生理特性。肝主疏泄主要表现在以下几个方面。

(1) 调畅气机：气机，是指气的升降出入运动。机体脏腑、经络、形体、官窍的功能活动，全赖于气的升降出入运动。由于肝气的生理特性是主升、主动、主散，因此肝对于全身之气的升降出入运动具有疏通、调畅的作用。肝的疏泄功能正常，则气机调畅，气血和调，经络通利，脏腑及组织器官的功能活动协调有序。若肝失疏泄，调畅气机的功能失常，常见有两方面的病理变化。一是肝气疏泄不及，气的升发不足，形成气机不畅，甚或气机郁结的病理变化，称为"肝气郁结"，临床多见胸胁、两乳或少腹等肝经循行部位的胀痛不适。二是肝气疏泄太过，导致肝气亢逆，升发太过，称为"肝气上逆"，临床多见头目胀痛，面红目赤，胸胁乳房走窜胀痛，吐血、咯血，甚则猝然昏厥等表现。

(2) 调畅情志：情志活动，是指人的情感、情绪变化。情志活动，是神的表现之一，为心所主，也与肝的疏泄功能密切相关。因为气血是情志活动的物质基础，正常的情志活动，主要依赖于气血的正常运行。肝主疏泄，调畅气机，促进血行，故能调节人的情志活动。肝的疏泄功能正常，则气机调畅，气血和调，就能使人情志畅达，精神愉快，心情舒畅。而肝失疏泄，则气血运行失常，就会引起情志活动的异常，主要表现为抑郁和亢奋两个方面。若肝的疏泄不及，则肝气郁结，心情易于抑郁，稍受刺激，即抑郁难解，表现为郁郁寡欢，闷闷不乐，多愁善虑，善太息，甚至沉默寡言，时时悲伤欲哭；若肝的疏泄太过，肝气上逆，则心情易于亢奋，表现为急躁易怒，稍有刺激，即易于发怒。肝的疏泄功能和情志活动之间是相互影响的。若情志活动异常，情志抑郁或情志亢奋、急躁易怒，也会影响肝的疏泄功能，导致肝气郁结或肝气上逆的病理变化。若长期情志抑郁不舒，可导致肝气郁结的病理变化；若急躁易怒，则可导致肝气上逆的病理变化。故治疗情志病时应重视疏理肝气。

(3) 促进消化：饮食物的消化和吸收主要依赖于脾胃的运化功能，胆汁亦有促进消化的作用，肝的疏泄功能是保证脾胃运化功能正常及胆汁分泌排泄正常的重要条件。故肝对消化功能的影响，主要表现在促进脾升胃降和促进胆汁分泌排泄两个方面。

促进脾升胃降：肝主疏泄，调畅气机，有助于脾胃之气升降，只有脾升胃降正常，饮食物的消化吸收才能正常进行。若肝的疏泄失常，使脾升胃降失常，可致饮食物的消化吸收异常。如肝气犯脾,导致脾气不升,可出现腹胀、肠鸣、腹泻等症;肝气犯胃,导致胃失和降,可出现恶心、呕吐、呃逆、嗳气、泛酸、胃脘胀痛等症。

促进胆汁分泌排泄:胆附于肝叶之间,与肝相连,内藏胆汁。胆汁的分泌与排泄,受肝主疏泄功能的调节和控制。胆汁是由肝之余气所化,在肝的疏泄作用下,泄注于小肠,具有帮助消化饮食物的作用。若肝失疏泄,可影响胆汁的分泌排泄,导致饮食物的消化吸收障碍,出现胁肋不适、口苦、纳食不化、厌食油腻、腹胀腹痛,甚至出现黄疸等病症。

案例分析

案例:李某,40岁,因反复上腹部胀痛,伴泛酸、嗳气、纳差7年而就诊。患者7年前因工作紧张出现上述症状,每于心情不畅和工作繁忙时加重,胀痛向两侧肋部放射,与饮食无明显关系。既往有神经衰弱病史。查体:上腹部剑突下轻压痛,无反跳痛。纤维胃镜示:反流性胃窦炎。中医四诊:面红目赤,善怒喜太息,泛吐酸水,舌红苔黄,脉弦数。诊断:胃脘痛(肝气犯胃型)。予柴胡疏肝散加减治疗,14剂症状消失。守方14剂巩固疗效,随访1年半未见复发。(陈金伟医案)

分析:该患者因工作紧张等原因导致肝失疏泄,肝气横逆犯胃,而致胃失和降,出现胃脘疼痛的症状,采用柴胡疏肝散以疏肝理气和胃,是针对病机确定的治法,肝疏胃和,脘痛可去。此案说明肝之疏泄对脾胃功能的病理影响。

(4)促进津血运行:血液的运行和津液的输布排泄,有赖于气机的调畅。气为血帅,气行则血运;气能行津,气行则津布。故肝的疏泄调畅气机作用,能促进血液的运行和津液的输布排泄。若肝失疏泄,气机郁结,既可导致血行障碍,形成瘀血,或为胸腹刺痛,或为癥积,在女子可出现经行不畅、痛经、经闭等;又可导致津液的输布排泄障碍,形成水湿痰饮等病理产物,或发为梅核气,或发为臌胀。若肝气上逆,迫血上涌,又可使血不循经,出现呕血、咯血等出血症,或女子月经过多、崩漏不止等症。因此,疏肝理气是治疗瘀血内阻和痰饮水湿内停的常法,平肝降气是治疗上部出血的首要方法。

课 堂 活 动
在生活中,一些性格内向好生闷气或者脾气暴躁的女性,往往会出现月经不调现象。试用所学中医理论进行分析讨论。

(5)促进生殖:肝的疏泄功能通过调畅气机而具有促进男子排精和女子排卵、行经的作用。肝之疏泄与肾之封藏,相反相成,共同维持和调节男子排精和女子排卵行经的生理功能。肝的疏泄功能正常,则男子精液排泄畅通有度;女子行经及排卵正常。若肝的疏泄失常,则可见男子排精不畅,或遗精、早泄;女子则表现为月经周期紊乱,或月经后期,经行不畅,甚至痛经、经闭,或月经先期,量多如崩。治疗此类病证,常以疏肝为第一要法。由于肝的疏泄功能对女子的生殖功能尤为重要,故有"女子以肝为先天"之说。

2. 主藏血　肝藏血,是指肝具有贮藏血液、调节血量及收摄出血的功能。肝藏血的生理功能表现在以下三个方面。

(1)贮藏血液：肝脏是人体贮藏血液的重要器官，在正常情况下，人体的血液除运行全身外，还有部分血液由肝脏贮藏起来。肝贮藏血液的作用，体现在以下几个方面：①涵养肝气，制约肝阳。肝贮藏充足的血液，化生和涵养肝气，制约肝阳，防止其升动太过，维持肝的阴阳平衡。②濡养肝及筋、目、爪。肝贮藏充足的血液，可濡养肝脏及其形体官窍，使其发挥正常的生理功能。如果肝血不足，不能濡养目，则两目干涩昏花，或为夜盲；不能濡养筋，则筋脉拘急，肢体麻木，屈伸不利；不能濡养爪甲，则爪甲淡白软薄、易于脆裂。③为神志活动提供物质基础。肝的藏血充足，则神志活动正常。肝血不足，心血亏损，则神志异常，魂不守舍，可见惊骇多梦、卧寐不安、梦游、梦呓以及出现幻觉等症。④为妇女经血之源。女子以血为本，以肝为先天，肝血充足，血海充盈，则"月事以时下"。若肝血不足或肝不藏血时，即可引起月经量少，甚至闭经，或月经量多、崩漏等症。

(2)调节血量：肝贮藏充足的血液，可根据生理需要调节人体各部分尤其是外周的血量分配。在生理情况下，人体各部分的血量随着机体活动量的增减、情绪的变化，以及外界气候的变化等因素而有所改变。这种变化是通过肝的藏血和疏泄功能实现的。当机体活动剧烈或情绪激动或环境温度高时，肝脏就通过肝的疏泄作用将所贮藏的血液向外周输布，以供机体外周的需要；当人体处于安静状态或情绪稳定或环境温度低时，机体外周对血液的需求量相对减少，部分血液便又归藏于肝。故《素问·五藏生成》记载："人卧血归于肝"，王冰注解说："肝藏血，心行之，人动则血运于诸经，人静则血归于肝脏。"

(3)收摄血液：肝藏血之"藏"，还有约束、固摄之义。肝具有收摄血液、主持凝血、防止出血的功能。肝的这种作用是通过肝气与肝血来实现的。肝气属阳，能固摄血液，以防止其溢于脉外而发生出血；肝血属阴，阴主凝聚，使出血之时能迅速凝固。因此，只有在肝的气血调和、阴阳协调的状态下，才能发挥正常的凝血功能而防止出血。

肝藏血的功能失常，可出现两方面的病理变化：一是肝血不足，机体各部得不到血液的充分濡养，而出现血虚失养的病变。二是肝不藏血，血液妄行，出现吐血、衄血、妇女月经过多、崩漏等各种出血症状。

知识链接

"肝体阴而用阳"的意义

体，指肝的本体；用，指肝的功能。肝居膈下，形体阴柔，内藏阴血，故肝体属阴；肝主疏泄，性喜条达，主升、主动、主散，故其用为阳。"肝体阴而用阳"，高度概括了肝的主要生理病理特征。生理情况下，肝藏血，体得阴柔则用能阳刚；肝疏泄，用能阳刚则体能阴柔。病理情况下，肝阴肝血常为不足，肝阳肝气常为有余，所以肝体阴柔对维持正常肝用，防止其刚暴太过有重要作用。临床治疗肝病，应以顾护肝之阴血为要，"用药不宜刚而宜柔，不宜伐而宜和"。

(二) 肝的生理联系

1. 肝合胆　肝与胆通过经脉的相互属络构成表里关系。

2. **在体合筋,其华在爪** 筋,即筋膜,包括肌腱和韧带,附着于骨而聚于关节,是连接肌肉、关节,主司关节运动的一种组织。肝之所以主筋,是因为全身筋膜的营养依赖肝血的供给。肝血充盈,筋得其养,才能运动灵活而有力,且能耐受疲劳。若肝血不足,血不养筋,则筋的运动能力就会减退,表现为动作迟缓、不耐疲劳等,还可出现手足震颤、肢体麻木、屈伸不利等症;若因邪热过亢,燔灼肝之阴血,使筋失所养,则可见四肢抽搐,甚则角弓反张等表现。前者称为“血虚生风”,后者称为“热极生风”,治疗大多从肝着手。故《素问·至真要大论》记载:“诸风掉眩,皆属于肝。”

爪,指爪甲,包括指甲和趾甲,乃筋之延续,所以有“爪为筋之余”之说。肝藏血,在体合筋,故肝血的盛衰,也可影响爪甲的荣枯。肝血充足,则爪甲坚韧,红润光泽;若肝血不足,则爪甲软薄,枯而色夭,甚则变形或脆裂。

3. **在窍为目** 目为视觉器官,具有视物功能,又称“精明”。五脏六腑之精气,皆可上注于目,其中以肝为最。肝的经脉上连于目系,目依赖于肝血的濡养,才能发挥正常的视觉功能。《灵枢·脉度》记载:“肝气通于目,肝和则目能辨五色矣。”肝血充足,肝气调和,则目视物清晰,能辨五色、别短长。若肝有病变,则往往表现于目。如肝血不足,目失其养,则两目干涩,视物不清或夜盲;肝阴不足,则两目干涩;肝经风热,则目赤痒痛;肝阳上亢,则头晕目眩;肝火上炎,则目赤肿痛或头胀目眩;肝风内动,则目斜上视,或目睛转动失灵等。临床上,不少目疾从治肝着手,疗效显著,就是对“肝开窍于目”理论的最好印证。

4. **在志为怒** 肝在志为怒,是指肝的生理功能与怒相关。怒,是人在气愤不平、情绪亢奋时的一种情感变化。一般而言,一定限度内的情绪发泄,对调节机体气机有重要意义。但过怒或郁怒不解,对机体则是一种不良的刺激,既可引起肝气郁结,表现为心情抑郁,闷闷不乐,又可致肝气上逆,血随气冲,表现为面红目赤,头胀头痛,吐血呕血,甚或猝然昏厥。如《素问·举痛论》记载:“怒则气逆,甚则呕血及飧泄”,《素问·生气通天论》记载:“大怒则形气绝,而血菀于上,使人薄厥”。故息怒宁志是中医养生保健的重要方法之一。治疗上,属郁怒者,当以疏肝解郁为治;属大怒者,当以平肝降逆为法。

5. **在液为泪** 肝开窍于目,泪从目出,故说泪为肝之液。泪有濡润、保护眼睛的功能。在正常情况下,泪液的分泌适度,濡润而不外溢,当有异物进入眼中时,泪液可大量分泌,起到清洁眼目和排出异物的作用。在病理情况下,可见泪液分泌异常。如肝的阴血不足,泪液分泌减少,常见两目干涩;肝经风热,可见迎风流泪;肝经湿热,可见目眵增多等。此外,在极度悲伤的情况下,泪液的分泌也可大量增多。

6. **与春气相通应** 春季为一年之始,阳气始生,生机勃发。肝主疏泄,恶抑郁而喜条达,为阴中之少阳,主升发,故与春气相通应。因此春季养生,在精神、饮食、起居诸方面,都必须顺应春气的生发和肝气的畅达之性,保持情志舒畅,力戒暴怒忧郁,夜卧早起,披发缓形,广庭信步,舒展形体。春季天气转暖而风气偏胜,人体之肝气应之而旺,故素体肝气偏旺、肝阳偏亢或脾胃虚弱之人在春季易发病,可见眩晕、烦躁易怒、中风昏厥,或情志抑郁、焦虑,或两胁肋部疼痛、胃脘痞闷、嗳气泛恶、腹痛腹泻等症状。另外,精神情志病变好发于春季。

五、肾

肾,五行属水,阴阳属性为"阴中之阴",与自然界冬气相通应。肾位于腰部,脊柱两侧,左右各一,椭圆弯曲,状如豇豆。《素问·脉要精微论》记载:"腰者,肾之府。"肾藏先天之精,主生殖,为生命之本源,故被称为"先天之本"。肾宅真阴真阳,能资助、促进、协调全身各脏腑之阴阳,故称肾为"五脏阴阳之本"。肾藏精,主蛰,故又称之为"封藏之本"。肾主司全身水液代谢,又被称为"水脏"。

肾的主要生理功能是主藏精,主水,主纳气。

肾与膀胱相表里,在体合骨,生髓,通于脑,其华在发,在窍为耳及二阴,在志为恐,在液为唾。

(一)肾的主要生理功能

1. **主藏精** 肾藏精,是指肾具有贮存、封藏精气而不使其无故流失的生理功能。《素问·六节藏象论》记载:"肾者主蛰,封藏之本,精之处也。"

精,是人体内最精专的、液态的精微物质,是构成人体和维持人体生命活动的最基本物质,是人体生命的本源。《素问·金匮真言论》记载:"夫精者,身之本也。"根据其来源,精可分为先天之精和后天之精。先天之精,是禀受于父母的生殖之精,与生俱来,藏于肾中,是构成胚胎的原始物质。后天之精,是脾胃运化水谷所化生的水谷精微。水谷入胃,通过脾胃腐熟运化而生成水谷精微,并通过心肺输布全身,化为脏腑之精,营养全身,维持着人体的生命活动。后天之精被身体利用后的盈余部分,亦归藏于肾。故《素问·上古天真论》记载:"肾者主水,受五脏六腑之精而藏之。"先天之精有赖于后天之精的不断培育和充养,才能充分发挥其生理效应;后天之精的化生,又有赖于先天之精的活力资助,故有"先天促后天,后天养先天"之说。

藏于肾中之精,称为"肾精"。肾精是以先天之精为基础,加之灌注于肾的后天之精,两者相结合而生成的。

肾藏精,精化为气,通过三焦布散到全身,具有促进人体生长发育和生殖、主一身之阴阳和促进血液生成的作用。

(1)主生长发育与生殖:肾中精气的盛衰,关系着人体的生长、发育和生殖能力。《素问·上古天真论》记载:"女子七岁,肾气盛,齿更发长。二七而天癸至,任脉通,太冲脉盛,月事以时下,故有子。三七,肾气平均,故真牙生而长极。四七,筋骨坚,发长极,身体盛壮。五七,阳明脉衰,面始焦,发始堕。六七,三阳脉衰于上,面皆焦,发始白。七七,任脉虚,太冲脉衰少,天癸竭,地道不通,故形坏而无子也。丈夫八岁,肾气实,发长齿更。二八,肾气盛,天癸至,精气溢泻,阴阳和,故能有子。三八,肾气平均,筋骨劲强,故真牙生而长极。四八,筋骨隆盛,肌肉满壮。五八,肾气衰,发堕齿槁。六八,阳气衰竭于上,面焦,发鬓颁白。七八,肝气衰,筋不能动,天癸竭,精少,肾藏衰,形体皆极。八八,则齿发去。"此段经文精辟地论述了肾中精气由未盛到逐渐充盛,由充盛到逐渐衰少继而耗竭,从而伴随着人从幼年到青年、壮年,直至老年的整个生命过程的演变,充分说明肾中精气的盛衰关系着人体的生长发育和生殖的功能。因此,肾中精气充盈,则人体生长发育良好,生殖功能健全;

肾中精气衰少,就会造成生长发育迟缓或早衰,生殖功能低下。临床上,某些不孕不育症及小儿发育迟缓、筋骨痿软以及成人早衰等症,常从补益肾中精气入手进行调理。

知识链接

天 癸

"天癸"是《内经》中提到的一个中医特有概念,是指人体肾中精气充盈至一定程度时所产生的一种具有促进人体生殖器官发育成熟和维持人体生殖机能作用的精微物质。随着"天癸"的发生、发展和衰减,人体的生殖器官和生殖机能出现发育、成熟及衰退的同步变化。

(2)主一身之阴阳:肾主一身之阴阳,是指肾具有主宰和调节全身阴阳,维持机体阴阳动态平衡的功能。从阴阳属性划分,肾中精气又包含了肾阴与肾阳两部分。肾阴又叫"元阴""真阴""肾水""真水""命门之水"等,是人体阴液的根本,对机体各脏腑组织起着凉润、濡养的作用。肾阳又叫"元阳""真阳""肾火""真火""命门之火"等,是人体阳气的根本,对机体各脏腑组织起着温煦、生化的作用。肾阴与肾阳,二者相互制约,相互依存,相互为用,共同维持着人体阴阳的相对动态平衡。故称肾为"五脏阴阳之本""水火之脏"。在病理情况下,如果肾阴不足,凉润濡养的功能减退,会导致脏腑功能虚性亢奋,产生虚热性病变,可见五心烦热、潮热盗汗、腰膝酸软、耳鸣眩晕、口干咽燥、男子梦遗、女子梦交、舌红少苔、脉细数等症;肾阳不足,温煦和生化功能减退,会产生虚寒性病变,出现精神疲惫、腰膝冷痛、形寒肢冷、水肿尿少或小便清长、男子阳痿早泄、女子宫寒不孕、舌淡苔白、脉弱等症。在临床常见的内伤疾病中,阴阳失调所致的寒热病理变化,多为肾之阴阳失调所致,治疗时必须求之于本,从调整肾阴肾阳入手,如王冰所言:"益火之源,以消阴翳;壮水之主,以制阳光。"此外,他脏阴阳不足的病变,最终也会累及肾阴肾阳,故有"久病及肾"的说法。

(3)促进血液生成:肾藏精,精生髓,髓可生血。精血同源,肾精与肝血之间可以相互转化。故有"血之源头在于肾"之说。

知识链接

现代医学对肾有促进血液生成作用的认识

现代医学证明,肾脏可分泌促红细胞生成素,作用于骨髓造血系统,从而促进原始红细胞的分化和成熟,促进骨髓对铁的摄取利用,加速血红蛋白及红细胞生成,促进骨髓网织红细胞释放到血液中,故肾脏有促进血液生成的作用。慢性肾病患者最终往往会并发肾性贫血,其贫血的程度与肾病的轻重程度成正比。

2. 主水司开阖 肾主水,是指肾具有主持和调节全身水液代谢的功能。《素问·逆调论》记载:"肾者水脏,主津液。"人体水液代谢是一个复杂的生理过程,它是在肺、脾、肾、胃、大肠、小肠、膀胱、三焦、肝等脏腑的综合作用下完成的,其中肾起着主宰的作用。肾对体内水液的主宰,主要是通过肾的气化作用来实现的。肾的气化功能正常,则其开阖有度。开,即水液得以输出和排泄;阖,即贮存一定量的水液于体内,以供机体生理活动的需要。

肾的主水功能主要体现在两个方面：一是蒸腾气化，升清降浊。各脏腑组织器官代谢后产生的水液，在脾、肺等脏腑的作用下，经三焦水道下输于肾，通过肾的气化，分清浊，清者依赖肾阳的蒸腾气化，上升脾、肺，重新参与水液的代谢，浊者则化为尿液，在肾与膀胱之气的推动作用下排出体外。二是推动与调控整个水液代谢过程。水液代谢过程中，尤其是脾的吸收和转输，肺的通调水道，包括肾本身的主水功能，以及三焦水道的通畅等，均依赖于肾中阳气的激发和推动才能正常。

如果肾的蒸腾气化功能失常，开阖失度，就会引起水液代谢障碍的病变。如阖多开少，小便的生成和排泄发生障碍，可见尿少、水肿等症；如开多阖少，又可引起气不化水，出现小便清长、尿频量多等病理现象。故《素问·水热穴论》记载："肾者，胃之关也，关门不利，故聚水而从其类也。上下溢于皮肤，故为胕肿。胕肿者，聚水而生病也。"

3. **主纳气** 肾主纳气，是指肾具有摄纳肺所吸入的自然界清气，保持吸气的深度，以防止呼吸表浅的作用。人体的呼吸功能，由肺所主，其中呼气主要依赖肺气的宣发作用，吸气主要依赖肺气的肃降作用。但吸入的清气，由肺气的肃降作用下达于肾，必须再经肾气的摄纳潜藏，使其维持一定的深度，以利于气体的交换。因此，人体正常的呼吸运动是肺、肾两脏功能相互协调配合的结果，正如清·林珮琴《类证治裁·喘证》所记载："肺为气之主，肾为气之根。肺主出气，肾主纳气。阴阳相交，呼吸乃和。若出纳升降失常，斯喘作焉。"

肾的纳气功能，实际上是肾气的封藏作用在呼吸运动中的具体体现。肾精充足，肾气充沛，摄纳有权，则呼吸均匀和调，并保持一定的吸气深度。若肾精亏虚，肾气虚衰，摄纳无权，肺吸入之清气不能下纳于肾，则会出现呼吸表浅，或呼多吸少，动则气喘等病理表现，称为"肾不纳气"。

（二）肾的生理联系

1. **肾合膀胱** 肾与膀胱通过经脉的相互属络构成表里关系。

2. **在体合骨，生髓，通于脑，其华在发** 骨骼具有支撑人体、保护内脏和运动的功能。骨骼的生长发育和修复，均有赖于骨髓的充盈及其所提供的营养。而骨髓的化生，又依赖着肾中精气，肾精能生髓，故说"肾主骨"。肾精充足，则骨髓生化有源，骨有所养而坚固有力。肾精不足，骨髓生化无源，不能充养骨骼，便会引起骨骼发育不良，出现小儿囟门迟闭、骨软无力，以及老年人骨质脆弱、易于骨折、骨折后不易愈合等症。

髓分骨髓、脊髓和脑髓，皆由肾中精气所化生。肾中精气的盛衰，不仅影响骨骼的生长发育，而且也影响脊髓及脑髓的充盈和发育。脊髓上通于脑，髓聚而成脑，故称脑为"髓海"。肾中精气充盛，髓海得养，脑发育健全，则思维敏捷、记忆力强。若肾中精气不足，髓海空虚，脑失所养，小儿则智力低下，成人多见思维迟钝、记忆力减退、健忘失眠、头晕耳鸣等髓海不足的表现。

齿与骨同出一源，亦由肾中精气所充养，故称"齿为骨之余"。牙齿的生长、脱落与肾中精气的盛衰有着密切的关系。肾中精气充盛，则牙齿坚固而不易脱落。若肾中精气不足，小儿则牙齿生长迟缓，成人则牙齿松动或过早脱落。

发的生长，赖血以养，故称"发为血之余"。精血互生，肾精足则血旺，血旺就能使毛发得到充分的濡养。因此，发的营养虽来源于血，但发的生机则根源于肾。肾精充足，精血旺盛，则头发茂密色黑而有光泽。若肾精衰少，则头发变白、枯槁而易于脱落。

3. **在窍为耳及二阴** 即肾开窍于耳及二阴。耳的听觉功能,依赖于肾中精气的充养。《灵枢·脉度》记载:"肾气通于耳,肾和则耳能闻五音矣。"肾中精气充盛,则听觉灵敏。肾中精气不足,就会出现耳鸣、听力减退等症。所以临床常以耳的听觉变化作为判断肾中精气盛衰的重要标志之一。人到老年,听力逐渐减退,是肾中精气自然衰少的缘故。

二阴,指前阴和后阴。前阴是指外生殖器和尿道,有排尿和生殖的作用;后阴是指肛门,有排泄粪便的作用。尿液的贮存和排泄虽在膀胱,但必须依赖肾阳的蒸腾气化作用才能完成。肾阳的蒸腾气化功能失常,则可见尿频、遗尿、尿失禁,或尿少、尿闭等小便异常的表现。前阴又是人体的外生殖器官,其生殖功能与肾中精气的盛衰密切相关。如肾中精气不足,可导致人体性器官发育不良和生殖能力减退,男子可见阳痿、早泄、少精、滑精、遗精、精瘀及不育等,女子则见梦交、月经异常及不孕等。粪便的排泄,本属大肠的传化糟粕功能,但亦与肾相关。如肾阴不足,肠液枯涸,则便秘;肾阳虚损,气化无权,可致阳虚便秘或阳虚泄泻;肾的封藏固摄失司,则久泄滑脱。故说"肾主司二便"。

课堂活动

大小便失禁,在老年人当中十分常见。试用中医理论分析主要是何脏腑功能减退引起的。其发生的机制是什么?

---

4. **在志为恐(惊)** 恐,即恐惧、害怕的情志活动。肾在志为恐,是指肾的生理功能与恐相关。恐对机体来说,是一种不良刺激。若肾精充盛,封藏有度,则人受到外界恐惊刺激时,多表现为虽恐但不甚,且能自我调节。若肾精不充,封藏失司,则稍遇恐惊就会出现畏惧不安,甚至惶惶不可终日。猝恐大恐,或长时恐惧,均可伤肾,致肾气不固,出现二便失禁,遗精滑泄,骨酸痿软,甚至昏厥等症。故说"恐伤肾"。

惊与恐相似,都是指处于一种惧怕的心理状态,故均属于肾之志。但二者又有区别:恐为自知而胆怯,乃内生之恐惧;惊为不自知,事出突然而受惊慌乱,乃是外来之惊惧。

5. **在液为唾** 唾,亦属口津,是口腔津液中较稠厚多泡沫的部分。唾为肾精所化生,有润泽口腔、帮助消化的作用。古代医家多认为,唾若咽之不吐,有滋养肾精的作用,故古代养生家主张"吞唾"以养肾精。若多唾或久唾,则易耗损肾中精气;肾阴不足,唾液分泌量减少,则口干舌燥;肾水泛溢,气不固摄,则见多唾或喜唾。

唾与涎,都是口腔中的津液,但两者有所不同。涎为脾气所化生,质地较清稀少泡沫;唾为肾精所化生,质地较稠厚多泡沫。故临床上口角流涎多从脾论治,唾多频出多从肾论治。

6. **与冬气相通应** 冬季气候寒冷,霜雪严凝,冰凌凛冽,自然界万物静谧闭藏以度冬时;人体中肾为水脏,藏精、主蛰而为封藏之本。同气相求,故以肾应冬。冬季气候寒冷,水气当旺,故肾亏阳虚患者,多在阴盛之冬季发病或病情加重,即所谓"能夏不能冬"。冬季养生,当早睡晚起,日出而作,以保证充足的睡眠时间,同时宜进补阴潜阳的膳食,以利阳气潜藏,阴精积蓄。

命门

"命门"一词,最早见于《内经》,是指眼睛而言,如《灵枢·根结》记载:"命门者,目也。"将命门作为内脏提出始见于《难经》。《难经·三十六难》记载:"肾两者,非皆肾也,其左者为肾,右者为命门。命门者,诸神精之所舍,原气之所系也,故男子以藏精,女子以系胞。"指出了命门的所在部位及功能。后世医家虽对命门的形态、部位有不同见解,但在命门的生理功能与肾息息相通的认识上是基本一致的。历代医家大多认为命门与肾同为五脏之本,内寓真阴真阳。明代命门学说的兴起进一步为"重肾"理论奠定了基础。因此可以认为:肾阳即命门之火,肾阴即命门之水。肾阴、肾阳,即是真阴、真阳,或元阴、元阳。古代医家之所以称之为"命门",无非是强调肾气及肾阴肾阳在生命活动中的重要性,"命门"亦即"生命之门"。

点滴积累

1. 五脏各自的主要功能:心主血脉,主藏神;肺主气司呼吸,主宣发肃降,主通调水道,朝百脉,主治节;脾主运化,主升,主统血;肝主疏泄,主藏血;肾主藏精(肾精主生长发育与生殖、主一身之阴阳、促进血液生成),主水,主纳气。
2. 五脏的生理联系:心合小肠,在体合脉,其华在面,在窍为舌,在志为喜,在液为汗,与夏气相通应;肺合大肠,在体合皮,其华在毛,在窍为鼻而通于喉,在志为悲(忧),在液为涕,与秋气相通应;脾合胃,在体合肉而主四肢,在窍为口,其华在唇,在志为思,在液为涎,与长夏之气相通应;肝合胆,在体合筋,其华在爪,在窍为目,在志为怒,在液为泪,与春气相通应;肾合膀胱,在体合骨,生髓,通于脑,其华在发,在窍为耳及二阴,在志为恐(惊),在液为唾,与冬气相通应。

第二节 六腑

六腑是胆、胃、小肠、大肠、膀胱、三焦的总称。它们的共同生理功能是"传化物",共同生理功能特点是"泻而不藏""实而不能满"。六腑的泻而不藏,是与五脏的藏而不泻相对而言的,如膀胱的贮尿、小肠的受盛化物、胆的贮藏胆汁、胃的受纳水谷等,各腑的内容物都需要停留一定时间,按照生理活动的规律进行传导排泄。六腑之间密切联系、相互配合,共同完成饮食物的受纳、消化、吸收、传导和排泄。

在整个饮食物消化过程中,六腑每一腑都必须适时地向下排空其内容物,才能保持六腑通畅及功能协调,故有"六腑以通为用,以降为顺"之说。"通"或"降"的太过和不及,都属于病理。在治疗上有"六腑以通为补"之说。

一、胆

胆居右胁内，附于肝之短叶间，是中空的囊状器官。胆内贮藏清净的胆汁，胆汁味苦，色黄绿，《内经》称为"精汁"，故胆有"中精之府"之称。

胆的主要生理功能是贮存和排泄胆汁，主决断。

（一）贮存和排泄胆汁

胆汁来源于肝，由肝之余气凝聚而成。胆汁生成后，进入胆腑，由胆腑浓缩并贮存。贮存于胆腑的胆汁，在肝气的疏泄作用下排泄而注入肠中，以促进饮食物的消化。若肝胆的功能失常，胆汁的分泌排泄受阻，就会影响饮食物的消化，从而出现胸胁胀满疼痛、食欲不振、厌食油腻、腹胀、腹泻等症；若肝失疏泄，胆汁外溢，则可发为以身黄、目黄、小便黄为主要表现的黄疸；若胆气上逆，则可见口苦、呕吐黄绿苦水等症。

（二）主决断

胆主决断，是指胆在精神意识思维活动过程中，具有判断事物、作出决定的生理功能。《素问·灵兰秘典论》记载："胆者，中正之官，决断出焉。"胆的功能正常，则精神活动正常。胆气虚弱，则会引起胆怯易惊、善恐、失眠、多梦、惊悸不宁等精神活动的异常。

二、胃

胃位于膈下，腹腔上部。胃又称胃脘，脘即空腔，可容纳饮食物。胃脘分上、中、下三部。胃的上部称为上脘，包括胃上口贲门；胃的下部称为下脘，包括胃下口幽门；上下脘之间的部分称为中脘。贲门上接食管，幽门下接小肠，是饮食物进出胃腑的关口。

胃的主要生理功能是主受纳和腐熟水谷，主通降，以降为和。

（一）主受纳和腐熟水谷

受纳，即接受、容纳。腐熟，即初步消化。饮食入口，经过食管，下降于胃，胃接受容纳之。故胃有"水谷之海"和"太仓"之称。人体精气血津液的化生，都源于胃所受纳的水谷，故胃又有"水谷气血之海"之称。容纳于胃中的水谷，经胃的腐熟后，变成食糜，下传小肠，其精微经脾之运化而营养全身。胃的受纳、腐熟水谷功能，必须与脾的运化功能相结合，才能化水谷为精微，以化生精气血津液，营养全身，故合称脾胃为"后天之本""气血生化之源"，《素问·灵兰秘典论》将脾胃并称为"仓廪之官"。若胃的受纳腐熟功能减退，可出现纳呆、厌食、胃脘胀闷或疼痛、嗳腐吞酸等症；胃的受纳腐熟功能亢进，则可表现为多食善饥等症。

胃的受纳腐熟和脾的运化功能的结合，称为胃气。中医学非常重视胃气的作用，认为人"以胃气为本"。胃气强，则五脏俱盛；胃气弱，则五脏皆衰。胃气的盛衰有无，可以通过食欲食量、舌象、脉象等方面表现出来，是判断疾病轻重预后的重要依据。中医在治疗疾病时，也特别注重保护胃气。

胃气的涵义

胃气的涵义主要归纳为以下四点：①是指推动和调控胃的受纳腐熟水谷和通降功能的一类精微物质，是一身之气分布到胃的部分，属脏腑之气之一。②是脾气与胃气的合称，即推动和调控整个胃肠道的功能以使饮食物受纳、消化及精微物质吸收转输和糟粕排泄的两类不同运动趋向的精微物质，又称"中气"。③是指水谷之气，即水谷之精化生的气，简称谷气。谷气是一身之气的重要组成部分。谷气充盛，随脉运行，则脉反映出从容和缓之象，即所谓脉有"胃气"。有胃气之脉以和缓有力、节律一致为特点。④指代一身之气或正气。

(二) 主通降,以降为和

胃主通降，是指胃气具有向下疏通的作用。以降为和，是说胃气能正常下降，则其气机通畅、功能和调。饮食物入胃，经过胃的腐熟作用后，变成食糜下传入小肠，再经小肠的泌别清浊作用，其浊者下移大肠，形成粪便排出体外。这都是通过胃气的下降作用实现的。

在中医藏象学说中，多以脾升胃降来概括整个消化系统过程。因此，胃的通降作用，还包括大、小肠的传导功能在内。胃之通降相对于脾的升清来说是降浊，降浊是胃继续受纳的前提条件。若胃失通降，不仅影响食欲而见纳呆食少，而且因浊气在上，还可见口臭、脘腹胀闷或疼痛、大便秘结等症；若胃气不降反而上逆，又可见恶心、呕吐、嗳气、呃逆等症。另外，胃气不降，还会影响脾的升清功能。

三、小肠

小肠位于腹中，包括十二指肠、空肠和回肠，是一个比较长的、呈迂曲回环叠积之状的管状器官，上端接幽门与胃相通，下端接阑门与大肠相连。小肠是机体对饮食物进行消化、吸收其精微、下传其糟粕的重要器官。

小肠的主要生理功能是主受盛化物，主泌别清浊。

(一) 主受盛化物

受盛，即接受、盛装；化物，即消化饮食物、化生精微。小肠的受盛化物功能表现在以下两个方面：一是指小肠接受由胃腑下传的食糜而盛纳之，即受盛作用；二是指食糜在小肠内必须停留一定的时间，以利于小肠对其进行进一步的彻底消化，化为精微和糟粕两部分，即化物作用。故《素问·灵兰秘典论》记载："小肠者，受盛之官，化物出焉。"小肠受盛化物功能失调，可见腹胀、便溏等症。

(二) 主泌别清浊

泌，即分泌；别，即分别。清，指水谷精微；浊，指食物糟粕。所谓泌别清浊，是指小肠对饮食物进一步彻底消化后，将其分为水谷精微和食物糟粕两部分，然后将水谷精微吸收，将食物糟粕向下输送至大肠。另外，小肠在吸收水谷精微的同时，也吸收了大量的水液，故有"小肠主液"之说。小肠泌别清浊的功能,与二便的形成密切相关。小肠泌别清浊功能正常,则水液和糟粕各走其道而二便正常。若小肠泌别清浊功能失常,清浊不分,水液归于糟粕,就会导致水谷混杂而下,出现泄泻、小便短少等症。故临床上常采用"利小便即所以实大便"的方法治疗泄泻。

> **知识链接**
>
> #### 小肠功能与脾升胃降的关系
>
> 小肠的受盛化物和泌别清浊的功能,在饮食物的消化吸收过程中起着极其重要的作用。但在中医藏象学说中,常将其归属于脾胃的纳运功能即脾升胃降之中。其中,小肠的受盛和别浊属于胃降,即是胃的受纳和通降功能的延伸;小肠的化物和泌清功能属于脾升,即是脾的运化升清功能的体现。所以临床上对小肠功能失常的病变,多从脾胃论治。

四、大肠

大肠位于腹中,包括结肠与直肠,是一个较长的管腔性器官,呈回环叠积之状,其上口通过阑门与小肠相接,其下端为肛门。大肠是对食物残渣中的水液进行吸收,形成粪便并有度排出的器官。

大肠的主要生理功能是主传化糟粕。

传,即传导;化,即变化、燥化。传化糟粕,是指大肠接受由小肠下传的食物糟粕,进一步吸收其中多余的水液,使之形成成形的粪便,并将其传送至肛门,经肛门有节制地排出体外。故《素问·灵兰秘典论》记载:"大肠者,传导之官,变化出焉。"如大肠传导糟粕功能失常,则会出现排便异常,常见有大便秘结或泄泻;若湿热蕴结大肠,大肠传导功能失常,还会出现腹痛、里急后重、下痢脓血等症。

> **知识链接**
>
> #### 与大肠传化糟粕功能有关的因素
>
> 大肠的传化糟粕功能与体内多种因素有关。大肠的传化糟粕功能,实为对小肠泌别清浊功能的承接。除此以外,尚与胃气的通降、肺气的肃降、脾气的运化、肾气的蒸化和固摄作用、肝气的疏泄以及体内津液的盈亏有关。胃气的通降,实际上涵括了大肠对糟粕排泄的作用;肺与大肠相表里,肺气的肃降有助于糟粕的排泄;脾气的运化,有助于大肠对食物残渣中水液的吸收;肾气的蒸化和固摄作用,主司二便的排泄;肝气的疏泄调畅气机,有助于大肠的传导;津液充足则大便正常,津亏可致便秘,津停可致腹泻。

大肠在传导由小肠下传而来的食物残渣的过程中,将其中的水液进一步吸收的作用,又称"大肠主津"。大肠主津功能失常,吸收水分过多,则大便干结难下;反之,则见腹泻、便溏。

五、膀胱

膀胱又称脬、尿脬、净腑、水腑,为囊状器官,位于小腹中央,肾之下,大肠之前。其上有输尿管与肾相通,其下与尿道相连,开口于前阴。

膀胱的主要生理功能是贮存和排泄尿液。

(一)贮存尿液

人体的津液通过肺、脾、肾等脏的作用,布散全身,发挥其滋润濡养机体的作用。脏腑代谢后的浊液下归于肾,经肾气的蒸化作用,升清降浊,清者回流体内,重新参与水液代谢,浊者下输于膀胱,变成尿液,由膀胱贮存。

(二)排泄尿液

尿液贮存于膀胱,达到一定量时,通过膀胱的气化自主地排出体外。故《素问·灵兰秘典论》记载:"膀胱者,州都之官,津液藏焉,气化则能出矣。"

膀胱的贮尿和排尿功能,全赖于肾中阳气的气化作用。膀胱气化,是隶属于肾阳蒸腾气化的。只有肾中精气充足,气化、固摄功能正常,膀胱的贮尿和排尿功能才能正常,小便才正常。若肾阳不足,气化失常,引起膀胱气化不利,则见小便不利,尿少,甚至尿闭;若肾气不足,固摄功能减退,引起膀胱不约,则见小便频数,遗尿,甚则小便失禁等。故《素问·宣明五气》记载:"膀胱不利为癃,不约为遗溺。"

六、三焦

三焦是上焦、中焦、下焦的合称,是中医学中的一个特有概念。三焦首见于《内经》,属六腑之一。《难经》明确提出三焦部位划分。清代吴鞠通创立三焦辨证,指导外感温热病的辨证论治。

(一)六腑之三焦

六腑之三焦,是分布于胸腹腔的一个大腑,人体脏腑中,唯它最大,无与匹配,故有"孤府"之称。如明代张景岳说:"三焦者,确有一腑,盖脏腑之外,躯壳之内,包罗诸脏,一腔之大腑也。"

六腑之三焦的主要生理功能是通行元气和运行水液。

1. 通行元气 《难经·六十六难》记载:"三焦者,原气之别使也。"元气是人体最根本的气,由肾精所化。元气根于肾,通过三焦布达五脏六腑,充沛于全身,以激发和推动各脏腑组织的功能活动。所以说,三焦是元气运行的通道,又是气化的场所。

2. 运行水液 《素问·灵兰秘典论》记载:"三焦者,决渎之官,水道出焉。"指出三焦有疏通水道、运行水液的功能。全身的水液代谢,是由肺、脾、肾等多个脏腑协同作用而完成的,但必须以三焦为通道,通过三焦的气化作用,才能正常地输布与排泄,维持水液代谢的协调平衡。如果三焦水道不通利,则肺、脾、肾等脏的输布调节水液代谢的功能将难以实现,所以又把水液代谢的协调平衡作用,称作"三焦气化"。

(二)部位之三焦

部位之三焦是指人体上、中、下三个部位的划分及其相应脏腑功能的概括。

1. 上焦 上焦是指膈以上至头面的部位,包括心、肺两脏,也有人认为包括上肢。上焦的生理功能是主宣发敷布,即心肺输布气血的作用。通过心肺的作用,将水谷精微布散全身,以营养滋润全身脏腑组织,有如雾露之溉。《灵枢·营卫生会》将上焦的生理特点概括为"上焦如雾"。"雾",是形容轻清的水谷精微弥漫的状态。《温病条辨》将治上焦病的用药原则概括为:"治上焦如羽,非轻不举。"

2. **中焦** 中焦是指膈下脐上的上腹部,包括脾、胃、肝、胆。中焦的生理功能是主腐熟水谷,即指脾胃的消化、吸收并输布水谷精微和化生气血的作用。《灵枢·营卫生会》把中焦的生理特点概括为"中焦如沤"。沤,是形容水谷被腐熟成乳糜的状态。《温病条辨》将治中焦病的用药原则概括为:"治中焦如衡,非平不安。"

3. **下焦** 下焦是指脐以下至二阴的部位,包括肾、小肠、大肠、膀胱等脏腑,也有人认为包括下肢。下焦的生理功能是主泌别清浊,排泄废物,即指肾与膀胱的泌尿作用和肠道的排便作用。《灵枢·营卫生会》把下焦的生理特点概括为"下焦如渎"。渎,即水道,形容下焦像水道一样排泄水液和糟粕。《温病条辨》将治下焦病的用药原则概括为:"治下焦如权,非重不沉。"

(三)辨证之三焦

辨证之三焦,是指作为温病辨证纲领的三焦,是温病发生发展过程中由浅及深的三个不同病理阶段。

> **知识链接**
>
> 关于肝胆的三焦部位归属
>
> 肝胆在部位上属于中焦,《内经》的脉法和晋·王叔和的《脉经》均以肝应左关而属中焦。但因其在生理、病理上与肾关系密切,又常被归属到下焦的范畴,如朱震亨称"下焦司肝肾之属",三焦辨证也将肝的病证归于下焦,故中焦一般指脾胃而言。

> **点滴积累**
>
> 1. 六腑是胆、胃、小肠、大肠、膀胱、三焦的总称。
> 2. 六腑各自的主要生理功能:胆主贮存和排泄胆汁,主决断;胃主受纳腐熟水谷,主通降,以降为和;小肠主受盛化物和泌别清浊;大肠主传化糟粕;膀胱主贮存和排泄尿液;三焦主通行元气和运行水液。

第三节 奇恒之腑

奇恒之腑是脑、髓、骨、脉、胆、女子胞的总称。

脉、骨、髓、胆已在五脏与六腑相关章节中述及,本节只介绍脑及女子胞。

胆既属于六腑又属于奇恒之腑

  胆的形态与腑相同,皆为中空的器官,功能与饮食物的消化和吸收有关,故为六腑之一。又因其内藏"精汁",与五脏藏精气功能相似,且不与饮食水谷直接接触,只是排泄胆汁进入肠道以促进饮食物的消化,故又为奇恒之腑之一。

一、脑

  脑,居于颅腔之内,由髓汇聚而成,故被称为"髓海"。《素问·五藏生成》记载:"诸髓者,皆属于脑。"《灵枢·海论》记载:"脑为髓之海。"脑是人体极其重要的器官,是生命要害之所在,其主要生理功能是主宰生命活动、主精神思维和主感觉运动。

(一) 脑的主要生理功能

  1. 主宰生命活动 "脑为元神之府"(《本草纲目》)。人在出生之前,随形具而生之神,即为元神。"人始生,先成精,精成而脑髓生……"(《灵枢·经脉》)元神藏于脑中,为生命的主宰。得神则生,失神则亡。故《素问·刺禁论》中记载:"刺头,中脑户,入脑立死。"

  2. 主精神思维 人的精神思维活动,是外界客观事物反映于大脑的结果。古人对脑主精神思维的功能已有明确的认识。如《素问·脉要精微论》记载:"头者,精明之府,头倾视深,精神将夺矣。"故脑主精神思维的功能正常,则精神振奋,意识清楚,思维敏捷,语言清晰流畅,情志活动正常。反之,则精神萎靡不振,反应迟钝,记忆力减退,甚至精神错乱等。

  3. 主感觉运动 感觉的接受和运动的支配由脑所主,是由于眼、耳、口、鼻、舌等官窍,皆位于头面,与脑相通。古代医家也认识到人体之视、听、言、动等与脑密切相关。如《医林改错》中明确指出:"两耳通脑,所听之声归脑……两目系如线长于脑,所见之物归脑……鼻通于脑,所闻香臭归于脑……小儿……周岁脑渐生……舌能言一二字。"《灵枢·海论》记载:"髓海有余,则轻劲多力,自过其度;髓海不足,则脑转耳鸣,胫酸眩冒,目无所见,懈怠安卧。"故髓海充盈,脑主感觉、运动的功能正常,则视物清晰,听觉、嗅觉灵敏,感觉正常,动作灵巧敏捷,肢体刚劲有力。反之,髓海不足,则感觉、运动功能失常,就会出现视物不清,听觉、嗅觉不灵,感觉障碍,动作迟缓,肢体软弱无力,甚或出现痿废不用等症状。

(二) 脑与五脏的关系

  脑的功能活动与五脏都有关,但与心、肝、肾的关系最为密切。因为心主神志,五脏所藏之神,皆由心所统领;肝主疏泄,又主谋虑,调节人的情志活动;肾藏精生髓,髓聚于脑,脑为元神之府,故脑的生理与肾的关系尤为密切。所以,临床上多是从心、肝、肾三脏治疗脑的疾病。

五脏藏神

人的精神意识思维活动属于大脑的功能,但藏象学说的特点是以五脏为中心的整体观,故将脑的生理病理统归于心而分属五脏,所以,五脏也称"五神脏",还提出"五脏藏神"的理论。《素问·宣明五气》记载:"心藏神,肺藏魄,肝藏魂,脾藏意,肾藏志。"就是把神分为神、魄、魂、意、志五种不同的表现,分别归属于心、肺、肝、脾、肾五脏。这里的神,指精神思维活动;魄,指本能的感觉和动作;魂,指谋虑、梦幻、想象等高级的心理活动;意,主要指意念、记忆、思考和分析等认知思维活动;志,指志向、意志、毅力、决心等。人的精神活动,虽分属于五脏,但以心为主导,五者在心的统领之下,构成了人体精神心理活动的一个整体。

二、女子胞

女子胞,又称胞宫、子宫、子脏、胞脏、子处、血脏,位于小腹部,膀胱之后,直肠之前,下口与阴道相连,呈倒置的梨形。女子胞的形态、大小、位置可随年龄而异。女子胞是女性的内生殖器官,有主持月经和孕育胎儿的功能。

(一) 女子胞的主要生理功能

1. 主持月经 月经,又称月信、月事、月水,是女子生殖器官发育成熟后周期性子宫出血的生理现象。健康女子,到 14 岁左右,天癸至,生殖器官发育成熟,子宫发生周期性变化,1 个月(28 天)左右周期性行经一次,即月经来潮,月经周期之间还要排卵一次。如《血证论·男女异同论》记载:"女子胞中之血,每月一换,除旧生新。"到 49 岁左右,天癸竭绝,则月经闭止。月经的产生,是脏腑、经脉、气血及天癸作用于胞宫的结果。胞宫的功能正常与否,直接影响月经的来潮,所以胞宫有主持月经的作用。

2. 孕育胎儿 女子胞是女性孕育胎儿的器官。男女成年后,阴阳交媾,两精结合于胞宫,就构成了胎孕。《类经·藏象类》记载:"阴阳交媾,胎孕乃凝,所藏之处,名曰子宫。"肾中精气旺盛,冲任气血充盈,子宫提供给胎儿的气血充足,则胎儿生长发育正常。肾中精气亏虚,冲任二脉不固,或血虚不足以养胎,则可见胎儿发育不良,胎动不安或流产。

(二) 女子胞与五脏及经络的关系

女子胞在生理上与肾脏及经络中的冲脉、任脉的关系最为密切。《灵枢·五音五味》记载:"冲脉、任脉皆起于胞中。"而生殖功能由肾所主,女子年至二七,肾中精气渐盛,胞宫发育成熟,则"天癸至,任脉通,太冲脉盛",这时就有月经来潮,具有生殖能力;年至七七,肾中精气虚衰,则"任脉虚,太冲脉衰少,天癸竭",于是月经闭止,生殖能力也随之丧失。所以胞宫能否正常排经和孕育胎儿,取决于冲、任二脉的盛衰,而冲、任二脉的盛衰又取决于肾中精气的盛衰。如果肾中精气亏虚,冲、任二脉气血不足,就会影响胞宫的正常功能,出现月经不调、闭经或不孕等症。

女子以血为本,月经来潮和胎儿的孕育均离不开充足的血液供应,而肝藏血、主疏泄促进血行,脾生血、统血，心主血，所以胞宫的生理功能与肝、脾、心三脏也有关系。当肝、脾、心的功能失调时，胞宫往往也会受到影响，从而发生月经与妊娠方面的病变。

> **点滴积累**
>
> 1. 奇恒之腑是脑、髓、骨、脉、胆、女子胞的总称。
> 2. 脑的主要生理功能是主宰生命活动、主精神思维和主感觉运动；与五脏都有关，但与心、肝、肾的关系最为密切。
> 3. 女子胞是女性的内生殖器官，有主持月经和孕育胎儿的功能；与肾脏及经络中的冲脉、任脉的关系最为密切，与肝、脾、心三脏也有一定的关系。

第四节　脏腑之间的关系

人体是一个有机整体，各脏腑的功能活动不是孤立的，而是密切相关的，在生理上相互依存、相互制约，病理上相互影响、相互传变。脏腑之间的关系，主要包括脏与脏之间的关系、脏与腑之间的关系和腑与腑之间的关系三种情况。

一、脏与脏之间的关系

心、肺、脾、肝、肾五脏，不仅有各自的生理功能和特定的病理变化，而且相互之间存在着复杂的生理联系和病理影响。它们之间的关系早已超越了五行生克乘侮的范围，还存在着阴阳之间的关系，精、气、血、津液等物质上的联系，以及生理功能上的联系。目前，多从五脏生理功能方面来说明五脏之间的关系。

（一）心与肺

心与肺之间的关系，主要体现为气和血之间的相互依存和相互为用关系。

心主血，肺主气。肺主气助心行血。有形之血必须依赖气的推动才能正常运行。心主血，心气的推动是血液运行的基本动力，但肺主气而助心行血，也是血液正常运行的一个重要条件。心主血载气布散。无形之气必须依附于有形之血，才能运行于全身而不致散失。肺主气，主管呼吸之气和一身之气，气附血中，只有血液运行正常，方能维持肺呼吸功能的正常。心主血，推动血液运行，促进肺主气的功能。另外，积于胸中的宗气，能够贯心脉行气血、走息道司呼吸，从而加强血液运行与呼吸之间的协调平衡。因此，宗气是连结心之搏动和肺之呼吸的中心环节。心肺两脏之间相互依存、相互为用，保证了气血的正常运行，维持了人体各组织、器官的正常功能活动。

在病理情况下，心肺两脏相互影响。肺气虚或肺气壅塞，不能助心行血，可导致心血运行异常而见胸痛、心悸、唇舌青紫等心脉瘀阻的表现。反之，心气不足，心阳不振，致血行不畅，瘀阻心脉，也会影响肺的呼吸，出现咳嗽、气喘、胸闷等症。

(二) 心与脾

心主血而脾生血，心主行血而脾主统血。心与脾的关系，主要表现在血液生成方面的相互为用及血液运行方面的相互协同两个方面。

1. **血液生成** 心主一身之血，心血供养于脾以维持其正常的运化功能。水谷精微通过脾的转输升清作用，上输于心肺，贯注于心脉而化赤为血。脾主运化而为气血生化之源。脾气健旺，血液化生有源，以保证心血充盈。若脾虚失于健运，化源不足，或统血无权，慢性失血，均可导致血虚而心失所养。而劳神思虑过度，既耗心血，又损脾气，亦可形成心脾两虚之证。临床常见眩晕、心悸、失眠多梦、腹胀、食少、体倦无力、精神萎靡、面色无华等症。

2. **血液运行** 血液在脉中正常运行，既有赖于心气的推动以维持通畅而不迟缓，又依靠脾气的统摄以使血行脉中而不溢出。若心气不足，行血无力，或脾气虚损，统摄无权，均可导致血行失常的病理状态，或见气虚血瘀，或见气虚失摄的出血等。

(三) 心与肝

心与肝的关系主要表现在血液和神志活动两个方面。

1. **血液** 心主血，肝藏血。心之行血生血功能正常，则肝有所藏；肝藏血功能正常，血液充盈，则心有所主。病理上，心血不足，肝血常因之而虚；肝血不足，心血常因之而损。故临床上心悸、失眠等心血不足症状常与视物昏花、月经涩少等肝血不足症状同时并见，即心肝血虚证临床常见。

2. **神志活动** 心主神志，肝主疏泄，调畅情志。心肝两脏，相互为用，共同调节人的精神情志活动。心血充盈，则心神健旺，有助于肝气疏泄，情志调畅；肝疏泄有度，情志调畅，则有利于心神正常。病理上，心神不安与肝气郁结、心火过亢与肝火炽盛常同时出现或相互引动，从而使精神恍惚与情志抑郁往往同时并存，心烦失眠与急躁易怒等症往往同时并见。

(四) 心与肾

心与肾的关系主要表现在心肾阴阳水火互济互制及精神互用、精血互生等方面。

1. **阴阳水火互济互制** 心居于上，属阳属火；肾居于下，属阴属水。正常情况下，心火（阳）下降于肾，以温肾阳而使肾水不寒；肾水（阴）上济于心，以滋心阴而使心火不亢。这种彼此交通、相互制约、相互为用的平衡协调关系，称为"心肾相交"或"水火既济"。若肾水不足不能上济心阴，或心火过亢不能下温肾水，可见心烦、失眠、多梦、腰膝酸软，或男子梦遗、女子梦交等心肾不交的临床表现。若肾阳虚衰，阳虚水泛，上凌于心，可见心悸怔忡、唇舌青紫、水肿、形寒肢冷、尿少等水气凌心的表现。

2. **精神互用** 心藏神，肾藏精。精能化气生神，为气、神之源；神能控精驭气，为精、气之主。故积精可以全神，神清可以控精。病理上，精亏则神衰，神志异常又可致精的代谢失常。肾精不足，不能奉养心神，或心神不足，无力控驭肾精，则在上可见心神恍惚、精神疲惫，在下可见梦遗滑精等症。

3. **精血互生** 心主血,肾藏精。精血之间可互生互化,肾精充足则能生髓化血,使心血充盈;心血充盈亦可化精,使肾精充盛。病理上,肾精亏损,不能生髓化血,或心血不足,血不化精,均可导致精血亏虚,而见心悸怔忡、面白舌淡、精神恍惚、腰膝酸软、发白齿摇、不孕不育等症。

(五)肺与脾

肺与脾的关系主要表现在气的生成和水液代谢两个方面。

1. **气的生成** 脾为生气之源,肺为生气之主。肺司呼吸,吸入自然界清气,脾主运化,化生水谷精气,二者是生成气的主要物质基础。只有两脏协同作用,才能保证气的生成充沛。若脾气虚损,运化无力,常可导致肺气不足;肺气亏虚亦可累及于脾,导致脾气虚弱,出现体倦乏力、少气懒言等肺脾两虚的病理变化。

2. **水液代谢** 脾主运化水液,肺主通调水道。一般情况下,脾将吸收的水液上输于肺,通过肺的宣发肃降作用布散周身。脾肺两脏协调配合、相互为用,是保证津液正常生成、输布和排泄的重要环节。病理上,脾失健运,水湿内停,湿聚成痰,可影响肺的宣降功能,常见咳嗽、喘息、咯痰等症,所以有"脾为生痰之源,肺为贮痰之器"之说。反之,肺病日久,也可影响脾的运化功能,如肺失宣降,湿停中焦,脾阳受困,出现水肿、倦怠、腹胀、便溏等症。

(六)肺与肝

肺与肝的关系主要表现在人体气机升降的调节方面。

肺位于膈上,为阳中之阴脏,其气肃降;肝位于膈下,为阴中之阳脏,其气升发。肝气以升发为宜,肺气以肃降为顺,此为肝肺气机升降的特点。肝升与肺降,既相互制约,又相互为用,升降协调,对全身气机的调畅起着重要的调节作用。病理状态下,肝肺两脏可相互影响。如肝郁化火,可耗伤肺阴,使肺气不得肃降,在出现胁痛、易怒的同时,又见咳嗽、胸痛、咯血等表现,称之为"肝火犯肺",也称"木火刑金"。另一方面,肺失清肃,燥热内盛,也可伤及肝阴,致肝阳亢逆,升发太过,出现咳嗽的同时,又见头晕胀痛、急躁易怒、面红目赤、胁肋引痛等肺病及肝之候。

(七)肺与肾

肺与肾的关系主要表现在津液代谢、呼吸运动和金水相生三个方面。

1. **津液代谢** 肾主水,能升清降浊,主司水液的蒸腾气化;肺为水之上源,主宣发肃降,通调水道。肺气宣降行水的功能,有赖于肾之气化作用的促进;肾主水司开阖的功能,也有赖于肺气的肃降作用使水液下归于肾。肺肾两脏相互为用,共同维持体内水液代谢的平衡。在病理状态下,肺失宣降或肾的气化功能失调,均可导致水液代谢失常而出现尿少、水肿等症。

2. **呼吸运动** 肺为气之主,肾为气之根;肺主出气,肾主纳气。人体的呼吸运动虽由肺所主,但需要肾的纳气功能协助,肺所吸入的清气才能下纳于肾,以保持吸气的深度。肺肾协调,相互配合,才能维持正常的呼吸运动。在病理上,肾中精气不足,摄纳无权,气浮于上,或肺病久虚,伤及肾气,均可出现气喘、呼多吸少、动则更甚等症。

3. **金水相生** 肺属金,肾属水,肺肾两脏之阴相互资生、相互为用。肺阴充足,下输于肾,滋养肾阴,则肾阴充盛;肾阴为一身阴液之本,肾阴充盛,上养肺阴,则肺阴充足。肺肾之阴互资互用的这种关系称为"金水相生"。在病理上,肺阴虚可损及肾阴,肾阴虚也可累及肺阴,从而出现五心烦热、潮热、颧红、盗汗、干咳喑哑、腰膝酸软等肺肾阴虚的临床表现。

（八）肝与脾

肝与脾的关系主要表现在消化吸收功能的协同作用和两脏对血液的调控两个方面。

1. **消化方面**　肝主疏泄，调畅气机，疏利胆汁，促进脾胃对饮食物的纳运功能。脾主运化，为气血生化之源，化源充足，肝体得养，则疏泄正常。病理上，肝脾病变相互影响。如肝失疏泄，气机不畅，可致脾失健运，出现胁痛腹胀、纳呆、腹泻等肝脾不调的表现。脾失健运，也可影响肝的疏泄，如脾虚生湿，蕴久化热，湿热郁蒸，肝胆疏泄不利，可形成黄疸。

2. **血液方面**　脾主生血、统血；肝主藏血，调节血量，收摄血液，肝主疏泄，促进血行。肝脾两脏在血的生成、贮藏及运行等方面有着密切的联系。脾运健旺，生血有源，且血不溢出脉外，则肝有所藏，贮血充足，调节有度。肝血充足，疏泄正常，则促进脾的功能。肝收摄血液，主持凝血，脾统摄血液，防止出血，肝脾两脏相互协作，共同维持血液在脉管内的正常运行。病理上，若脾虚血液生化无源，或脾不统血，失血过多，均可导致肝血不足，出现头晕眼花或妇女月经量少、经闭等症；脾不统血、肝不藏血，均可致血溢脉外而见各种出血。

（九）肝与肾

肝与肾的关系主要表现在精血同源、藏泄互用和阴阳承制三个方面。

1. **精血同源**　肝藏血，肾藏精，精血互化。肝血赖肾精的滋养，肾精赖肝血的补充，肝血与肾精相互资生、相互转化，故有"精血同源"或"肝肾同源""乙癸同源"的说法。在病理情况下，肾精亏损，可导致肝血不足；肝血不足，也会引起肾精亏损，从而出现健忘少寐、头晕目眩、耳聋耳鸣、腰膝酸软等肝肾精血两亏的表现。

2. **藏泄互用**　肝主疏泄，肾主封藏，两者既相互制约，又相互为用。肝之疏泄可使肾气封藏开阖有度，肾之封藏可防肝气疏泄太过。肝之疏泄与肾之封藏相反相成，共同维持和调节女子月经的来潮和男子的排精。若肝肾藏泄失调，女子可见月经周期紊乱、经量或多或少；男子可见遗精早泄或阳强不泄等症。

3. **阴阳承制**　肝肾阴阳相互资助、相互制约。肾阴滋养肝阴，共同制约肝阳，防止其过亢；肾阳资助肝阳，共同温煦肝脉，防止肝脉寒滞。在病理情况下，肾阴不足，不能滋养肝阴而导致肝阳上亢，出现头晕头胀、面红目赤、急躁易怒等症，称为"水不涵木"；肾阳不足累及肝阳，下焦阴寒内盛，可见少腹冷痛、阳痿精冷、宫寒不孕等症；肝阳妄动化火，可下劫肾阴，出现烦热、盗汗、腰膝酸软、男子遗精、女子梦交等症。

（十）脾与肾

脾与肾的关系主要表现在先后天相互资生和调节水液代谢两个方面。

1. **先后天相互资生**　脾主运化，为后天之本；肾主藏精，为先天之本。脾之运化，依赖于肾阳的推动和温煦才能旺盛；肾之精气，也依赖于脾运化的水谷精微的充养和培育才能保持充盈。两脏在生理上相互资助、相互促进，即所谓"先天促后天，后天养先天"；病理上也会互相影响，如肾阳不足不能温煦脾阳，或脾阳不足进而累及肾阳，皆可见腹部冷痛、下利清谷、五更泄泻、水肿、腰膝酸冷等脾肾阳虚之候。

2. 调节水液代谢 脾主运化水液,肾主水液开阖。脾主运化水液有赖于肾阳蒸腾气化作用的支持;肾主水液开阖也有赖于脾运化水液功能的协助。脾肾两脏相互协作,共同保持津液代谢的协调平衡。病理方面,脾虚失运,水湿内生,经久不愈,可致肾虚水泛;肾虚开阖失司,水液内停,亦可影响脾的运化功能。最终均可导致尿少浮肿、腹胀便溏、畏寒肢冷、腰膝酸软等脾肾两虚、水湿内停之证。

二、脏与腑之间的关系

脏与腑之间的关系主要是脏腑阴阳表里配合关系。脏属阴而腑属阳,阴主里而阳主表。一脏一腑,一阴一阳,一里一表,通过经脉相互属络,相互配合,构成表里关系。

一脏一腑的表里配合关系,其依据主要有三:一是经脉属络。即属脏的经脉络于所合之腑,属腑的经脉络于所合之脏。如手太阴肺经属肺络大肠,手阳明大肠经属大肠络肺,肺与大肠构成脏腑阴阳表里配合关系。二是生理配合。如肺气肃降,有助于大肠的传导,大肠的传导又有助于肺气的肃降。三是病理相关。如肺热壅盛,失于肃降,可致大肠传导失职而大便秘结;反之亦然。脏腑阴阳表里配合关系的临床意义在于,相为表里的脏和腑之间在生理上密切联系,在病理上常相互影响,脏病可以及腑,腑病也可以及脏,最后脏腑同病。因此,治疗上就有脏病治腑、腑病治脏、脏腑同治的方法。

(一) 心与小肠

手少阴心经属心络小肠,手太阳小肠经属小肠络心,两者经脉相互属络构成表里相合关系。

心与小肠生理上相互为用。心主血脉,心阳之温煦、心血之濡养,有助于小肠的化物功能;小肠主化物,泌别清浊,吸收水谷精微和水液,其中浓厚部分经脾气转输于心,化血以养其心脉,即《素问·经脉别论》所谓"浊气归心,淫精于脉"。

心与小肠病理上相互影响。心经实火,可移热于小肠,而见尿少、尿热、尿赤、尿痛等小肠实热的症状。反之,小肠有热,亦可循经上炎于心,可见心烦、舌赤糜烂等表现。

(二) 肺与大肠

手太阴肺经属肺络大肠,手阳明大肠经属大肠络肺,两者经脉相互属络构成表里相合关系。

肺与大肠的生理联系,主要体现在肺气肃降与大肠传导功能之间的相互为用。肺气清肃下降,气机调畅,能促进大肠的传导,有利于糟粕的排出;大肠传导正常,糟粕下行,亦有利于肺气的肃降。两者协调配合,从而使肺主呼吸及大肠传导功能均正常。

肺与大肠在病理上亦可相互影响。肺气壅塞,失于肃降,可引起腑气不通,排便困难。若大肠热盛,传导不畅,腑气壅滞,也可影响到肺的宣降,出现胸满咳喘等症。

(三) 脾与胃

脾与胃同居中焦,以膜相连。足太阴脾经属脾络胃,足阳明胃经属胃络脾,两者经脉相互属络构成表里相合关系。脾与胃的关系,主要表现在纳运相助、升降相因、燥湿相济三方面。

1. 纳运相助 胃主受纳、腐熟水谷,是脾主运化的前提和基础;脾主运化,为胃输布精微。脾胃纳运相助,共同完成对饮食物的受纳、消化及其精微的吸收和输布,两者同为后天之本,气血生化之源。脾失健运,可致胃纳谷不香;胃气失和,亦可影响脾之健运,从而出现食少便溏、腹胀脘痞等脾胃纳运失调的表现。

2. 升降相因　脾主升清,胃主降浊。在饮食物的消化吸收过程中,脾气上升,将运化吸收的水谷精微等营养物质向上输布,则有助于胃气的通降;胃气通降,将初步消化的食糜向下传导,也有助于脾之升清。脾胃之气升降相因,保证饮食纳运功能的正常进行。在病理上,脾失健运,清气不升,可影响胃的受纳和降,出现纳呆、恶心呕吐、呃逆等症。反之,食滞胃脘,浊气不降,也可影响脾之运化及升清功能,出现腹胀腹泻、头晕目眩等症。故《素问·阴阳应象大论》记载:"清气在下,则生飧泄;浊气在上,则生䐜胀。"

3. 燥湿相济　脾胃相对而言,脾为脏属阴,依赖阳气的温煦,脾阳健旺才能运化和升清,故性喜燥而恶湿;胃为腑属阳,依赖阴液的滋润,胃阴充足自能受纳腐熟和通降,故性喜润而恶燥。《临证指南医案》记载:"太阴湿土,得阳始运;阳明燥土,得阴自安。"脾胃燥润喜恶之性不同,但又相互为用,燥湿相济,阴阳相配,才能保证脾胃正常纳运与升降,完成饮食物的传化过程。如湿困脾运,可导致胃纳不振;胃阴不足,亦可影响脾运功能。脾湿则其气不升,胃燥则其气不降,可见中满痞胀、排便异常等症。

(四) 肝与胆

肝居于右胁内,胆附于肝之下。足厥阴肝经属肝络胆,足少阳胆经属胆络肝,两者经脉相互属络构成表里相合关系。肝和胆的关系主要体现在同司疏泄、共主勇怯两个方面。

1. 同司疏泄　生理上,胆汁来源于肝之余气,胆汁的正常分泌和排泄,依赖于肝主疏泄功能的调节和控制;胆汁排泄通畅,又有助于肝主疏泄功能的正常。在病理上,肝的疏泄功能失常,就会影响胆汁分泌与排泄;而胆汁排泄不畅,亦会影响肝的疏泄,最终均可导致肝胆同病,出现胁肋胀满、口苦、黄疸等症。治疗上,治肝的药物多具有疗胆的功效,而利胆的药物同样多具有疏肝的作用,故肝胆多同治。

2. 共主勇怯　肝为将军之官而主谋虑,胆为中正之官而主决断,谋虑后则必须决断,而决断又来自谋虑,故二者在精神活动方面是密切联系的。正如《类经·藏象类》所记载:"胆附于肝,相为表里,肝气虽强,非胆不断,肝胆相济,勇敢乃成。"肝胆配合,人的精神活动正常,遇事则能正常决断。若肝气疏泄失常,可表现为决而无谋的武断;反之,胆气虚又可表现为谋而不决的优柔寡断。

(五) 肾与膀胱

肾居腰部,膀胱位于小腹,两者以系相连。足少阴肾经属肾络膀胱,足太阳膀胱经属膀胱络肾,两者经脉相互属络构成表里相合关系。

膀胱贮存的尿液有赖于肾的气化而产生,膀胱的贮尿和排尿功能,有赖于肾的固摄和气化。肾中精气充足,气化正常,固摄有权,则膀胱开合有度,尿液的生成和排泄正常。若肾气不足,气化失常,固摄无权,膀胱之开合失度,可出现小便不利、尿少、癃闭或遗尿、尿频、小便失禁等症。

三、腑与腑之间的关系

六腑各自的功能虽然各有特点,但其共同的生理功能是传化物。故六腑之间的关系主要表现为在饮食物的消化、吸收和排泄过程中的相互联系和密切配合。

饮食入胃,经胃的受纳腐熟,变成食糜,下传小肠,小肠受盛由胃降送而来的食糜,再进一步消化。在这个过程中,胆排泄胆汁进入小肠以助消化。小肠泌别清浊,其清者,经脾的转输、布散以营养全身;其浊者,由小肠下输大肠,经大肠传导与燥化形成粪便由肛门排出体外;其水液,由小肠、大肠吸收,经气化以三焦为通道而输转全身,代谢以后的水液通过肾的气化化为尿液注入膀胱,由膀胱暂时贮存,当膀胱内的尿液贮存到一定量之后,经气化自主地排出体外。因此,人体对饮食物的消化、吸收和排泄过程,是六腑分工协作,共同完成的。

六腑之间在生理上密切联系,在病理上必然会相互影响。如胃中实热,灼伤津液,可导致大便秘结不通,大肠传导不利;大肠传导失常,腑气不通,也可影响及胃,引起胃气上逆,出现恶心、呕吐等症。又如胆火炽盛,每可犯胃,出现呕吐苦水等胃失和降之症;而脾胃湿热,郁蒸肝胆,胆汁外溢,则可见口苦、黄疸等表现。

六腑传化水谷,需要不断地受纳、消化、传导和排泄,虚实更替,宜通而不宜滞,故有"六腑以通为用"和"腑病以通为补"的说法。

> **点滴积累**
>
> 1. 脏腑之间生理上相互联系、病理上相互影响。
> 2. 脏与脏之间的关系是以五脏的生理功能为依据,结合五行之间的生克乘侮来阐述的,如心肾相交、金水相生等。
> 3. 脏与腑之间的关系主要是脏腑阴阳表里配合关系。
> 4. 腑与腑之间的关系主要体现为在饮食物的消化、吸收和排泄过程中的相互联系和密切配合。

目标检测

一、简答题

1. 什么是藏象?藏象学说的主要特点是什么?

2. 五脏、六腑的共同生理功能和共同生理特点分别是什么?

3. 为什么说"肺为水之上源"?

4. 肺的主治节作用主要体现在哪些方面?

5. 为什么称脾为"后天之本""气血生化之源"?

6. 肝主疏泄体现在哪些方面?

习题

复习导图

7. 肾精有何作用?

8. 何谓"心肾相交"?

9. 脏与腑的关系如何?

二、实例分析

1. 李某,男,56岁,近年出现心悸怔忡,左胸部憋闷疼痛,时发时止。现症见左胸部阵发闷痛及刺痛,胸闷心悸,咯痰较多,动则气短,面白体胖,身重体倦,舌淡,苔白腻,脉沉弱或结代。

思考讨论题:①你认为患者的主要病变部位在哪一脏?②试用藏象学说解释患者每一症状的病理机制。

2. 陈某,女,23岁。患者素体虚弱,稍进油腻则大便泄泻。近半个月来,自觉精神疲惫,乏力,自汗,纳谷不香,脘腹胀满,大便溏泄,曾服数种西药(药名不详),疗效不显,今要求中医治疗。见面色萎黄,形体消瘦,舌淡苔白,脉弱无力。

思考讨论题:①你认为患者的主要病变部位在哪一脏?②试用藏象学说解释患者每一症状的病理机制。

(利顺欣)

第三章　精气血津液

学习目标

1. 知识目标　(1) 掌握：气的概念、生成、运动、生理功能及分类；血的概念、生成、循行及生理功能。
   (2) 熟悉：津液的概念、代谢及生理功能；精、气、血、津液之间的关系。
   (3) 了解：精的概念、生成、贮藏、施泄及生理功能。
2. 能力目标　能够运用精气血津液理论认识、分析人体生理、病理现象。
3. 素质目标　树立正确的中医生命观，保精调气，养血护津，健康生活。

导学情景

情景描述：

李某，女，27 岁。2019 年 3 月 7 日就诊。患者 1 年前发现牙龈每天多次出血，继之下肢出现小紫点，月经量多，每次行经 8 天，经常神疲乏力，头晕气短。经检查发现血小板减少，被确诊为"血小板减少性紫癜"，用激素及中药治疗半年，因无显效而停止。查体：患者面白无华，唇舌色淡，苔薄白，脉弱。

学前导语：

该患者牙龈、皮下出血，月经量多，每次行经 8 天，慢性失血病程 1 年，提示为久病，属于虚证；伴神疲乏力，头晕气短，面白无华，唇舌色淡，脉弱，提示该患者是因气虚不能统摄血液导致出血，辨证结论为气不摄血证，治疗重在补气，因气能摄血。本病案说明人体的基本物质气与血之间病理上相互影响导致气血同病。

中医认识的人体的基本物质有哪些？它们各自的功能是什么？代谢过程如何？相互之间关系如何？这就是本章主要介绍的内容。

精、气、血、津液是构成人体和维持人体生命活动的基本物质，是脏腑、经络等组织器官功能活动的物质基础，同时通过脏腑、经络等组织器官的功能活动生成和代谢。因此，精、气、血、津液与脏腑、经络等组织器官在生理上密切联系，病理上相互影响。

精气血津液学说是研究人体精、气、血、津液的生成、运行、生理功能及其相互关系的学说，是中医学理论体系的重要组成部分。

第一节 精

一、精的基本概念

中医学精的含义,有广义、狭义之分。广义之精,泛指一切与生俱来的生命物质,以及后天获得的对人体有用的精微物质,包括气、血、津液、髓和水谷精微等精微物质;狭义之精,是指肾中所藏的具有生殖繁衍功能的精微物质,即肾精,又称为生殖之精。人体之精,依其生成来源、分布部位及功能特点的不同,又有先天之精、后天之精、脏腑之精和生殖之精等名称。先天之精,来源于父母,是构成胚胎的原始物质,是生命产生的本原。后天之精,来源于饮食水谷,由脾胃所化生,是维持人体生命活动的重要物质。先、后天之精相融合,分藏于各脏腑,化为脏腑之精。生殖之精,由先天之精在后天水谷之精的资助下化生,主要藏于肾中,与人的生殖功能密切相关。

精贮藏于脏腑之中或流动于脏腑之间,是人体生命的本源,是构成人体和维持人体生命活动的最基本物质。

二、精的生成

精禀受于父母,充实于水谷,即根源于先天而充养于后天,故精分为先天之精与后天之精两类。

(一) 先天之精

先天之精禀受于父母,为构成人体胚胎的原始物质。父母生殖之精相结合,形成胚胎之时,便转化为胚胎自身之精。故《灵枢·经脉》记载:"人始生,先成精。"《灵枢·决气》记载:"两神相搏,合而成形,常先身生,是谓精。"胚胎形成之后,在女子胞中,直至胎儿发育成熟,全赖气血育养,而胞中气血为母体摄取的水谷之精而化生,因此,先天之精,实际上包括原始生命物质以及从母体所获得的营养物质。先天之精主要秘藏于肾,即所谓肾中藏有先天之精。

(二) 后天之精

后天之精来源于水谷,故又称"水谷之精",即通过脾胃运化饮食物所产生的水谷精微,是人出生后赖以维持生命活动的基本物质。人体生命的维持,不仅以肾中所藏先天之精为基础,还需要不断得到后天水谷之精的滋养。

先天之精与后天之精相互促进、相互为用。先天之精只有得到后天之精的不断充养,才能充分发挥其生理效应;后天之精有赖于先天之精的活力资助,才能源源不断地化生。故有"先天促后天,后天养先天"之说。

古代文献内有关"先天之精、后天之精"的记载

《景岳全书·脾胃》记载:"人之始生,本乎精血之原;人之既生,由乎水谷之养。非精血,无以立形体之基;非水谷,无以成形体之壮。"

三、精的贮藏与施泄

(一)精的贮藏

人体之精分藏于各脏腑之中。先天之精在胎儿时期就贮藏于脏腑之中,主要藏于肾中。后天之精为脾胃化生的水谷精微,经由脾气的转输作用而源源不断地输送到各个脏腑组织,化为脏腑之精,在维持脏腑生理活动需要的同时,其多余部分归藏于肾中,以充养肾中的先天之精。因此,五脏皆寓藏先天之精和后天之精,但其成分比例不同,肾中所藏之精以先天之精为主,其他脏腑之精以后天之精为主。

(二)精的施泄

一般来说,精的施泄有两种形式:一是分藏于全身各个脏腑之中,濡养脏腑,并化气以推动和调控各脏腑的功能;二是化为生殖之精而有度地排泄以繁衍生命。

四、精的生理功能

(一)繁衍生命

生殖之精是生命的原始物质,是生身之本,具有生殖和繁衍生命的作用。男子二八天癸至,精气溢泻;女子二七天癸至,月事以时下,使人具有生殖能力。男女媾精,阴阳和调,胎孕方成,故能有子而繁衍后代。由此可见,精是繁衍后代的物质基础,肾中精气充足,则生殖机能旺盛;肾中精气不足,生殖机能低下。故补肾填精是临床治疗不孕不育等生殖机能低下的重要方法之一。

(二)促进生长发育

人之生始于精,由精而成形,精是胚胎形成和发育的物质基础。人出生之后,依赖精的充养,维持着人体正常的生长发育。随着肾中精气的盛衰变化,人体则呈现出生、长、壮、老、已的生命运动规律。可见,精气的盛衰是机体生长发育的根本。如肾精不足,则会出现小儿生长发育迟缓或成人早衰等病理变化。因此,临床上常采用补益肾精的方法治疗小儿五迟、五软等生长发育迟缓或防治成人早衰。

(三)濡润脏腑

精是人体脏腑组织赖以滋润濡养的精华物质。脏腑之精充盈,全身脏腑组织器官得到精的滋养,各种生理机能得以正常发挥。若先天不足或后天失调,精的生成不足,则各脏腑组织失养,生命活动减弱,人体呈现虚弱或衰竭状态,抗病力弱,易发生疾病。

(四) 生髓化血

肾藏精,精生髓,髓充脑。故肾精充盛,则脑髓充足而思维敏捷、耳聪目明、肢体运动灵活、轻身延年。若肾精亏虚,则髓海空虚而头晕耳鸣、视物不清、智力减退、健忘等。临床防治小儿智力低下或老年性痴呆多从补益肾精着手。

肾精生髓,充养骨骼。肾精充盛,则骨髓充满,骨骼因得髓之滋养而坚固有力,运动轻捷。若肾精不足,骨髓空虚,骨骼失养,则表现出小儿囟门迟闭,骨软无力;老年人则骨质脆弱,易于骨折。

精生髓,髓化血。精足则骨髓充,血液生化有源,故有"精血同源"之说。此外,水谷之精是血液化生的物质基础,脏腑之精也不断地融合于血中以发挥化血作用。故临床上常用补益精髓之法治疗血虚证。

点滴积累

1. 精、气、血、津液是构成人体和维持人体生命活动的基本物质。
2. 广义之精是指气、血、津液、髓和水谷精微等精微物质;狭义之精是指肾中所藏的具有生殖繁衍功能的精微物质。
3. 精分为先天之精与后天之精,其生成禀受于父母,充实于水谷,根源于先天而充养于后天。
4. 精藏于并濡养全身各脏腑,化气以推动和调控各脏腑的机能;化为生殖之精而有度地排泄以繁衍生命。
5. 精具有繁衍生命、促进生长发育、濡润脏腑、生髓化血等生理功能。

第二节　气

一、气的基本概念

中医学中的气是指人体内不断运动着的具有很强活力的精微物质,是构成人体和维持人体生命活动的基本物质之一。其含义主要有两个方面:一是指体内流动着的精微物质,如元气、营气、卫气等;二是概括脏腑经络等组织器官的功能活动,如脏腑之气、经络之气等。两者是相互联系的,前者是后者的物质基础,后者为前者的运动表现。

知识链接

古代对气的认识

气,属于古代的一种自然观。早在春秋战国时期的唯物主义哲学家认为,"气"是构成世界的最基本物质,宇宙间的一切事物都是由气的运动变化产生的。人是"天地之气"的产物,如《素问·宝命全形论》记载:"天地合气,命之曰人。"清·喻昌也指出:"气聚则形成,气散则形亡。"

二、气的生成

人体之气是源于父母的先天之精气、后天之水谷精气及自然界的清气,通过人体脏腑的综合作用而生成。其中主要参与的脏腑是肾、脾胃、肺(图3-1)。

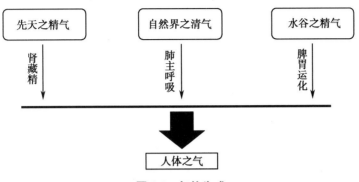

图3-1　气的生成

肾为生气之根。肾主藏精,肾精包括先天之精和后天之精。肾精是化生元气的物质基础,元气是人体生命之根本,因此肾藏精的生理功能对气的生成至关重要。

脾胃为生气之源。脾胃通过受纳运化,将饮食水谷转化为水谷精气,再由脾转输,上输心肺,布散于全身脏腑经络,成为人体之气的主要来源。

肺为生气之主。肺通过呼吸功能,吸入自然界的清气,同时呼出浊气,保证了体内之气的生成与代谢,并将自然清气与水谷精气相结合而生成宗气。宗气积于胸中,上走息道以行呼吸,贯注心脉而行气血,下行丹田以资元气,通达内外,周流全身,维持各脏腑组织的生理功能,进而促进一身之气的生成。

因此,人体之气的来源与化生,除与先天禀赋、后天饮食营养、自然环境等状况有关外,还与肾、脾胃、肺等脏腑的生理功能状态密切相关。

三、气的运动

人体的气是有很强活力的精微物质,它不断地运动,流动于全身各脏腑、经络等组织器官之中,全身上下无处不到,时刻激发和推动着人体的各种生理活动。

气的运动,称之为"气机"。气运动的基本形式主要有升、降、出、入四种。气的升降出入,具体体现为脏腑的功能活动。如肺主呼吸,有出有入、有宣有降;心火下降,肾水升腾;脾主升清,胃主降浊等。气的升降出入运动是生命活动的根本,气的运动不止,则生命不息。一旦气的升降出入运动停止,人的生命活动也就终止。

人体之气的升和降、出和入,是对立统一的矛盾运动。从脏腑的局部生理特点而言,各有侧重,是以升降为主,还是以出入为主,由该脏腑的生理特性和所在位置等来决定。如五脏之中肝、脾以升为主,心、肺以降为主;六腑之中除胆气主升外,多以和降为顺。而从整个机体的生理活动来看,升与降、出与入之间必须保持协调平衡,各脏腑正常的生理功能才能得以完成,人体的生命活动才能维持正常。

气的升降出入运动协调平衡,称为"气机调畅";反之,则称为"气机失调"。气机失调有气滞、气逆、气陷、气闭、气脱等表现形式。气滞为气的运动不畅,或局部发生阻滞不通;气逆为气的上升太过或下降不及;气陷为气的下降太过或上升不及;气闭为气不能外达而郁闭于内;气脱为气不能内守而大量外逸。

四、气的生理功能

气的生理功能主要有以下六个方面。

(一) 推动作用

气的推动作用是指气具有激发和推动的作用。如激发和促进人体的生长发育及生殖功能;激发和促进各脏腑经络的生理功能及精神思维活动;推动血、津液等精微物质的生成、运行输布和排泄等。

(二) 温煦作用

温煦作用主要是指阳气对机体的温暖、熏蒸作用。如温煦机体,维持体温的相对恒定;温煦各脏腑经络及形体官窍,助其进行正常的生理活动;温煦体内精、血、津液等液态物质,助其正常循行、输布及排泄。

(三) 防御作用

气的防御作用是指气具有抗邪、祛邪及康复的作用。如护卫肌表,防御外邪入侵;祛除已侵入人体内的病邪;使受损的机体自我修复,恢复健康。

(四) 固摄作用

气的固摄作用是指气具有固护和控制体内各种物质的作用。如:气能控制血液在脉中流动而不外溢;气能控制排泄物、分泌物(泪、汗、涎、涕、唾、尿等)的分泌与排泄;气能固摄精液,使之不因妄动而频繁遗泄;气能固护胎儿等。

(五) 气化作用

气化作用是指通过气的正常运动而产生各种变化的作用。通过气化,可以实现精、气、血、津液的新陈代谢及其相互转化。如饮食物转化成水谷精微,然后再化生为精、气、血、津液;津液经过代谢,转化成泪、汗、涎、涕、唾、尿;饮食物经消化吸收后,其残渣转化成糟粕等,都是气化作用的具体体现。

(六) 营养作用

气具有为脏腑组织提供营养的作用。具有营养作用的气,主要是指由脾胃运化的水谷精气而化生的营气。

> **课 堂 活 动**
> 请同学们讨论,经常出现自汗、易感冒等,是气的什么功能减弱引起的。

五、气的分类

人体之气多种多样,根据其生成来源、分布部位和功能特点不同,主要分为元气、宗气、营气、卫气四种(图3-2)。其中元气为先天之气,宗气、营气、卫气为后天之气。此外气运行于脏腑经络之中,则化为脏腑之气和经络之气。

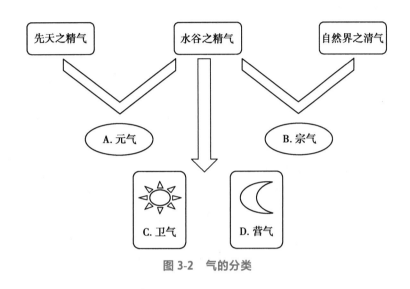

图 3-2　气的分类

(一) 元气

元气,源于先天而根于肾,是人体最根本、最重要的气,是人体生命活动的原动力,又称为先天之气,也称"原气"。

1. **生成**　元气根源于肾,主要由肾精所化,肾中精气以先天之精为基础,又赖后天水谷精气的培育,所以又说元气来源于先天,滋养于后天。

2. **分布**　命门为元气之根,元气发于肾间(命门),通过三焦而流行全身,内至脏腑,外达肌肤腠理,无处不到。《难经·六十六难》记载:"三焦者,原气之别使也。"

3. **主要功能**

(1)推动人体的生长发育:机体生、长、壮、老、已的自然规律,与元气的盛衰密切相关。人从幼年开始,肾精以先天之精为基础,得到后天之精的补充而渐渐充盛,化生元气,则有齿更发长等生理现象;到了青壮年,此时由于肾精充盛到一定程度,化生充足的元气,使机体发育,则真牙生,筋骨强健,形体壮实;待到老年,由于生理和病理性消耗,肾精渐衰,化生元气渐渐减少,则齿摇发脱,形体出现衰老之象,同时失去生殖能力,直至元气衰亡,生命终止。

(2)激发和推动脏腑、经络等组织器官的生理活动:元气以三焦为通道,布散于全身,全面激发和推动脏腑、经络等组织器官的生理活动,是人体生命活动的原动力。

(二) 宗气

宗气,是积于胸中之气。宗气在胸中积聚之处,称"上气海",又称"膻中"。

1. **生成** 宗气是由水谷精气和自然界的清气相结合而生成的。饮食物经过脾胃的腐熟、运化生成水谷精气，然后通过脾的升清作用上输于肺，与肺吸入的自然界清气相结合生成宗气。

2. **分布** 宗气积聚于胸中，贯注心肺之脉，通过心肺的作用布散周身。上出于肺，循行咽喉而走息道；下蓄丹田，经气街注入足阳明胃经而下行至足。

3. **主要功能** 宗气的功能主要有两方面：一是走息道以行呼吸。宗气具有促进肺的呼吸运动的作用，凡言语、声音、呼吸的强弱，均与宗气的盛衰有关。二是贯心脉以行气血。宗气具有协助心气推动血液运行的作用，气血的运行、心搏的强弱和节律、肢体的活动和寒温等均与宗气的盛衰有关。

(三) 营气

营气是行于脉中且富有营养作用之气，又称"荣气"。由于营气行于脉中，又能化生血液，故常"营血"并称。营气与卫气相对而言，属于阴，故又称为"营阴"。

1. **生成** 营气来源于脾胃运化的水谷精气。水谷精气由脾上输于肺，在肺的作用下，水谷精气中精纯的部分进入脉中，成为营气。

2. **分布** 营气行于脉中，循脉运行全身，内入脏腑，外达肢节，终而复始，营周不休。

3. **主要功能** 营气主要有两方面的功能：一是化生血液。营气经肺注入脉中，成为血液的组成成分之一。《灵枢·邪客》记载："营气者，泌其津液，注之于脉，化以为血。"营气与津液调和，共注脉中，化成血液，并保持了血液量的恒定。二是营养全身。营气循脉流注全身，为脏腑、经络等生理活动提供必需的营养物质。《灵枢·营卫生会》记载："此所受气者，泌糟粕，蒸津液，化其精微，上注于肺脉，乃化而为血，以奉生身，莫贵于此，故独得行于经隧，命曰营气。"

(四) 卫气

卫气是行于脉外而具有保卫作用的气。卫，有"护卫""保卫"之意。卫气与营气相对而言，属于阳，故又称"卫阳"。

1. **生成** 卫气来源于脾胃运化的水谷精气。水谷精气由脾上输于上焦，其中慓悍滑利部分化生为卫气。

2. **分布** 卫气与营气相偕而行，卫气特性"慓悍滑利"，活动力强，流动迅速，行于经脉之外，熏于肓膜，散于胸腹。

3. **主要功能** 卫气的功能主要有三个方面：一是护卫肌表。卫气的这一作用是气的防御功能的具体体现，卫气既可以抵御外邪的入侵，又可驱邪外出。二是温养全身。卫气的这一作用是气的温煦作用的具体体现，卫气充足，脏腑、肌肉、皮毛都能得到卫气的温养，机体可维持体温的相对恒定。三是调节腠理的开阖、主司汗液的排泄。卫气通过调节腠理的开阖来调节人体的水液代谢和体温，保证了机体内外环境之间的协调平衡，以适应生命活动的需要。

> **知识链接**

卫气的昼夜活动与人的睡眠活动有关

《灵枢·卫气行》记载："故卫气之行，一日一夜五十周于身，昼日行于阳二十五周，夜行于阴二十五周，周于五脏。"《灵枢·口问》记载："卫气昼日行于阳，夜半则行于阴，阴者主夜，夜者卧……阳气尽，阴气盛,则目瞑;阴气尽而阳气盛,则寤矣。"因卫气昼行于阳、夜行于阴,故使人的睡眠产生生理性的周期性变化。

营气与卫气来源相同,性质、分布及功能不同,二者的区别见表3-1。

表3-1　营气与卫气的鉴别要点

种类	相同点	不同点			
		性质	分布	功能	属性
营气	生于水谷源于脾胃	精纯柔和	行于脉内	化生血液;营养全身	内守属阴
卫气		慓悍滑利	行于脉外	护卫肌表;温养全身;调节腠理的开阖、主司汗液的排泄	卫外属阳

点滴积累

1. 气是人体内不断运动着的具有很强活力的精微物质。
2. 气的生成源于先天之精气、后天之水谷精气及自然界的清气,由脏腑的综合作用而生成,主要参与的脏腑是肾、脾胃、肺。
3. 气的运动称为气机,升、降、出、入为气的基本运动形式。升、降、出、入协调平衡称之为"气机调畅",反之则称为"气机失调"。
4. 气具有推动、温煦、防御、固摄、气化及营养等作用。
5. 人体之气主要分为元气、宗气、营气、卫气四种。其生成过程、分布部位和功能特点各不相同。

第三节　血

一、血的基本概念

血,即血液,是循行于脉中的富有营养和滋润作用的红色液态物质。血液在脉内有规律地循行,营运不息,充分发挥营养和滋润全身的生理效应,是构成人体和维持人体生命活动的基本物质之一。

二、血的生成

中医学认为水谷精微和肾精是血液化生的物质基础,它们在脾胃、心、肺、肾等脏腑的共同作用下,经过一系列气化过程,而得以化生为血液(图3-3)。

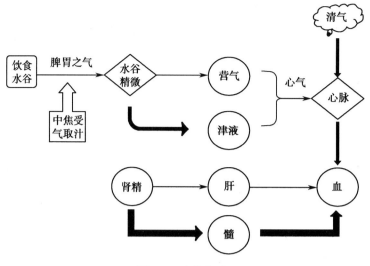

图 3-3　血的生成

（一）水谷精微化血

食物经胃的腐熟和脾的运化，转化为水谷精微，水谷精微经脾的运化上输，通过心肺的气化作用，注之于脉，化赤为血。水谷精微所化生的营气和津液是血液的主要组成成分。

（二）肾精化血

肾精也是化生血液的基本物质。肾藏精，精生髓，精髓化生血液，故有"血之源头在于肾"及"补肾精以生血"之说。

三、血的循行

（一）血液循行的方式

血液循行于脉中，环周不休，运行不息，流布于全身。

（二）血液循行的基本条件

1. **血液充盈**　血液的量与质，包括脉内血量、血的清浊及黏稠状态，都可影响血液自身的运行。若血液亏虚，或血液中痰浊较多，或血液黏稠，皆可致血行不畅而瘀滞。

2. **脉管系统的完整和通畅**　脉是血液循行的管道，又称"血府"。脉管是一个相对密闭的管道系统，脉管的完好无损与通畅无阻也是保证血液正常循行的重要因素。若在某些因素的作用下，导致脉管狭窄、不通、破损等，都可影响血液循行，而产生血瘀、缺血、出血等病理变化。

3. **全身脏腑的生理功能正常**　脏腑生理功能正常，尤以心、肺、肝、脾四脏的功能最为重要。心主血脉，心气为血液循行的基本动力，心脉是血液运行的通道。肺主气、司呼吸，参与宗气生成，宗气能贯注心脉、助心行血；肺朝百脉，循行于周身的血脉都要汇聚于肺，在肺中进行清浊气体交换，之后在肺的作用下再输布周身。脾主统血与主运化，为气血化生之源，以维持血液充盈，并通过气对血的摄纳作用，防止血液溢出脉外。肝主藏血、主疏泄，肝藏血以贮藏血液、调节血量和收摄血液，肝主疏泄以促进血行。

四、血的生理功能

血的生理功能主要体现在濡养和化神两个方面。

(一) 营养滋润全身(濡养)

血液由水谷精微所化生,含有人体所需的丰富的营养物质。血在脉中循行,内至脏腑,外达皮肉筋骨,对全身各脏腑组织器官起着充分的营养和滋润作用,以维持人体正常的生理活动。故《难经·二十二难》记载"血主濡之"。当血液的滋养作用正常,则表现为面色红润,肌肉丰满壮实,皮肤、毛发光亮,视物清晰,关节滑利,感觉和运动灵活等;反之血的濡养作用减弱,则出现面色无华或萎黄、肌肉消瘦、皮肤干燥、毛发枯槁、视物不清、关节屈伸不利、肢体麻木等表现。

(二) 神志活动的物质基础(化神)

血富有营养,能充养脏腑,为五脏之神的正常活动提供营养物质。如《灵枢·平人绝谷》记载:"血脉和利,精神乃居。"只有血液充足,才能神志清晰、精神充沛、思维敏捷。若失血、血虚、血热或血瘀,均会产生不同程度的精神失常。如血虚患者常有惊悸、失眠、多梦和健忘等表现;失血多者,可有烦躁、恍惚、昏迷等表现。

点滴积累

1. 血是循行于脉内富有营养和滋润作用的红色液态物质。
2. 血生成的主要物质基础是水谷精微和肾精。营气和津液是血的主要组成成分。
3. 血液循环于脉中,环周不休,运行不息,流布于全身;血液充盈、脉管系统的完整和通畅、全身脏腑的生理功能正常是血液循行的基本条件。
4. 血的功能:营养滋润全身;是神志活动的物质基础。

第四节　津液

一、津液的基本概念

津液,是人体一切正常水液的总称,包括各脏腑组织的内在液体及其正常的分泌物,如胃液、肠液、泪液、汗液、尿液等。津液也是构成人体和维持人体生命活动的基本物质之一。

津与液本同一体,皆来源于饮食水谷,且相互之间可以转化,病变过程中又互相影响,故常津液并称。但津和液在性状、功能及分布等方面有所不同。一般来说,质地较清稀,流动性大,主要布散于体表皮肤、肌肉和孔窍,并能渗注于血脉起滋润作用的称之为津;质地较稠厚,流动性小,灌注于脏腑、骨节、脑、髓等组织起濡养作用的称之为液(表3-2)。

表 3-2　津与液的鉴别要点

项目	津	液
性状	清轻稀薄、流动性大	浊重稠厚、流动性小
分布	散布于皮肤、肌肉、孔窍,并渗注于血脉	灌注于脏腑、骨节、脑、髓等处
功能	滋润	濡养
属性	属阳	属阴

二、津液的代谢

津液的代谢过程,是一个包括生成、输布、排泄等一系列生理活动在内的复杂过程,是通过多个脏腑综合作用而完成的(图 3-4)。

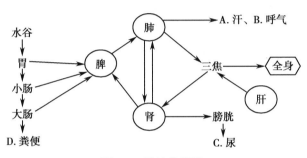

图 3-4　津液的代谢

《素问·经脉别论》对此过程进行了简要的概括:"饮入于胃,游溢精气,上输于脾,脾气散精,上归于肺,通调水道,下输膀胱,水精四布,五经并行。"

(一) 津液的生成

津液来源于饮食水谷。饮食入胃以后,经胃的受纳腐熟,吸收水谷中部分津液;小肠的泌别清浊,吸收水谷中的营养物质和水液;大肠主津,在传导过程中将食物残渣中的部分水液进一步吸收。胃、小肠、大肠吸收的水液,一起上输于脾,通过脾的散精作用,布散全身。

(二) 津液的输布

津液的输布主要与肺、脾、肾、肝、三焦等脏腑的功能活动有关。

1. **脾气散精**　脾主运化水谷精微,通过其转输作用,一方面将津液上输于肺,通过肺的宣发肃降,布散全身,灌溉脏腑、形体和诸窍;另一方面,又可直接将津液向四周布散至全身以滋润濡养脏腑组织。

2. **肺主行水,通调水道**　肺接受由脾转输而来的津液,一方面通过宣发作用将津液上布于人体上部和体表;另一方面,通过肃降作用,将津液向下向内布散,并可将代谢以后的津液下输于肾和膀胱,以便于进一步化为尿液排出体外。

3. **肾主水**　肾对水液输布起着主宰作用。主要表现在两个方面:一是肾中阳气的蒸腾气化作用是脾气散精、肺通调水道及小肠泌别清浊等作用的动力。二是由肺下输到肾的津液,在肾阳的蒸腾气化作用下,将清者蒸腾上升至肺而布散周身,将浊者化为尿液注入膀胱而后排出体外。肾对津液输布的主宰作用是通过肾阳的蒸腾气化作用来完成的。

4. **肝主疏泄**　肝主疏泄,调畅气机,气行则水行,从而促进了津液的输布环流。

5. **三焦决渎**　三焦为"决渎之官",是津液在体内运行输布的通道。三焦的通利保证了水道的畅通,促进了津液通畅输布。

课 堂 活 动

三焦的决渎功能是联合多脏而发挥作用的,与哪些脏的关系密切? 如三焦的决渎功能失常,常有哪些临床表现?

此外,心属火,为阳中之太阳,主一身之血脉。津液还得依赖心阳推动方能正常运行,环周不休。

(三) 津液的排泄

津液的排泄主要通过排出尿液和汗液完成,另外呼气和粪便也会带走一部分水液。这一过程与肺、脾、肾等脏腑的功能活动关系密切。

1. **汗、呼气**　肺气宣发,将津液外输于体表皮毛,津液在气的蒸腾激发作用下,形成汗液由汗孔排出体外。肺主呼吸,肺在呼气时也会随之带走一些水液,这也是津液排泄至体外的一个途径。

2. **尿**　尿为津液排泄的最主要途径,其形成虽与肺、脾、肾等脏腑密切相关,但尤以肾最为重要。肾为水脏,肾气的蒸腾气化作用,将津液代谢产生的浊者化为尿液下输膀胱,与膀胱的气化作用相配合,形成尿液排出体外。

3. **粪便**　大肠排出的水谷糟粕所形成的粪便中亦会带走一些残余水分。

综上所述,津液的代谢过程,是通过诸多脏腑相互协调、密切配合而完成的,其中以肺、脾、肾三脏的综合调节为首要。若肺、脾、肾及其他相关脏腑的功能失调,则会影响津液的生成、输布和排泄,破坏津液代谢的协调平衡,而致津液的生成不足,或输布、排泄障碍,水液停聚。肺、脾、肾三脏之中,尤以肾的功能最为关键。

三、津液的生理功能

(一) 滋润与濡养

津液是液态物质,具有滋润濡养的作用。津质地清稀,其滋润作用明显;液质地浓稠,其濡养作用突出。津液布散于体表,则能滋润皮毛肌肉;津液输注于孔窍,则能滋润鼻、目、口、耳等官窍;津液渗入体内,则能濡养脏腑;津液渗注脊、脑、骨,则能充养脊髓、脑髓、骨髓;津液流于关节,能滑利关节。如若津液不足,则会使脏腑、组织、肌肤、孔窍等失去濡润而影响生理功能的发挥。

(二) 化生与调节血液

津液为血液的组成成分之一。津液入脉,不仅生成血液,而且濡养和滑利血脉,保证血液环流不息。

由于脉内外的津液可以相互渗透，从而维持了循环血量并调节着血液的浓稠度。

（三）调节阴阳寒热

在正常情况下，人体阴阳之间处于相对的平衡状态。津液作为阴液的一部分，对调节机体内外环境的阴阳相对平衡起着十分重要的作用。如气候炎热或体内发热时，津液化为汗液向外排泄以散热；而天气寒冷或体温低下时，津液因腠理闭塞而不外泄。

课 堂 活 动

中医治疗外感发热的病证，多采用发汗解表的治法。患者在服用有发汗作用的药物后，体温往往会随着汗液的流出而降至正常。试从津液的功能方面解释汗出热退这一现象发生的机制。

（四）排泄代谢废物

津液在其自身的代谢过程中，能将机体各部分的代谢产物借助汗、尿、粪便等途径适时地排出体外，保证机体的生理活动正常进行。若这一作用受到损害或发生障碍，就会使代谢产物潴留于体内，从而产生痰、饮、水、湿等多种病理产物。

津液除上述功能之外，还是人身之气的载体之一，有运载全身之气的作用。

点滴积累

1. 津液是人体一切正常水液的总称。
2. 津液的生成、输布、排泄是多个脏腑综合作用的结果，其中尤以肺、脾、肾三脏最为重要，而肾最为关键。
3. 津液具有滋润与濡养、化生与调节血液、调节阴阳寒热、排泄代谢废物等功能。

第五节　精气血津液之间的关系

精、气、血、津液均是构成和维持人体生命活动的基本物质，均赖脾胃化生的水谷精微生成。它们之间既存在着相互依存、相互促进、相互转化的关系，又存在着相互制约的关系。

一、精与气的关系

（一）精对气的作用

精能化气。精为气化生的本源。精在气的激发推动作用下，可化生为气。《类经》记载："精化为气，元气由精而化也。"精藏于肾，可化生为肾之元气，元气为诸气之本，升腾而布达全身，以促进人体的生长、发育和生殖,并推动和调节全身脏腑的功能活动。水谷之精化生营气和卫气,水谷之精和自然界清气结合生成宗气。精盈则气盛,精少则气衰。故精虚及失精患者,常见少气不足以息、动辄气喘、肢倦神疲、懒于言语等气虚的表现。

(二) 气对精的作用

1. **气能生精** 气的运行不息能促进精的化生,即精依气生,气化为精。肾中所藏之精有先天之精和后天之精之分,以先天之精为基础,赖后天水谷之精的不断充养才得以充盛。先天之精依赖于肾的气化,后天之精依赖于脾的运化,所以,只有全身脏腑之气充足,功能正常,才能使精生化不止,源泉不断。

2. **气能摄精** 气对精具有封藏和控制作用,以防止其无故外泄。气聚则精盈,气弱则精失。若肾气亏虚,封藏失职,则表现为早泄、滑精、遗精、生殖功能低下。

二、精与血的关系

精与血都来源于水谷精微,精可化血,血能生精,故说"精血同源"。

(一) 精对血的作用

精能生血。精是化生血液的基本物质。肾主藏精,精能生髓,髓可生血,故说精能生血。精足则髓充,髓充则血足;精少则髓亏,髓亏则血少。临床上治疗血虚之证,常用补益肾精、精血同治的方法。

(二) 血对精的作用

血能化精。血液贮藏于肝,精藏于肾,血与精同源,皆为水谷精微所化,而血能滋养和补充肾精。血能生精,血旺则精充,血亏则精衰。故每见血亏之候,常有肾精亏损之证。

总之,精与血在生理上可相互化生,在病理上又常相互影响。如肾精亏损,可导致肝血不足;反之,肝血不足,也可引起肾精亏损。

三、精与津液的关系

(一) 精对津液的作用

精为液本。肾藏精,肾精充足,肾精所化之肾阳,才能温煦、推动脾胃等脏腑的生理功能,将饮食水谷化生为津液;而肾阳的蒸腾气化功能正常,才能保证三焦通行津液,使水液无停滞之患。同时,精与津液同属于阴,而肾精所化之肾阴,乃是一身阴液之根本。若肾精亏虚,三焦气化不利而津液不布,或阴液化生无源而亏虚,则可见口燥咽干、渴欲饮水,或水液潴留发为水肿等症。由于精和津液关系甚为密切,故温病后期,当津液严重耗伤时,治疗既要滋养津液,又要填补肾精。

(二) 津液对精的作用

液能灌精。津液是肾精的重要组成部分。《灵枢·口问》记载:"液者,所以灌精濡空窍者也……液竭则精不灌……"中焦脾胃运化水谷所化生的津液,通过三焦气化输布全身,以滋润濡养脏腑组织器官,而其中浓稠部分,并入肾中以充养肾精,成为肾精的组成部分。故临床治疗精亏之证,常采用补脾益肾之法,使脾健则谷化,谷化则津液生,津液生则精之化源始充。

四、气与血的关系

气与血是人体内的两大类基本物质,在人体生命活动中占有很重要的地位。气属阳,主动,主温煦;血属阴,主静,主濡润。两者都源于脾胃化生的水谷精微和肾中精气,在生成、输布等方面是密切联系的。气与血的关系可概括为"气为血之帅""血为气之母"。

（一）气为血之帅

1. 气能生血 气参与并促进血液的生成。原因有二:一是营气直接参与血液的生成,是血液的主要组成部分;二是血液的生成是通过气的运动变化完成的。从饮食物转化为水谷精微,又从水谷精微转化为营气和津液,再从营气和津液转化为赤色的血液,每一个环节都离不开相应脏腑之气的推动和激发作用。所以说气旺则血充,气虚则血少。临床治疗血虚时,常常配合补气药物,以达补气生血的目的。

2. 气能行血 气的推动作用是血液运行的动力。主要体现在两个方面:一是气直接推动血行。如宗气能贯注心脉以助心行血。二是气能促进脏腑功能活动,通过脏腑之气推动血液的运行。如心气的推动、肺气的宣发布散及肝气的疏泄等。所以说气足则血行,气虚则血瘀;气行则血行,气滞则血瘀。临床治疗血行失常的病证时常配伍补气、行气、降气之药,即是气能行血理论的实际应用。

3. 气能摄血 气具有统摄血液,使之正常循行于脉管之中而不溢出脉外的作用。气摄血主要体现在脾统血的作用。脾气充足,发挥其统摄作用,使血行脉中而不溢出脉外,从而保证了血液的正常运行及其濡养功能的发挥。若脾气亏虚,固摄作用减弱,即"气不摄血",则会导致各种慢性出血病证,临床上常采用健脾补气的方法治疗。

（二）血为气之母

1. 血能养气 气的充盛及其功能活动离不开血液的濡养。一方面,在机体需要时,血中蕴涵的清气和水谷精气(主要是营气)便从血中释放出来以供养机体;另一方面,血能营养参与气生成的相关脏腑,脏腑得养,则气的生成与运行才能正常进行。故血充则气旺,血虚则气少。

2. 血能载气 血是气的载体,气依附于血中,赖血液之运载而布达全身。若大出血时,气失去依附而脱失,可出现脉微、乏力、肢冷、晕厥、大汗不止等气随血脱之危候。

> **案例分析**
>
> 案例:李某,女,29岁。因分娩大出血,突然面色苍白,四肢厥冷,大汗淋漓而致晕厥。舌淡,脉浮大而散。
> 分析:本证属气随血脱证。因血能载气,分娩大出血致气无所依,随之外脱,气脱阳亡,不能上荣于面,则面色苍白;不能温养四肢,则手足厥冷;不能温固肌表,则大汗淋漓;神随气散,则晕厥;分娩大出血,舌体失养则舌淡;脉浮大而散是气随血脱证的典型脉象。

五、气与津液的关系

气与津液相对而言,气属阳,津液属阴,其属性不同,但两者均源于脾胃化生的水谷精微,在生成和输布过程中密切相关。

(一)气对津液的作用

1. **气能生津**　气为津液生成的动力。津液的生成,来源于水谷精微,而水谷精微又赖于脾胃的纳运而生成。气能通过其运动以激发和推动脾胃的功能活动,使脾胃之气旺盛,津液化生充足。故气旺则津充,气弱则津亏。临床上治疗津液不足时常配补气药,即是气能生津理论的具体运用。

2. **气能行津**　气的运动是津液输布和排泄的动力。津液由脾胃化生之后,经过脾、肺、肾、肝、三焦等脏腑之气的升降出入运动,推动津液在体内的输布和排泄。若气虚推动力减弱,气化无力,或气机不畅,气化受阻,均可导致"气不行水",使津液的输布和排泄障碍,产生水、湿、痰、饮停聚的病理变化。因此,气足则津行,气行则津行,气虚、气滞则津停。临床上治疗水肿常配合补气、行气的方法,即是气能行津理论的具体应用。

3. **气能摄津**　气的固摄作用控制着津液的分泌和排泄。气通过对津液分泌和排泄的有节控制,维持着体内津液量的相对恒定。若气的固摄作用减弱,可出现多汗、漏汗、多尿、遗尿等病理现象,故临床上常用补气固津之法,以奏止汗、止遗之效。

(二)津液对气的作用

1. **津能化气**　《血证论》记载:"气生于水。"水谷化生的津液,在肾阳的蒸腾气化下,化而为气,升腾敷布于脏腑组织,发挥其滋养作用,以保证脏腑组织的正常生理活动。因此,津液亏耗不足,也会引起气的衰少。

2. **津能载气**　津液亦是气运行的载体,行于脉外之气必须依附于津液而流布全身。当大汗、大吐、大泻时,导致津液大量丢失,则气亦随之大量外脱,称之为"气随津脱"。故有"吐下之余,定无完气"之说。

> **课 堂 活 动**
>
> 人在剧烈运动或出汗过多后,会出现疲倦乏力的症状,现代医学多考虑和汗出过多导致电解质紊乱有关。那么,从中医角度应该怎样解释这一现象?

六、血与津液的关系

血与津液均是属阴的液态物质,均由中焦脾胃运化的水谷精微生成,都有滋润和濡养作用,二者之间可以相互资生、相互转化,故有"津血同源"之说。

(一)血对津液的作用

血能化津。运行于脉中的血液,渗于脉外便化为有濡润作用的津液。当失血过多或长期血虚时,脉内的血液不但不能渗出脉外化为津液,脉外之津液反而渗入脉内以补偿血量的不足,则会导致津液的枯少(图3-5),从而出现眼干、口干、少汗、皮肤干燥,甚至脱屑等津液亏虚的表现,故有"夺血者无汗"之说。所以,临床上对于失血的患者,当慎用发汗药物,即所谓"衄家不可发汗""亡血家不可发汗"。

(二)津液对血的作用

津能生血。布散于肌肉、腠理等处的津液不断地渗入孙络,成为血液的重要组成部分。如《灵枢·痈疽》记载:"中焦出气如露,上注溪谷,而渗孙脉,津液和调,变化而赤为血……"如果津液大量损耗,不仅不能渗入脉内以化生血液,脉内的津液反而渗出脉外,以补充津液的亏耗,从而形成血脉空虚、津枯血燥的病变(图3-6),故有"夺汗者无血"之说。因此,临床上对于津液大量丢失的患者,当慎用放血疗法。

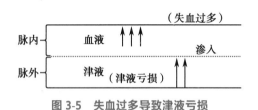

图 3-5 失血过多导致津液亏损　　　图 3-6 津液大量耗损导致血脉空虚

点滴积累

1. 精、气、血、津液之间生理上常相互依存、相互为用;病理上常相互影响。

2. 精与气的关系:精能化气;气能生精、气能摄精。

3. 精与血的关系:精能生血;血能化精。"精血同源"。

4. 精与津液的关系:精为液本;液能灌精。

5. 气与血的关系:气能生血、气能行血、气能摄血,即"气为血之帅";血能养气、血能载气,即"血为气之母"。

6. 气与津液的关系:气能生津、气能行津、气能摄津;津能化气、津能载气。

7. 血与津液的关系:血能化津;津能生血。"津血同源"。

习题

复习导图

目标检测

一、简答题

1. 简述人体之精的生成。

2. 简述气的生理功能。

3. 简述化生血液的物质基础。

4. 简述津液在体内的代谢过程。

5. 为什么补肾填精可以治疗血虚?

二、实例分析

1. 王某,因急性肠炎,呕吐、腹泻三天,现神疲乏力,气短息弱,声低懒言,面白少华,头晕,自汗,活动后诸症加重,舌淡嫩,脉虚弱。试用气与津液的关系阐释此患者的临床表现。

2. 张某,女,38岁,工人。2011年7月8日初诊。主诉:月经量多,淋漓不尽20天。病史:因上个月工作劳累过度,本次行经时骤下量多,经县医院医生注射止血剂(药名不详)后量虽减少,但淋漓不断20天,血色淡红。自觉全身疲乏无力,气短懒言,易出汗,失眠健忘,口干口渴,两目干涩,视物昏花。查体:面色淡白无华,舌质淡,苔薄白,脉细弱。试用气、血、津液的生理功能及它们之间相互关系的理论对该患者的临床表现进行分析。

(刘明辉)

第四章 经络

ER 4-1

第四章
经络
(课件)

学习目标

1. 知识目标 (1) 掌握：十二经脉的走向和交接规律、分布规律。
   (2) 熟悉：经络的概念、组成；十二经脉的流注次序及表里关系。
   (3) 了解：十二经脉的命名；奇经八脉；经络的生理功能；经络学说在中医药学中的应用。
2. 能力目标 初步具备运用经络理论指导判断疾病病位的能力。
3. 素质目标 传承和弘扬中医药传统文化，坚定文化自信、专业自信。

导学情景

情景描述：

皇甫谧是我国西晋时期著名医家。他早年研习文史，后因罹患"风痹"，行动不便。病痛的折磨，使皇甫谧开始潜心研究医学，尤其擅长针灸。广泛的阅读、亲身的实践，使皇甫谧对针灸经络之学有了非常深入的认识。他的著作——《针灸甲乙经》，内容丰富，体例完整，是我国现存最早的一部理论联系实际的针灸学专著。

学前导语：

针灸是治疗疾病的方法，其理论依据是经络学说。那么，什么是经络？经络系统的组成如何？经络有什么作用？这是本章主要讨论的内容。

经络学说，是研究人体经络系统的概念、构成、循行分布、生理功能、病理变化及其与脏腑形体官窍、精气血津液之间相互关系的学说，是中医学理论体系的重要组成部分。

经络学说是在古人长期的医疗实践活动中逐步形成和发展起来的。经络学说与藏象学说、精气血津液理论等内容共同构成了中医学理论体系的核心，以此阐释人体的生理功能、病理变化，并指导临床实践。它不仅是针灸、推拿等学科的理论基础，而且对中医临床各科的诊治都有着十分重要的指导作用，被历代医家所重视。《灵枢·经脉》记载："经脉者，所以能决死生，处百病，调虚实，不可不通。"

第一节 经络的概念和经络系统的组成

一、经络的概念

经络，是经脉和络脉的总称，是运行全身气血，联络脏腑肢节，沟通上下内外，感应传导信息，调节功能平衡的特殊通路。

经,有路径之意,经脉是经络系统的主干,大多纵行于躯体的深部,有固定的循行路线;络,有联络、网络之意,络脉是经脉的分支,循行于躯体的表浅部,无循行规律,纵横交错,网络、遍布全身。经脉和络脉相互沟通联系,内属于脏腑,外络于肢节,将人体所有的脏腑组织、形体官窍等紧密地联结成一个统一的有机整体,并借以行气血而营阴阳,使人体各部的功能活动得以保持协调平衡。

二、经络系统的组成

经络系统由经脉、络脉及其连属部分组成。

(一) 经脉

经脉分正经、奇经两大类,是经络系统的主要部分。此外,还包括经别。

1. **十二正经** 正经有十二条,故又称"十二正经"或"十二经脉",简称"十二经",包括手、足三阴经(太阴、厥阴、少阴)和手、足三阳经(太阳、阳明、少阳)。十二正经有一定的起止部位、一定的循行部位和交接顺序,在肢体的分布和走向也有一定的规律,与脏腑有直接的络属关系,相互之间也有表里相合关系。十二正经是气血运行的主要通道。

2. **奇经八脉** 奇经有八条,即督脉、任脉、冲脉、带脉、阴跷脉、阳跷脉、阴维脉、阳维脉,合称为"奇经八脉"。奇经是与正经是相对而言的,它们的分布不像十二经脉那样规则,与脏腑没有直接的络属关系,相互之间也无表里相合关系,故称之为奇经。奇经具有统率、联络和调节十二正经的作用。

3. **十二经别** 经别是从十二正经各别出的较大分支,又称"十二经别"。它们分别起于四肢肘膝关节附近,循行于体腔脏腑深部,上出于颈项浅部。阳经的经别,从本经别出循行体内后,仍回到本经;阴经的经别,从本经别出循行体内后,与相为表里的阳经相合。故十二经别的主要作用是加强十二经脉中互相为表里的两经之间的联系。因其能到达某些正经未循行到的器官与形体部位,所以又有补充正经之不足的作用。

(二) 络脉

络脉,是经脉的分支,有别络、浮络和孙络之分。

1. **别络** 是较大的络脉。十二经脉与督脉、任脉各有一支别络,再加上脾之大络,合称为"十五别络"。别络的主要功能是加强表里两经之间在体表的联系,并具有渗灌气血的作用。

2. **浮络** 是循行于人体浅表部位的络脉,分布广泛,有沟通经脉、通达肌表的作用。

3. **孙络** 是最细小的络脉,属络脉的再分支,遍布全身,难以计数。

(三) 连属部分

连属部分主要包括十二经筋和十二皮部,是十二经脉与筋肉和皮肤的连属部分。

1. **十二经筋** 是十二经脉之气"结、聚、散、络"于筋肉、关节的体系,有联缀四肢百骸、主司关节运动的作用。

2. 十二皮部　皮部,即体表皮肤部位。十二皮部是十二经脉功能活动在体表一定部位上的反应区。全身的皮肤是十二经脉的功能活动反映于体表的部位,也是经络之气散布之所在。十二皮部,就是把全身的皮肤,按十二经脉之气的功能作用区域分为十二个部分。

> **点滴积累**
>
> 1. 经络是经脉和络脉的总称。
> 2. 经络系统由经脉、络脉及其连属部分组成。
> 3. 经脉是主干,主要包括十二正经、奇经八脉及十二经别;络脉是经脉的分支,主要由别络、浮络和孙络组成;连属部分主要包括十二经筋和十二皮部。

第二节　十二经脉

十二经脉是经络系统的主干和核心组成部分。

一、十二经脉的命名

十二经脉对称地分布于人体两侧,分别循行于上肢或下肢的内侧或外侧,每一条经脉分别属于一脏或一腑。故十二经脉的命名,是依据每一条经脉循行分布于上肢或下肢、内侧或外侧、所属脏腑的名称,结合阴阳理论而命名的。其命名规律如下。

（一）上为手,下为足

循行在上肢的经脉,为手经;循行在下肢的经脉,为足经。

（二）内为阴,外为阳

循行在肢体内侧面的经脉,为阴经;循行在肢体外侧面的经脉,为阳经。阴经有太阴、厥阴、少阴之分,它们分别循行于肢体内侧面的前缘、中线、后缘;阳经有阳明、少阳、太阳之别,它们分别循行于肢体外侧面的前缘、中线、后缘。

（三）脏为阴,腑为阳

凡属于脏的经脉称阴经;属于腑的经脉称阳经。

根据以上命名原则,膈上三脏肺、心包及心的经脉,分别为手太阴肺经、手厥阴心包经和手少阴心经;与此三脏相表里的三腑大肠、三焦及小肠的经脉,分别为手阳明大肠经、手少阳三焦经和手太阳小肠经。膈下三脏脾、肝、肾的经脉,分别为足太阴脾经、足厥阴肝经和足少阴肾经;与此三脏相表里的三腑胃、胆及膀胱的经脉,分别为足阳明胃经、足少阳胆经和足太阳膀胱经（表 4-1）。

表 4-1　十二经脉名称分类及分布表

手 / 足经	阴经（属脏）	阳经（属腑）	循行部位 （阴经行于内侧，阳经行于外侧）	
			上、下肢	具体部位
手	手太阴肺经	手阳明大肠经	上肢	前缘
	手厥阴心包经	手少阳三焦经		中线
	手少阴心经	手太阳小肠经		后缘
足	足太阴脾经	足阳明胃经	下肢	前缘△
	足厥阴肝经	足少阳胆经		中线△
	足少阴肾经	足太阳膀胱经		后缘

注：△在足内踝尖上八寸以下，肝经循行于下肢内侧前缘，脾经循行于下肢内侧中线，至内踝尖上八寸处两经交叉，之后，脾经循行于下肢内侧前缘，肝经循行于下肢内侧中线。

二、十二经脉的走向与交接规律

（一）十二经脉的走向规律

《灵枢·逆顺肥瘦》记载："手之三阴，从脏走手；手之三阳，从手走头；足之三阳，从头走足；足之三阴，从足走腹。"即手三阴经起于胸，从胸腔走向手指末端，交手三阳经；手三阳经起于手，从手指末端走向头面部，交足三阳经；足三阳经起于头，从头面部走向足趾末端，交足三阴经；足三阴经起于足，从足趾末端走向腹腔、胸腔，交手三阴经。如此构成一个阴阳相贯、如环无端的循行径路。

课 堂 活 动

"举手直立，阴升阳降"是对十二经脉走向规律的概括。请同学们双手伸直向上举起，从手三阴经的起始开始叙述十二经脉的走向规律，体验是否符合"阴升阳降"的规律。

（二）十二经脉的交接规律

1. **互为表里的阴经与阳经在四肢末端相交接**　如手太阴肺经在示指末端与手阳明大肠经相交接；手少阴心经在小指端与手太阳小肠经相交接；手厥阴心包经在无名指端与手少阳三焦经相交接。足阳明胃经在足大趾端与足太阴脾经相交接；足太阳膀胱经在足小趾端与足少阴肾经相交接；足少阳胆经在足大趾端爪甲后丛毛处与足厥阴肝经相交接。

2. **同名的手、足阳经在头面部相交接**　如手阳明大肠经在鼻翼旁与足阳明胃经相交接；手太阳小肠经在目内眦与足太阳膀胱经相交接；手少阳三焦经在目外眦与足少阳胆经相交接。

3. **足、手阴经在胸部相交接**　如足太阴脾经在心中与手少阴心经相交接；足少阴肾经在胸中与手厥阴心包经相交接；足厥阴肝经在肺中与手太阴肺经相交接。

三、十二经脉的分布规律

十二经脉在体表的分布也有一定的规律。

（一）头面部

手足阳明经循行于面部、额部；手足太阳经行于面颊、头顶及头后部；手足少阳经行于头部两侧。由于手足六条阳经皆交会于头面部，故称"头为诸阳之会"。

（二）躯干部

十二经脉都循行于躯干部。其中手三阴经均从腋下走出；手三阳经行于肩胛部；足三阳经中，足阳明经行于前（胸腹面），足太阳经行于后（背面），足少阳经行于侧面；足三阴经均行于腹胸面。循行于胸腹面的经脉，自内向外的顺序是足少阴肾经、足阳明胃经、足太阴脾经、足厥阴肝经。

（三）四肢部

阴经行于四肢的内侧面，阳经行于四肢的外侧面。内侧的三条阴经，分别是太阴经在前缘、厥阴经在中线、少阴经在后缘。但下肢足内踝尖上8寸以下例外，是厥阴经在前缘、太阴经在中线、少阴经仍在后缘。外侧的三条阳经，分别是阳明经在前缘、少阳经在中线、太阳经在后缘（表4-1）。

四、十二经脉的表里关系

十二经脉，通过经别和别络的互相沟通，组成六对"表里相合"的关系（表4-2）。具有表里关系的两条经脉，均循行于四肢内、外两侧的相对位置，并在四肢末端相互交接，且各自属络于相为表里的脏或腑，即阴经属脏络腑，阳经属腑络脏。这样，既加强了相为表里两经的联系，又促进了相为表里的脏与腑在生理功能上的互相协调与配合。在病理上，表里两经也会相互影响。在治疗上，相为表里的两经的腧穴可交叉使用。

表 4-2　十二经脉的表里关系

表	手阳明大肠经	手少阳三焦经	手太阳小肠经	足阳明胃经	足少阳胆经	足太阳膀胱经
里	手太阴肺经	手厥阴心包经	手少阴心经	足太阴脾经	足厥阴肝经	足少阴肾经

五、十二经脉的流注次序

十二经脉中的气血运行，是按十二经脉前后衔接的顺序，依次流注而循环往复的。即从手太阴肺经开始，依次流注各经，最后传至足厥阴肝经，再流回手太阴肺经，首尾相贯、如环无端（图4-1）。

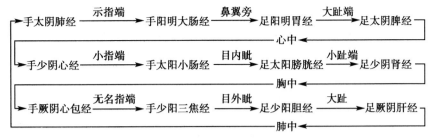

图 4-1　十二经脉的流注次序

点滴积累

1. 十二经脉的走向规律是：手三阴经从胸走手；手三阳经从手走头；足三阳经从头走足；足三阴经从足走腹至胸。
2. 十二经脉的交接规律是：互为表里的阴经与阳经在四肢末端相交接；同名的手、足阳经在头面部相交接；足、手阴经在胸部相交接。
3. 十二经脉的分布规律是：左右对称分布于人体的两侧。其中手足六条阳经，皆交会于头面；阴经行于四肢的内侧面，阳经行于四肢的外侧面。

第三节　奇经八脉

一、奇经八脉的概念

奇经八脉，是督脉、任脉、冲脉、带脉、阴跷脉、阳跷脉、阴维脉、阳维脉的总称，是经络系统的重要组成部分。与十二正经不同，其特点是：走向与分布不像十二经脉那样规则；相互之间无表里相合关系；与脏腑也没有直接的络属关系。

二、奇经八脉的功能

奇经八脉纵横交错地循行于十二经脉之间，每一奇经的名称各具含义，反映了各自的功能特点。

（一）督脉

督，有总督、统率之意。督脉行于腰背部正中线，多次与手足三阳经及阳维脉相交会，能总督一身之阳经，故被称为"阳脉之海"。其次，督脉与脑、髓、肾的功能关系密切。

（二）任脉

任，有担任、妊养之意。任脉行于胸腹面正中线，多次与手足三阴经及阴维脉相交会，能总任一身之阴经，故被称为"阴脉之海"。任脉起于胞中，与女子妊娠有关，故称"任主胞胎"。

（三）冲脉

冲，有要冲之意。冲脉上至于头，下至于足，贯穿全身，成为气血的要冲，能调节十二经气血，故被称为"十二经脉之海""血海"。此外，冲脉还与女子月经及孕育功能有密切关系。

（四）带脉

带，有腰带之意。带脉环腰一周，犹如束带，有约束纵行诸经，主司女子带下的功能。

（五）阴跷脉和阳跷脉

跷，有轻健、跷捷之意。跷脉能左右一身阴阳，有濡养眼目、司眼睑开阖和下肢运动的功能。

（六）阴维脉和阳维脉

维，有维系、维护之意。维脉有维系、联络全身阴经和阳经的作用。

综上所述，奇经八脉的主要作用为：加强十二经脉之间的联系；蓄溢、调节十二经脉的气血；参与肝、肾、女子胞、脑、髓等脏腑的功能活动。

点滴积累

1. 奇经八脉，是督脉、任脉、冲脉、带脉、阴跷脉、阳跷脉、阴维脉、阳维脉的总称，是经络系统的重要组成部分。
2. 奇经八脉各自的功能：督脉能总督一身之阳经并与脑、髓、肾的功能关系密切；任脉能总任一身之阴经并与女子妊娠有关；冲脉能调节十二经气血并与女子月经及孕育功能有密切关系；带脉有约束纵行诸经和主司女子带下的功能；阴跷脉和阳跷脉有濡养眼目、司眼睑开阖和下肢运动的功能；阴维脉和阳维脉有维系、联络全身阴经和阳经的作用。
3. 奇经八脉总体的主要功能：加强十二经脉之间的联系；蓄溢、调节十二经脉的气血；参与肝、肾、女子胞、脑、髓等脏腑的功能活动。

第四节　经络的生理功能和经络学说的应用

一、经络的生理功能

（一）沟通联系作用

人体由五脏六腑、四肢百骸、五官九窍、皮肉筋骨等组成，它们各有其独特的结构和生理功能，只有通过经络的联系作用，各脏腑组织才能在结构上密切联系，在功能上相互配合、相互协调，从而使人体形成一个有机的整体。经络的联系作用具体表现为：加强了脏腑同外周肢节、官窍之间的联系；加强了脏腑与脏腑之间的联系；加强了经脉之间的联系。

（二）运输渗灌作用

气血是人体生命活动的物质基础，必须通过经络才能输布周身，以温养濡润各脏腑、组织和器官,维持机体的正常生理功能。

(三)感应传导作用

经络有感应刺激、传导信息的作用。当人体的某一部位受到刺激时,这个刺激就可沿着经脉传入人体内有关脏腑,使其发生相应的生理或病理变化。脏腑功能活动的变化,又可通过经络反映于体表。经络循行四通八达,可至机体的每一个部位,从而使每一局部成为整体的缩影。针刺中的"得气"或"行气"现象,就是经络感应、传导作用的典型体现。另外,药物治疗疾病,也必须通过经络的传导作用,方能使药物到达病所,发挥治疗作用,由此产生了"药物归经"与"引经报使"理论。

(四)调节平衡作用

经络能调节人体的功能活动,使之保持协调、平衡。当人体的某一局部功能异常时,可运用针刺等治疗方法来进一步激发经络的调节功能,从而使异常功能恢复正常。

二、经络学说的应用

(一)阐释病理变化

在生理情况下,经络具有运行气血、感应传导等作用。而当机体发生病变时,经络则成为传递病邪和反映病变的途径。

1. 外邪由表入里的传播途径 经络内属脏腑、外络肢节。外邪侵袭肌表,通过经络的传递,可内传脏腑。如外邪袭表,初见发热恶寒、头痛身疼等症,由于肺合皮毛,外邪循经内舍于肺,继而则出现咳嗽、喘促、胸闷、胸痛等肺部的症状表现。

2. 内脏病变反映于体表的途径 通过经络的传导,内脏的病变可以反映于体表,而表现出某些特定部位与官窍的病理变化。如心火上炎,可见口舌糜烂;胃火上炎,可见牙龈肿痛;肝火上炎,可见目赤肿痛等。

3. 脏腑病变相互传变的途径 由于脏腑之间也通过经络沟通联系,所以经络又成为脏腑之间病变相互影响与传变的路径。如心火下移小肠;肝病可犯脾胃;肾虚水泛可上凌心肺;大肠实热、腑气不通,可致肺气不利而见喘咳胸满等。

(二)指导疾病的诊断

应用经络学说诊断疾病,主要体现在通过经络的循行部位,判断病位的经络脏腑所在。

1. 循经诊断 由于经脉各自有其特定的循行部位和络属脏腑,因而临床可根据疾病症状出现的部位,结合经络循行的部位及所联系的脏腑,判断病在何经、何脏或何腑。

> **知识链接**
>
> 经络学说在临床疼痛诊断上的具体应用
>
> 临床上一般腰部疼痛多与肾有关;两胁疼痛,多反映肝胆疾病;缺盆中痛,常是肺脏的病变。又如头痛一症:痛在前额者,多与阳明经有关;痛在两侧者,多与少阳经有关;痛在后头部及项部者,多与太阳经有关;痛在颠顶者,多与厥阴经有关。

2. **按穴诊断** 腧穴是经气聚集的地方,当脏腑有病变时,病气常可在特定的腧穴部位出现反应,或表现为有明显的压痛,或出现结节状、条索状的反应物,或局部出现某些形态变化等。根据这些病理反应,可帮助疾病的诊断。如肝病时,肝俞穴及期门穴多有压痛;胆病时,在胆俞穴及胆囊穴附近常有压痛;胃痛时,胃俞穴及足三里穴会有明显的痛觉异常;肺脏有病时,可在肺俞穴出现结节;长期消化不良者,可在脾俞穴见到异常变化。

(三) 指导疾病的治疗

经络学说被广泛地用于指导临床各科的治疗,尤其是对针灸、推拿以及药物治疗,具有重要的指导意义。

1. **循经取穴** 针灸、推拿疗法,主要是根据"循经取穴"的原理,当某一经或某一脏腑发生病变时,可在其病变的邻近部位或经络循行的远端部位上取穴,通过针灸或推拿,以调整经络气血的功能活动,从而达到治疗疾病的目的。

案例分析

案例:刘某,男,41 岁,一日前,在挪动洗衣机时突然感觉腰部疼痛难忍,随即停止搬运活动,但腰部疼痛没有消失,不敢转动,且腹部稍用力则疼痛即加重,卧床一夜后,腰部仍觉疼痛,腰不敢下弯及左右转动,遂求助中医师。医生随即针刺患者头面部的人中穴,采用重捻泻法,并留针 30 分钟后,患者腰部疼痛明显缓解,并可自如转动。

分析:人中是督脉上的腧穴,督脉主要循行于腰背正中线,针刺人中穴,通过经络的感应传导将刺激传导至督脉循行经过的腰部,达到通经活血止痛的治疗作用。

2. **分经用药** 药物疗法,主要根据"药物归经"及"引经报使"等理论,利用某些药物对某一脏腑、经络所具有的特殊选择性作用,当某一脏腑或经络有病变时,可选用相应的药物,使其直达病所,或引导他药达到病所,以获得较好的治疗作用。如头痛一症:属太阳经者,可用羌活;属阳明经者,可用白芷;属少阳经者,可用柴胡。羌活、白芷、柴胡不仅分别归于手足太阳、阳明、少阳经,而且还可作为他药的向导,引导他药归入上述各经而发挥治疗作用。

此外,被广泛运用于临床的针刺麻醉,以及电针、耳针、穴位注射、穴位埋线、穴位结扎等治疗方法,均是在经络学说指导下创立和逐步发展起来的,并已取得了较好的治疗效果。

点滴积累

1. 经络的生理功能:沟通联系作用、运输渗灌作用、感应传导作用及调节平衡作用。
2. 经络学说的应用:阐释病理变化、指导疾病的诊断、指导疾病的治疗。

目标检测

ER 4-3 习题

ER 4-4 复习导图

一、简答题

1. 试述十二经脉气血流注的具体次序。

2. 说出十二经脉在四肢部的分布规律。

3. 结合经脉在头面部的循行,说出头痛如何辨别病属哪经。

二、实例分析

1. 一患者症见两侧胁肋部灼热疼痛,头晕头胀,面部发红,目赤肿痛,口干口苦。请通过经络循行部位分析该患者病在何经。

2. 中药白芷、柴胡皆善治头痛,而白芷善治大肠经病变,柴胡善治肝胆经病变。通过经络的分布规律分析,若前额头痛,应选择上述哪一味中药治疗效果更好。

（罗 彤）

第五章　体质

学习目标

1. 知识目标　(1)掌握:体质的概念;常见体质的分类及其特征。

　　　　　　　(2)熟悉:体质学说的应用。

　　　　　　　(3)了解:体质的构成要素、基本特点、影响因素。

2. 能力目标　初步具备正确辨识体质的能力。

3. 素质目标　树立正确的健康观。

导学情景

情景描述:

　　《素问·风论》记载:"风之伤人也,或为寒热,或为热中,或为寒中,或为疠风,或为偏枯,或为风也,其病各异……"同是风邪伤人,为什么会产生寒热、寒中、热中、疠风等不同病证?其原因在于体质不同,病邪进入体内,会随着体质的不同发生从化。如阴虚体质,邪多从阳化热;阳虚体质,邪多寒化。

学前导语:

　　中医体质学说是中医基本理论进一步发展的新的学术领域,丰富了中医学的科学内涵。本学说重视个体体质之间的差异性,并贯穿于疾病的预防、治疗及养生、康复的全过程。本章我们主要介绍中医体质学说的基本内容和应用。

　　体质是指人类个体在生命过程中,由先天和后天因素所决定的表现在形态结构、生理功能和心理特征方面综合的相对稳定的特性。在生理上表现为功能、代谢以及对外界刺激反应的差异,在病理上表现为对某些病因和疾病的易感性和易罹性,以及产生病变的类型与疾病传变转归中的某种倾向性。历代医家对于体质问题的认识由来已久,积累了丰富的经验,逐渐形成了独特的理论体系。

第一节　体质学说的基本内容

　　中医体质学说是以中医理论为指导,研究人体体质的概念、形成、特征、类型及其生理、病理特点,并以此分析疾病的反应状态、病变的性质及发展趋向,从而指导疾病预防、治疗及养生、康复的一门学科。

一、体质的构成要素

体质是对个体身心特性的概括,具有明显的个体差异性,由人体形态结构、生理功能和心理特征三大要素构成。

(一) 形态结构的差异性

形态结构的差异性是个体体质的重要内容,由外部形态结构和内部形态结构组成。外部形态结构指个体外观形态上的特征,包括体格、体型、体重、姿态、面色、舌象、脉象等方面;内部形态结构包括脏腑、经络、精气血津液等,是体质的内在基础,并决定个体外在形态特征。

由于外部形态直观,易于观察,故中医主要通过观察形态、体型、头面、五官、舌脉等,测知人体的体质差异。如肌肉瘦削、体重轻、面色苍白、舌淡、脉弱等多见于虚弱体质。

(二) 生理功能的差异性

形态结构是产生各种生理功能的基础,个体不同的形态结构决定其机体生理功能及对刺激反应的差异;而个体的生理功能,会影响其形态结构,引起一系列相应的改变。因此生理功能的差异性也是个体体质的重要组成部分。

生理功能是内部形态结构的反映,是脏腑经络及精气血津液功能的体现。人体脏腑经络的功能情况、精气血津液的盈亏、防病抗病能力的强弱等,都可以通过生理功能体现出来。因此中医可以通过观察精神、意识、面色、呼吸、语言、活动能力、舌象、脉象等方面来判断脏腑经络及精气血津液功能的个体差异。如精神不振、面色少华、倦怠乏力、少气懒言,说明精气不足,功能减退,多见于气虚体质。

(三) 心理特征的差异性

心理是客观事物在大脑中的反映,是感觉、知觉、情感、记忆、思维、性格等的总称,属于中医学神的范畴。不同个体的心理特征有一定的差异性,主要表现为气质、性格、态度等方面。中医学认为形与神是统一的,某种特定的形态结构常常表现为某种相应的心理倾向。如《灵枢·阴阳二十五人》中称具有"圆面,大头,美肩背,大腹,美股胫,小手足,多肉,上下相称"等形态特征的土形人,多具有"安心、好利人、不喜权势、善附人"等心理特征。脏腑精气血津液是产生神的物质基础,不同脏腑的生理功能活动,往往能表现出特定的情感、情绪和认知活动。如《素问·阴阳应象大论》记载:"人有五脏化五气,以生喜怒悲忧恐。"可见,一定的形态结构和生理功能,是心理特征产生的基础,使个体表现出心理特征的差异性。中医辨别心理特征主要通过观察情绪倾向、认知速度、意志强弱、行为表现等方面,从而测知人的人格倾向、气质特点及性格差异。如气郁质的人多性格内向不稳定、忧郁脆弱、敏感多疑。

课 堂 活 动

1952 年 6 月 10 日,毛泽东同志为中华全国体育总会成立大会题写了"发展体育运动,增强人民体质"12 个大字,请同学们分析一下,积极参加体育锻炼主要增强的是体质的哪些方面?若要拥有全面健康的体质,还有哪些方面需要完善?

二、体质的基本特点

体质禀承于先天,得养于后天。体质的生理特点是先、后天因素共同作用的结果。先天禀赋决定着个体体质的相对稳定性和特异性,而后天各种因素又使得机体体质具有可变性。

(一) 体质的遗传性

父母双方的生殖之精是生命个体形成的基础,遗传因素是决定体质形成和发展的根本原因,人的外部形态、脏腑功能、精神情志等个性特点以及与之相应的病理变化等,都在某种程度上受到遗传因素的控制。由遗传背景所决定的体质差异,是维持个体体质特征相对稳定的重要条件。

(二) 体质的稳定性

一般情况下,个体体质一旦形成,在一定的时间内不易发生太大的改变,所以体质具有相对的稳定性。体质的稳定性与遗传因素相关,然而由于环境、精神、营养、锻炼、疾病等后天因素参与并影响体质的形成与发展,从而使得体质具有相对的稳定性。

体质的相对稳定性包括两方面的含义:一是指体质的遗传性使个体体质具有相对的稳定性,这种遗传的体质特征在生命过程中不会轻易改变;二是指个体体质虽会随其发育的不同阶段而不断演变,但在某个年龄段,如幼年时期、青年时期、中年时期、老年时期等,个体的体质状态是相对稳定的,不会发生骤然的改变,从而使各个不同的生命阶段呈现出不同的体质特点。

(三) 体质的可变性

体质的稳定性是相对的,不是一成不变的,这就意味着体质具有动态可变性。后天的生活环境、营养状况、饮食习惯、精神因素、年龄变化、疾病损害、针药治疗等都会引起个体体质的改变,有时甚至可起到决定性作用。但是,体质的可变性是有一定规范和限度的,不是任意变化的。

(四) 体质的多样性

体质的形成与先、后天多种因素有关。遗传因素的多样性和后天诸多因素的复杂性决定了人类体质的多样性。人类体质的多样性是中医体质学说研究的核心内容,因人制宜的养生保健和辨证论治思想强调的正是这种特异性及差异性。

(五) 体质的趋同性

同一种族或聚居在同一地域的人,因为生存环境和生活习惯大致相同,遗传背景和生存环境具有同一性和一致性,从而使特定人群的体质呈现类似的特征,这就是群类趋同性。俗话说的"一方水土养一方人"正体现了体质的这一特点。当某一人群在体质上表现出明显的趋同性时,他们往往会对某些病邪具有相似的易感性,并在受到这些病邪侵袭时,呈现出相似的病理过程倾向。这种体质的趋同性对于预防和治疗疾病具有重要的指导意义。

(六) 体质的可调性

体质既是相对稳定的,又是动态可变的,这就使体质的可调性成为可能。在生理情况下,针对各种体质及早采取适当的干预措施,纠正或改善某些体质的偏颇,以减少体质对疾病的易感性,防病于未然。在病理情况下,可针对各种不同的体质类型,将辨证论治与中医体质学说相结合,则可获得更为准确、全面和有效的治疗效果。

适宜的药食是调整和改善体质的重要方法之一,合理运用药食的四气五味、升降浮沉等性能,可以有效地纠正某些体质的偏颇。另外,针对不同的体质类型,对其进行相应的生活指导,通过建立良好的行为方式和生活习惯,可使体质在潜移默化中得以改善。

三、体质的影响因素

体质禀赋于先天,得养于后天。因此体质的形成是机体内外环境多种复杂因素共同作用的结果,归纳起来主要有以下几个方面。

(一)先天禀赋

先天禀赋,是指子代出生以前在母体内所禀受的一切特征。父母生殖之精气的盛衰,决定着子代禀赋的厚薄之分,表现出体质的差异,诸如身体强弱、肥瘦、刚柔、高矮、肤色,乃至先天性生理缺陷和遗传性疾病,如鸡胸、龟背、癫痫、哮喘等。因此先天因素是人体体质的基础,是人体体质强弱的前提条件。先天禀赋决定着个体体质的相对稳定性和特异性。由先天因素决定的体质特征并非一成不变,可随着后天及其他因素的作用而发生改变。

(二)性别

男性体质和女性体质是人类最基本的体质类型。由于男女在形态结构、生理功能、心理特征、遗传等方面的差异,形成了男女不同的体质特征。男性多禀阳刚之气,体格壮实高大,声音洪亮,卫外较强,性格多外向,心胸开阔;女性多为阴柔之体,体形小巧,性格多内向、细腻,多愁善感,易发情志疾病。男子以肾为先天,以精为本,男子气常不足;女子以肝为先天,以血为本,女子血常不足。此外,女子由于经、带、胎、产、乳等特殊生理特点,还有月经期、妊娠期和产褥期的体质变化。

(三)年龄

不同的年龄阶段,随着脏腑功能活动、精气血津液的盛衰变化,可表现出明显的体质差异。如小儿为"纯阳之体""稚阴稚阳之体",脏腑娇嫩,形气未充,易虚易实,易寒易热;青壮年时期精气血津液充足,脏腑功能旺盛,体健神旺,是体质最为强健的阶段;老年人脏腑功能衰退,精气血津液俱衰,尤其是肾精亏虚,导致老年体质多虚弱,抵抗力差,恢复较慢。

(四)饮食

饮食营养是决定体质强弱的重要因素。合理的膳食结构,科学的饮食习惯,保持适当的营养水平,对维护和增强体质十分有益。长期营养不良或营养不当,以及偏食、偏嗜等都会影响体质,乃至引起疾病。《内经》中曾多次谈到饮食偏嗜对机体的危害,诸如"肥者令人内热,甘者令人中满""膏粱之变,足生大疔",以及五味偏嗜会引起人体脏气偏盛偏衰而产生病变等。

(五)劳逸

劳逸适度,能促进人的身心健康,对体质的增强有积极作用。过度的劳累和安逸,会对体质产生不利影响。若过于劳累(包括劳力过度、劳神过度、房劳过度),易损伤筋骨肌肉,耗伤气血,多形成虚性体质;若过度安逸,又可使机体气血运行迟缓,筋骨软弱,体倦神疲,形成瘀血体质或虚性体质等。

（六）情志

情志，泛指喜、怒、忧、思、悲、恐、惊等心理活动，是人体对外界客观事物刺激所作出的不同反应。情志活动的产生有赖于内脏的功能活动，并以精气血津液为物质基础。七情的变化，往往伴随着脏腑功能及精气血津液的变化，从而对体质产生影响。情志活动，贵在和调。否则，不仅影响体质，还会导致疾病。如情绪长期抑郁不解形成"气郁质"。

（七）环境

人们生活在不同的自然环境条件下，因不同水土性质、气候类型以及生活习惯等的影响而形成了不同的体质。一般而言，恶劣的气候环境造就人健壮的体魄和强悍的气质，舒适的气候环境造就人娇弱的体质和温顺的性格。我国的地理条件，南方多湿热，北方多寒燥，东部沿海为海洋性气候，西部内地为大陆性气候。因此西北方人，形体多壮实，腠理偏致密；东南方人，体型多瘦小，腠理偏疏松。因此，中医学在诊断和治疗上强调"因地制宜"，所谓"善疗疾病者，必先别方土。"

此外，社会环境同样也会对人体体质的形成与发展产生直接影响。随着社会经济水平的提高，生活条件的改善，人们的饮食多为高脂肪、高蛋白，出行有车辆，天热有空调，这一方面极大地改变了人类的生存条件，另一方面也对人类体质的形成、疾病的发生产生了一定的影响。如饮食摄取的热量过多，又缺少运动，致使大量肥胖者出现，造成了痰湿、湿热体质类型的人明显增多。

（八）疾病针药

一般情况下，机体在病愈之后逐渐地自我修复，不会影响体质。但某些重病、久病对体质影响明显，使气血阴阳的损伤变成稳定性体质因素。如肺痨患者，多为"阴虚质"；寒性病日久，多致阳虚体质。

药物有性味之偏，针灸具补泻之效，用之得当可调整脏腑气血阴阳之偏颇，使体质恢复正常；用之不当则会加重体质之偏，或使体质由强变弱。

四、体质的分类

中医学体质分类方法，主要是根据中医学的基本理论来确定人群中不同个体的体质类型。古今医家从不同角度对体质作了不同的分类。《黄帝内经》曾提出过阴阳五态分类法（太阴之人、少阴之人、太阳之人、少阳之人、阴阳平和之人）、五行分类法（木形人、火形人、土形人、金形人、水形人）等。后世医家对体质的分类方法虽有不同，但均以阴阳五行、脏腑、精气血津液理论为基础。

2009 年 4 月 9 日，中华中医药学会发布了《中医体质分类与判定》标准，该标准将当代人的体质分为平和质（A 型）、气虚质（B 型）、阳虚质（C 型）、阴虚质（D 型）、痰湿质（E 型）、湿热质（F 型）、血瘀质（G 型）、气郁质（H 型）、特禀质（I 型）九个类型。

（一）平和质（A 型）

先天禀赋良好，后天调养得当，以体态适中、面色红润、精力充沛、脏腑功能强健为主要特征的一种体质状态。《内经》中称"阴阳平和之人"。

【形体特征】形体匀称健壮。

【心理特征】性格随和开朗。

【常见表现】面色、肤色润泽,头发稠密有光泽,目光有神,鼻色明润,嗅觉、味觉正常,唇色红润,精力充沛,不易疲劳,耐寒热,睡眠安和,胃纳良好,二便正常,舌淡红,苔薄白,脉和缓有力。

【对外界环境适应能力】对自然环境和社会环境适应能力较强。

【发病倾向】平素患病较少。

(二)气虚质(B 型)

由于一身之气不足,以气息低弱、脏腑功能状态低下为主要特征的体质状态。

【形体特征】肌肉松软不实。

【心理特征】性格内向,胆小不喜冒险。

【常见表现】平素精神不振,少气懒言,语声低弱,易疲乏,易出汗,目光少神,头晕健忘,毛发不泽,唇色少华,口淡,舌体胖大,舌边有齿痕,脉虚弱。

【对外界环境适应能力】不耐受风、寒、暑、湿邪。

【发病倾向】易患感冒、内脏下垂、虚劳等。

(三)阳虚质(C 型)

由于阳气不足,失于温煦,以畏寒肢冷、手足不温等虚寒现象为主要特征的体质状态。

【形体特征】多形体白胖,肌肉松软不实。

【心理特征】性格多沉静、内向。

【常见表现】平素面色白,畏冷,手足不温,喜热饮食,精神不振,睡眠偏多,小便清长,大便溏薄,舌淡胖嫩边有齿痕,苔润,脉沉迟而弱。

【对外界环境适应能力】不耐寒邪,耐夏不耐冬,易感风、寒、湿邪。

【发病倾向】多为寒证,或感邪易从寒化。易患痰饮、肿胀、泄泻、阳痿等。

(四)阴虚质(D 型)

由于体内津液精血等阴液不足,以口燥咽干、五心烦热等阴虚内热表现为主要特征的体质状态。

【形体特征】形体偏瘦长。

【心理特征】性情急躁,外向好动、活泼。

【常见表现】手足心热,易口燥咽干,鼻微干,口渴喜冷饮,大便干燥,舌红少津少苔。常兼面色潮红,有烘热感,两目干涩,视物模糊,唇红微干,皮肤偏干,易生皱纹,眩晕耳鸣,睡眠差,脉细数。

【对外界环境适应能力】不耐受暑、热、燥邪,耐冬不耐夏。

【发病倾向】易患虚劳、不寐、消渴、眩晕等。感邪易于热化。

(五)痰湿质(E 型)

由于水液内停而痰湿凝聚,以形体肥胖、口黏身重为主要特征的体质状态。

【形体特征】形体肥胖,腹部肥满松软。

【心理特征】性格偏温和稳重,恭谦和达,多善于忍耐。

【常见表现】面部皮肤油脂较多,多汗且黏,胸闷,痰多,常兼面色淡黄而黯,眼胞微浮,容易困倦,身重不爽,口黏腻或甜,喜食肥甘,大便正常或不实,小便不多或微混,舌体胖大,舌苔白腻,脉滑。

【对外界环境适应能力】对梅雨季节及湿重环境适应能力差。

【发病倾向】易患消渴、中风、胸痹等。

(六)湿热质(F型)

湿热内蕴,以面垢油光、口苦等为主要特征的体质状态。

【形体特征】形体中等或偏瘦。

【心理特征】性格多急躁易怒。

【常见表现】面垢油光,易生痤疮粉刺,口苦口干,身重困倦,大便黏滞不爽或燥结,小便短赤,男性易阴囊潮湿,女性易带下增多,舌质偏红,苔黄腻,脉多滑数。

【对外界环境适应能力】对夏末秋初湿热交蒸气候、湿重或气温偏高环境较难适应。

【发病倾向】易患疮疖、黄疸、热淋等。

(七)血瘀质(G型)

体内有血液运行不畅的潜在倾向或瘀血内阻的病理基础,以肤色晦暗、舌质紫黯等血瘀表现为主要特征的体质状态。

【形体特征】胖瘦均见。

【心理特征】性格内郁,易烦,急躁,健忘。

【常见表现】肤色偏黯或色素沉着,容易出现瘀斑,易患疼痛,女性多见痛经、闭经,或经色紫黑有块,或崩漏,口唇黯淡或紫,舌质黯或有瘀点、瘀斑,舌下络脉紫黯或增粗,脉细涩或结代。

【对外界环境适应能力】不耐风邪、寒邪。

【发病倾向】易患血证、痛证、中风、胸痹等。

(八)气郁质(H型)

由于长期情志不畅、气机郁滞而形成的以神情抑郁、情感脆弱敏感为主要表现的体质状态。

【形体特征】形体偏瘦。

【心理特征】性格内向不稳定,忧郁脆弱,敏感多疑。

【常见表现】精神抑郁,情感脆弱,敏感多疑,烦闷不乐,胸胁胀满,走窜疼痛,多伴善太息,或嗳气呃逆,或咽间有异物梗喉,或乳房胀痛,睡眠较差,食欲减退,惊悸怔忡,健忘,痰多,舌淡红,苔薄白,脉弦。

【对外界环境适应能力】对精神刺激适应能力较差;不喜阴雨天气。

【发病倾向】易患郁证、脏躁、梅核气、百合病等。

(九)特禀质(I型)

由于先天禀赋不足或遗传等因素造成的一种特殊体质。包括先天失常,以及生理缺陷、过敏反应等。

【形体特征】一般无特殊;先天禀赋异常或有畸形,或有生理缺陷。

【心理特征】因体质特异情况而不同。

【常见表现】过敏体质常见哮喘、风团、咽痒、鼻塞、喷嚏等表现；患遗传性疾病有垂直遗传、先天性、家族性特征；患胎传性疾病有母体影响胎儿个体生长发育及相关疾病等特征。

【对外界环境适应能力】适应能力差，易引发宿疾。

【发病倾向】过敏性体质者易患哮喘、荨麻疹、花粉症及药物过敏等；遗传性疾病如血友病、唐氏综合征等；胎传性疾病如胎寒、胎热、胎惊等。

课 堂 活 动
通过中医体质分类与判定表，测一测自己属于哪种体质。从体质角度谈谈生活中的注意事项。

ER 5-2

体质自测表
（拓展阅读）

点滴积累

1. 体质是指人类个体在生命过程中，由先天和后天因素所决定的表现在形态结构、生理功能和心理特征方面综合的相对稳定的特性。
2. 体质由人体形态结构、生理功能和心理特征三大要素构成。
3. 体质具有遗传性、稳定性、可变性、多样性、趋同性、可调性的特点。
4. 当代人的体质分为九种，即平和质、气虚质、阳虚质、阴虚质、痰湿质、湿热质、血瘀质、气郁质、特禀质。

第二节　体质学说的应用

由于体质的特异性、多样性和可变性，形成了个体对疾病的易感倾向、病变性质及治疗效果等方面的差异。因此，中医学强调"因人制宜"，并把体质同病因学、病机学、诊断学、治疗学和养生学等密切结合起来，以指导临床医疗实践。

一、体质与病因、发病及病机变化

不同体质对某些病因和疾病有着特殊易感性。如阴虚质者易感热邪而患热病；阳虚质者易感寒邪而患寒病。肥人多痰湿，善病中风；瘦人多火，易得痨嗽。遗传性疾病、先天性疾病及过敏性疾病的发生，也都与个体体质密切相关。

正气虚是发病的内在根据，体质是正气盛衰偏颇的反映，体质的强弱决定着正气的盛衰。一般而言，体质强壮者，正气旺盛，抗病力强，邪气难以侵入致病；体质羸弱者，正气虚弱，抵抗力差，邪气易于乘虚侵入而发病。发病过程中又因体质的差异，或即时而发，或伏而后发，或时而复发，且发病后的临床证候类型也因人而异。

病情随体质而变化称"从化"。从化的一般规律是：素体阴虚阳亢者，功能活动相对亢奋，受邪后多从热化；素体阳虚阴盛者，功能活动相对不足，受邪后多从寒化；素体津亏血耗者，易致邪从燥化;气虚湿盛者,受邪后多从湿化。病变部位在脏腑经络等之间的传递转移,以及疾病性质的转化和改变,称"传变"。疾病传变与否,与邪之盛衰、治疗得当与否有关,但主要还是取决于体质。

二、体质与辨证治疗

(一) 体质与辨证

体质是形成"证"的生理基础,体质常决定疾病的证候类型。同一种疾病,因个体体质的差异可表现出阴阳表里、寒热虚实等不同的证候类型,即同病异证;不同的病因或患不同的疾病,而体质在某些方面具有共同点时,常常可表现为相同或类似的证候类型,即异病同证。如阳热体质者,感受暑、热邪气,势必出现热证,但若感受风、寒邪气,亦可郁而化热,表现为热性证候。

(二) 体质与治疗

体质是治疗的重要依据。在疾病的治疗过程中,按体质论治既是因人制宜的重要内容,又是中医治疗学的特色所在。同一种病变,同一种治法,有人有效而病愈,有人无效而病重,其原因就在于病同而个体的体质不同,所以临床上要坚持辨病、辨证、辨体相结合。

1. 因人制宜 在治疗中,常以患者的体质作为立法处方用药的重要依据,也是治病求本的体现。如阳盛或阴虚之体,要慎用温热伤阴之剂;阳虚或阴盛之体,要慎用寒凉伤阳之药。用药剂量也要视体质而定,体长壮实者剂量宜大,身瘦体弱者剂量宜小。

案例分析

案例:赵某,男,56 岁。感冒咳嗽月余,痰多色白,舌苔薄腻,脉弦滑带数。辨证为外感邪气未净,肺失清肃,方用银翘散加减,连服 4 剂无效。复诊参合患者形体肥胖、嗜酒,脉滑苔腻,改用二陈汤加泽泻以祛湿化痰,服 3 剂,即痰少咳止。(王琦治验)

分析:该患者形体肥胖,长期嗜酒,脉滑苔腻,符合痰湿体质特征。单纯根据外感的治疗方法疗效不佳,复诊通过对体质的观察,加以芳香健脾、祛湿化痰治疗而取得效果。所以在治疗疾病时要结合个人体质特征加以处理,方能奏效。

2. 针药宜忌 体质有寒热虚实之异,药物有性味偏颇之别,针灸也有补泻手法的不同,因此治疗时就要明辨体质对针药的宜忌,把握用药及针灸的"度"。

(1)药物性味:一般来说,阴阳平和质者,宜视病情权衡寒热补泻,忌妄攻蛮补;体质偏阳者,宜甘寒、酸寒、咸寒、清润,忌辛热温散;体质偏阴者,宜温补益火,忌苦寒泻火;素体气虚者,宜补气培元,忌耗散克伐;痰湿质者宜健脾芳化,忌阴柔滋补;湿热质者宜清热利湿,忌滋补厚味;瘀血质者,宜疏利气血,忌固涩收敛等。

(2)针灸宜忌:体质不同,针灸治疗后的疼痛反应和得气反应有别。一般体质强壮者,对针石的耐受性强,体质虚弱者耐受性差;肥胖体质者,多气血迟涩,对针刺反应迟钝,进针宜深,刺激量宜大,多用温针艾灸;瘦长体型者,多气血滑利,对针刺反应敏感,进针宜浅,刺激量相应宜小,少用温灸。

3. 善后调理 病后康复调理也属于治疗范畴。调理时需多方面的措施配合,应用时须兼顾患者的体质特征。如阴虚体质者初愈,应慎食狗肉、羊肉、桂圆等温热及辛辣之味;阳虚体质者大病初愈,应慎食龟鳖、熟地黄等滋腻之物。

知识链接

叶天士与辨体施治

温病四大家之一的叶天士,在临证中十分重视体质,其治病能有桴鼓之效,辨体施治功不可没。其在《临证指南医案》中说"平素体质,不可不论","诊之大法,先明体质强弱,肌色苍嫩,更询起居致病因由",由此可窥见叶天士对体质的重视程度。其在《温热论》中又言"吾吴湿邪害人最广",进而根据面色的白或苍确定治疗方案,认为"面色白者,须要顾其阳气""面色苍者,须要顾其津液"。

三、体质与养生防病

中医学的养生方法很多,善养生者,无论在哪一方面的调摄,都应兼顾体质特征。如在食养方面,阴虚之体,饮食宜甘润生津,忌辛辣燥烈之品;阳虚之体宜多食温补,忌生冷寒凉之品。在精神调摄方面,气郁质者,应注意情感上的疏导,消解其不良情绪,以防过极;阳虚质者,应多鼓励,帮助其树立生活的信心。

点滴积累

1. 体质学说可用于中医病因学、病机学、诊断学、治疗学和养生学等方面。
2. 中医治病采取因人制宜、病治异同的治则,其理论基础源于体质的差异。
3. 药物治疗疾病时,药物药性与用量要参考体质因素。
4. 养生调摄,也应兼顾体质特征。

目标检测

习题

复习导图

一、简答题

1. 体质的形成与哪些因素有关?

2. 当代人的体质可分哪九种? 它们各有什么特点?

二、实例分析

1. 戈某,女,12 岁。其母体弱,高龄生产,其出生后一直发育不良,身矮肌瘦,劳则气短,目瞤而痛,面白。时见脉虚软,食少,大便不成形。凭证参脉,为脾胃衰弱,化源不足,方用资生丸培补后天之本,服药 20 剂后即食量大增,面渐红润,精神转好(岳美中治验)。

分析:结合本例,分析戈某体质形成与先天及后天的关系。

2. 王某,女,53 岁。经常失眠且睡着后出虚汗,平时自觉手足心热,容易心烦急躁,常觉口渴,皮肤和毛发干燥,小便黄,大便干。想咨询自己是何种体质,该如何调理。

（蒋玲钰）

第六章 病因

学习目标

1. 知识目标 （1）掌握：六淫、七情内伤的致病特点；瘀血的形成及其致病特点、病证特点。
（2）熟悉：疠气、饮食失宜、劳逸失度的致病特点；痰饮的形成及其致病特点、病证特点。
（3）了解：结石的形成及其致病特点、病证特点；其他病因。
2. 能力目标 初步具备探求病因的能力。
3. 素质目标 培养"辨证求因"的思维模式，树立中医文化自信。

导学情景

情景描述：

胃痛是以胃脘部发生疼痛为主症的一种病证。此病在人群中发病率很高。虽表现都为胃痛，但为什么有的人表现为胃脘胀满，攻撑作痛，喜长叹息，遇烦恼郁怒则发作或痛甚；而有的人则表现为胃脘冷痛或剧痛，遇寒痛增，得温痛减？为什么同为胃痛而特点不同呢？

学前导语：

虽同为胃痛，但前者多是情志不遂所致，后者多是外寒直中，或过食生冷，或脾胃阳气素虚又复感外寒所致，致病原因不同，病变机制不同，故特点不同。分析致病原因及病变机制对于中医辨证论治具有十分重要的意义。本章我们就导致疾病发生的原因进行系统的学习。

病因，又称致病因素，是指导致疾病发生的原因，亦称为"病邪"或"邪气"。一切能破坏人体相对平衡状态，导致疾病发生的原因就是病因。中医学中的病因，包括六淫、疠气、七情、饮食、劳逸、痰饮、瘀血、结石、外伤、寄生虫、医过、药邪以及先天因素等。

病因学说，是研究各种病因的概念、形成、性质和致病特点及其所致病证临床表现的学说，是中医理论体系的重要组成部分。

中医学探求病因，主要有两种方法：一是"问诊求因"，即通过询问发病的经过及相关情况，以推断其病因。如情志变化致病、劳逸过度、跌仆金刃及虫兽伤等，这些病因都可通过问诊而获知。二是"辨证求因"，即根据疾病的临床表现，运用各种病因的性质及致病特点进行分析以推求病因的方法，是中医学探求病因特有的和主要的方法。如根据患者身体某处出现刺痛、痛处固定不移、舌有紫斑等，可判断为瘀血致病。

为了更好地研究各种病因的性质及致病特点，历代医家提出了不同的病因分类方法。其中宋代陈言提出的"三因学说"对后世影响较大，现代基于此法，将病因分为外感病因，如六淫、疠气；内伤病因，如七情内伤、饮食失宜、劳逸失度；病理产物性病因，如痰饮、瘀血、结石等；其他病因，如外伤、寄生虫等。

第一节　外感病因

外感病因是指来源于自然界,多从肌表、口鼻侵入人体,引起外感性疾病的致病因素。包括六淫和疠气两类。

一、六淫

(一) 六淫的基本概念

六淫,即风、寒、暑、湿、燥、火(热)六种外感病邪的总称。淫,有太过、浸淫之意,泛指异常、反常。

风、寒、暑、湿、燥、火(热)本为六种正常的自然界气候,称为六气,又称"六元",是万物生长、人类生存的必备条件。人类在长期适应环境的过程中,生理功能不断适应四时之变,所以六气一般不会使人发病。但是当气候变化异常,超过了一定的限度,如非其时而有其气或气候变化过于急骤,就会导致机体不能与之相适应而发病,这时对于患病机体而言,六气即成为致病因素而转化为"六淫"。另外,如果机体正气不足,不能适应正常的自然界气候而发病,此时对于患病机体而言,正常气候也成为"六淫"。因此,六淫的概念具有相对性。

> **课堂活动**
> 秋冬交替之际,每逢寒流来袭,气温就会急剧下降,由于气候变化过于急骤,很多人不能适应就会患上感冒。请同学们分析一下,对于这些生病的人群,这种寒冷的气候应该叫作什么?而对于没有生病的人群,这种寒冷的气候又叫作什么?

(二) 六淫共同的致病特点

1. **外感性**　六淫之邪来源于自然界,多从肌表、口鼻侵入人体,所引起的疾病称为外感病。

2. **季节性**　六淫致病具有季节性特点。如春季多风病,夏季多暑病,长夏多湿病,秋季多燥病,冬季多寒病。

3. **地域性**　六淫致病常与生活、工作的地域环境密切相关。如西北多寒病、燥病,东南沿海多湿病、热病,高温环境作业多火热燥病,久居潮湿环境多湿病等。

4. **相兼性**　六淫既可单独侵犯人体而致病,又可两种或两种以上相兼而致病。如风寒表证、风热表证、风寒湿痹证等。

5. **转化性**　在一定条件下,六淫致病的病性可以发生转化。如寒邪入里可以化热,暑湿之邪日久可以化燥伤阴等。

(三) 六淫各自的性质和致病特点

1. **风邪**　凡具有轻扬开泄、善动不居等特性的外邪,称为风邪。风是自然界一种无形的、流动的气流。风邪侵犯人体多从皮毛而入。

（1）风为阳邪，其性开泄，易袭阳位：风邪具有轻扬、升散、向上、向外的特性，故属阳邪。风邪侵袭机体易使腠理开张而汗出。风性轻扬、向上、向外，故风邪常侵犯人体的上部、阳经和肌表等阳位。如风邪袭表，腠理开泄，则可见汗出、恶风等症；风邪循经上扰则头晕头痛；风邪犯肺，则咳嗽、鼻塞、喷嚏、咽痒等。故《素问·太阴阳明论》记载："故犯贼风虚邪者，阳受之……伤于风者，上先受之。"

（2）风性善行而数变："善行"是指风邪致病具有病位游移、行无定处的特点。如痹证中的"风痹"，常见肢体关节的游走性疼痛，故又称为"行痹"。"数变"是指风邪致病具有发病急、变化多、传变快的特点。如荨麻疹的皮疹具有发作突然、此起彼伏、隐现不定等特点，故又名"风疹块"。

（3）风性主动：是指风邪致病具有动摇不定的特点。临床常见眩晕、肌肉瞤动、四肢抽搐、角弓反张、两目上视，以及口眼㖞斜、半身不遂等症状。故《素问·阴阳应象大论》记载："风胜则动。"

（4）风为百病之长：风邪致病极为广泛，且常兼他邪致病，为外邪致病的先导。凡寒、湿、暑、燥、热诸邪，多依附于风邪而侵犯人体，如外感风寒、风热、风湿等。《素问·生气通天论》记载："风者，百病之始也。"《素问·风论》记载："风者，百病之长也。"

2. 寒邪　凡具有寒冷、凝结、收引等特性的外邪，称为寒邪。寒邪外侵所致的病证称为外寒病。其中，寒客肌表，郁遏卫阳者，称为"伤寒"；寒邪直中于里，伤及脏腑阳气者，称为"中寒"。

（1）寒为阴邪，易伤阳气：寒邪属阴。寒邪侵袭机体，使机体阴盛，进而损伤阳气。故《素问·阴阳应象大论》记载："阴胜则阳病。"如寒邪侵袭肌表，卫阳被遏，失于温煦，可见恶寒、发热、无汗等症；寒邪直中太阴，损伤脾阳，则见脘腹冷痛、吐泻清稀等症；寒邪直中少阴，心肾之阳受损，可见恶寒蜷卧、手足厥冷、下利清谷、精神萎靡、脉微细等症。

（2）寒性凝滞而主痛：凝滞，即凝结、阻滞不通之意。寒邪侵袭人体，使气血凝结，经脉阻滞不通，不通则痛。故寒邪致病多见疼痛的症状，其疼痛程度比较剧烈，有得热痛减、遇冷加重的特点，所以有"寒胜则痛"之说。如痹证中的"寒痹"，关节疼痛剧烈，因而又称为"痛痹"；寒邪侵犯中焦或下焦，可见脘腹冷痛，甚或绞痛。《素问·痹论》记载："痛者，寒气多也，有寒故痛也。"

（3）寒性收引："收引"，即收缩牵引之意。寒邪侵袭人体可使气机收敛，导致腠理闭塞、卫阳郁闭，而见恶寒、发热、无汗等症；若寒客经络及关节，则经络筋脉收缩挛急，可见筋脉痉挛拘急、肢体屈伸不利、脉紧等症。故《素问·举痛论》记载："寒则气收。"

案例分析

案例：李某，男，32岁。剧烈运动后吹空调降温，次日出现鼻塞声重，流清涕，恶寒，发热不明显，无汗，咳嗽痰白质稀。舌苔薄白，脉浮紧。

分析：该患者剧烈运动后汗出当风，感受风寒邪气，寒为阴邪，易伤阳气，卫阳被遏，肌表失于温煦，故恶寒。寒性收引,汗孔闭塞,故无汗。寒邪袭表,内应于肺,肺失宣肃,故咳嗽痰白质稀,鼻塞声重,流清涕。舌苔薄白,脉浮紧,为外感风寒之征。

3. 暑邪 凡夏至以后,立秋以前,具有炎热、升散特性的外邪,称为暑邪。暑邪致病具有明显的季节性。暑纯属外邪,无内暑之说。

(1)暑为阳邪,其性炎热:暑有酷热的特性,故属阳邪。暑邪犯人多可见一派典型的阳热症状,如高热、大渴、汗大出、面红、目赤、心烦、脉洪大等。同时,暑邪所致病变,传变迅速,易内扰心神,如中暑患者可因暑邪迅速传入心包,而见昏迷等症。

(2)暑性升散,易伤津耗气:暑为阳邪,主升主散。感受暑热之邪,可致腠理开泄而多汗。汗出过多,一方面耗伤津液;另一方面,在大量出汗的同时,气随津泄,甚至气随津脱。故在出现口渴多饮、小便短少等津伤症状的同时,还会出现气短乏力等气虚症状,甚至会发生突然昏倒、不省人事的气脱危候。正如《素问·举痛论》记载:"炅则腠理开,荣卫通,汗大泄,故气泄矣。"

(3)暑多夹湿:暑季不仅天气炎热,而且多雨潮湿,故暑邪常与湿邪相兼致病,临床除见高热、烦渴等暑热症状外,还常兼见四肢沉重困倦、食欲不振、胸闷呕恶、大便溏泄不爽等湿阻症状。

4. 湿邪 凡具有重浊、黏滞、趋下特性的外邪,称为湿邪。

(1)湿为阴邪,易阻遏气机,损伤阳气:湿与水同类,性质属阴。湿邪侵犯人体,常留滞脏腑经络,最易阻滞气机。湿阻胸膈,气机不畅则胸闷;湿阻中焦,则脘腹痞胀,大便溏泻不爽;湿滞膀胱,气化不利,则小便涩滞不畅。湿为阴邪,阴胜则阳病,故湿邪可损伤人体的阳气。五脏中脾主运化水湿,又喜燥而恶湿,故湿邪伤人,常先困脾,使脾阳不振,运化无权,水湿停聚,则发为泄泻、小便短少、水肿等。故《素问·六元正纪大论》记载:"湿胜则濡泻,甚则水闭胕肿……"

(2)湿性重浊:重,即沉重、重着之意。指湿邪致病,临床表现多具有沉重或重着不移的特征。如湿邪袭表,可见周身困重、头重如裹、四肢酸懒沉重等;湿邪流注经络关节,可见关节酸楚重着,故湿痹又称"着痹"。浊,即混浊、秽浊之意。湿邪侵犯人体,可使排泄物和分泌物增多且秽浊不清。如湿浊上犯,则面垢、眵多;湿滞大肠,则大便溏泻不爽,甚或下痢脓血黏液;湿浊下注,则小便混浊、妇女带下过多;湿邪浸淫肌肤,则可见疮疡、湿疹等滋水秽浊。

(3)湿性黏滞:黏,即黏腻;滞,即停滞。指湿邪致病常具有黏腻停滞的特点。主要表现在两个方面:一是症状的黏滞性。湿邪致病多见黏滞不爽的症状,如湿滞大肠,则大便黏腻不爽;湿滞膀胱,则小便涩滞不畅;湿滞体内,则舌苔黏腻。二是病程的缠绵性。由于湿性黏滞,胶着难解,难以速去,故湿邪致病常起病缓慢,反复发作,缠绵难愈,病程较长。如湿疹、湿痹等。

(4)湿性趋下,易袭阴位:湿为重浊有质之邪,类水而有趋下之势,故湿邪致病,易伤及人体下部。如水湿引起的水肿,多以下肢较为明显;淋浊、泄泻、妇女带下、男子水疝等,也多是由湿邪下注所致。故《素问·太阴阳明论》记载:"伤于湿者,下先受之。"

5. 燥邪 凡具有干燥、收敛特性的外邪,称为燥邪。燥为秋季主气,初秋尚有夏之余热,病多温燥;深秋天气转凉,病多凉燥。

（1）燥性干涩,易伤津液:干,即干燥;涩,即涩滞不利。燥邪侵犯人体,最易损伤人体津液,出现各种干燥、涩滞的症状。如口干唇燥、鼻咽干燥、皮肤干燥甚至皲裂、毛发干枯不荣、小便短少、大便干结等。故《素问·阴阳应象大论》记载:"燥胜则干。"

（2）燥易伤肺:肺为娇脏,喜润而恶燥,肺主气司呼吸,开窍于鼻,外合皮毛。燥邪伤人多从口鼻而入,最易损伤肺津,甚至损伤肺络,从而出现干咳少痰或痰黏难咯,甚至痰中带血等症状。由于肺合大肠,燥邪损伤肺津,进而可致大肠失润,出现大便干结难下的症状。

6. 火（热）邪　凡具有火之炎热、升腾等特性的外邪,称为火（热）邪。火与热均为阳盛所化,故往往火热并称。热为火之渐,火为热之极,两者在程度上有所不同;热邪多由外感,而火邪多由内生。

（1）火（热）为阳邪,其性炎上:火热之邪具燔灼躁动、升腾上炎之特性,故属阳邪。《素问·阴阳应象大论》记载"阳胜则热",故火（热）邪伤人,常见一派热象,如高热、恶热、面红目赤、汗出、烦渴、小便短赤、大便干结、脉洪数等。又因火性升腾,故头面部的火热症状表现尤为突出,如心火上炎可见口舌生疮;肝火上炎可见目赤肿痛、头晕头痛等。

（2）火（热）易伤津耗气:火（热）为阳邪,"阳胜则阴病",既可直接消烁津液,又可蒸迫津液外泄,故火热致病除有热象外,常伴有口渴喜冷饮、咽干唇燥、小便短赤、大便干结等阴津耗伤症状。由于阴津耗伤,使人体的分泌物和排泄物变得黄而稠,并伴有热感,如鼻涕黄稠、目眵黄浊、小便黄浊、疮疡脓水黄稠、带下黄赤等。另外,由于火热迫津外泄,导致气随津泄,甚至气随津脱,故其临床表现除有热象、津亏之象外,又可见少气懒言、神疲乏力等气虚征象。正如《素问·阴阳应象大论》所记载"壮火食气"。

（3）火（热）易生风动血:"生风",指火热之邪侵袭人体,往往会燔灼肝经,劫耗津血,使筋脉失于濡养,而致肝风内动,常出现高热、神昏谵语、四肢抽搐、两目上视、颈项强直、角弓反张等症状。由于此为热盛所致,故称为"热极生风"。"动血",指火热之邪侵入血脉,可灼伤脉络,迫血妄行,从而引起各种出血症,如吐血、衄血、便血、尿血、皮肤发斑、妇女月经过多等。

（4）火（热）易致疮痈:疮痈,即疮疡痈肿。火热之邪侵入血脉,停聚局部,可使局部气血壅聚不散,进而腐败血肉,发为疮疡痈肿,表现为局部的红、肿、热、痛,甚至化脓溃烂。

（5）火（热）易扰心神:心在五行属火,火热与心相应,而火热为阳邪,性躁动,故火热易扰心神。轻者可致心神不宁而见心烦、失眠、多梦,重者扰乱心神而出现狂躁不安、神昏谵语等症。

二、疠气

（一）疠气的基本概念

疠气,是一类具有强烈致病性和传染性的外感病邪。在中医文献中,疠气又称为"戾气""疫气""疫毒""异气""毒气""乖戾之气"等。疠气所引起的疾病称为"瘟病""疫病""瘟疫病"等。

疠气可通过空气传播,从口鼻入侵人体,也可随饮食入里或蚊虫叮咬而发病。如近些年出现的严重急性呼吸综合征、甲型 H1N1 流感、禽流感等都是疠气所引起的疾病。

知识链接

仁心仁术——李杲(李东垣)和"普济消毒饮"

李东垣是金元四大家之"补土派"的创始人。有一年,"大头天行"(大头瘟)时疫流行,当时的医者遍阅方书,未能找到对证的方药。有医者自持己见,妄下之,没有疗效,复下之,以致病死率很高。医者不以为错,病家也不以为医者有错。唯东垣"独恻然于心,废寝食,循流讨源,察标求本",自创"普济消毒饮"一方,服之神效。并且将此方刻于木板,悬挂于众人出入之地,挽救了很多人的性命,人以为仙授,遂刻于石碑,广为流传。

李东垣的这一举动,不仅为挽救人们的生命作出了贡献,而且也为后世温病证治理论的形成和发展提供了临床经验。李东垣在悬壶济世的道路上面对疑难杂症具有善于思考、勇于创新的精神,是我们学习的榜样。

(二)疠气的致病特点

1. 传染性强,易于流行 《温疫论》记载:"此气之来,无论老少强弱,触之者即病。"由于疠气可通过空气、食物、蚊虫、接触等多种途径在人群中传播,且当疫疠之气流行之时,无论男女老少,体质强弱,只要接触到疠气,多会发病,故疠气致病具有强烈的传染性和流行性。当然,疠气致病既可大面积流行,也可散在发生。

2. 一气一病,症状相似 疠气种类繁多,但一种疠气引起一种疫病,其临床症状基本相似。例如白喉,无论患者是男是女,是老是少,均表现为鼻、咽、喉部的黏膜有白色假膜形成、犬吠样咳嗽和全身毒血症状。故《素问·刺法论》记载:"无问大小,病状相似。"

3. 发病急骤,病情危笃 一般来说,疠气多属于热毒邪气,其性疾速,且常兼挟毒雾、瘴气等共同致病,故其侵袭人体后发病急骤,而且病势凶险,病情危重。发病后常常出现发热、神昏、生风、动血等危重证候。如《温疫论·杂气论》记载:"疫气者……为病颇重……缓者朝发夕死,重者顷刻而亡。"

(三)疠气形成和疫病流行的因素

1. 气候因素 自然界气候的反常,如大旱、大涝等,均易滋生疠气,导致疫病发生和流行,所谓"大灾之后,必有大疫"。

2. 环境污染 环境卫生不良,如水源、饮食、空气等受到污染,也可滋生疠气,导致疫病发生。

3. 预防隔离 疠气具有强烈的传染性,若预防隔离措施不当,极易导致疫病发生和大面积流行。

4. 社会因素 社会因素对疠气的发生与疫病的流行也有较大的影响。战乱和灾荒年代,社会动荡不安,人们的工作环境恶劣、生活极度贫困、卫生防疫条件落后等,易导致疫病的发生和流行。反之,社会安定,卫生设施齐全,防疫措施得力,疫病即能得到有效预防与控制。

第二节　内伤病因

内伤病因,是指因人的行为或情志不循常度,超过了人体自身的调节范围,直接损伤脏腑而发病的致病因素。主要包括七情内伤、饮食失宜、劳逸失度等。

一、七情内伤

(一) 七情的基本概念

七情,即喜、怒、忧、思、悲、恐、惊七种情志变化。七情是机体对外界信息刺激作出的不同的情绪反应。人的情志变化是很复杂的,它一方面取决于外来刺激的性质和强度,另一方面还决定于人体自身的适应和调节能力。通常情况下,七情属于人体正常的情志活动,不会导致疾病发生。但是突然、强烈或长期持久的情志刺激,超过人体的心理承受和调节能力,引起脏腑气血功能紊乱,就会导致疾病的发生。这时的七情就成为致病因素。由于七情致病,是直接伤及内在脏腑而发病的,所以称之为"七情内伤"。

(二) 七情的致病特点

1. 直接伤及脏腑　情志活动以五脏精气作为其物质基础,七情分属五脏,因此七情异常可直接影响脏腑功能活动。不同的情志刺激可伤及相应的脏腑,产生不同的病理变化。如心主喜,过喜则伤心;肝主怒,过怒则伤肝;脾主思,过思则伤脾;肺主忧,过忧则伤肺;肾主恐,过恐则伤肾。但由于人体是一个有机的整体,七情致病,不会仅仅局限于单一脏腑,而会表现出多方面的损伤。《灵枢·口问》记载:"……心者,五藏六腑之主也……故悲哀愁忧则心动,心动则五藏六腑皆摇。"说明心为五脏六腑之大主,故七情太过首伤心神。心主血脉又主神志;肝藏血而主疏泄,调畅气机;脾主运化,为气血生化之源,气机升降的枢纽。所以临床上,七情致病以心、肝、脾三脏为多见。

2. 影响脏腑气机　脏腑之气的运动变化,在情志活动中发挥着非常重要的作用,故七情致病常影响脏腑气机,导致气机失常,气血运行紊乱。

(1)怒则气上:气上,气机上逆之意。肝在志为怒,过度愤怒,可使肝气上逆,同时血随气逆,出现面红目赤、头晕头痛,甚至呕血或突然昏倒等症。

（2）喜则气缓：气缓，心气弛缓之意。心在志为喜，过喜或暴喜，可使心气涣散，神不守舍，表现为精神不能集中，甚至精神错乱、狂言妄动。

（3）思则气结：气结，脾气郁结之意。脾在志为思，思虑、劳神过度，可使脾气郁结，中焦气机升降失常，出现食欲减退、脘腹胀满、便溏，甚至肌肉消瘦等症。另外思发于心而成于脾，思虑过度还会暗耗心血，出现心悸、失眠、健忘、多梦等症。

（4）悲忧气消：气消，肺气消耗之意。肺在志为悲忧，过度悲伤忧愁，容易消耗肺气，出现精神不振、气短乏力等症。

（5）恐则气下：气下，精气下陷之意。肾在志为恐，恐惧过度，可伤及肾气，使肾气不固，出现二便失禁，甚至遗精、昏厥等症。

（6）惊则气乱：气乱，心气紊乱之意。突然受惊，可使心气紊乱，气血失调，导致心无所倚，神无所归，虑无所定，从而出现惊慌失措、心悸不宁甚至精神错乱等症。

> **课 堂 活 动**
>
> 请同学们结合上述所学，分析范进中举后为何会精神失常；被其岳父胡屠户打了一巴掌后，其为何又恢复了正常神志。

3. 影响病情变化　七情不仅可以引发多种疾病，而且影响着所有疾病的发展和转归。一般来说，良性的情志变化，有利于病情的恢复；而不良的情志刺激，往往会使病情加重或迅速恶化。如心脏病患者可因剧烈情绪波动，出现心绞痛、心肌梗死，甚至猝然死亡。所以，保持良好、稳定的情绪状态，对于疾病的预防、治疗和康复均有着十分重要的意义。

案例分析

案例：王某，女，一个月前，因与同事争吵，致咳逆阵作，咳时面赤，头晕，咽干，常感觉痰滞咽喉，咯之难出，咽之不下，量少质黏色黄，咳时引胸胁胀痛，口干苦，舌红苔薄黄少津，脉弦数。请对患者的发病原因及临床表现进行分析。

分析：该患者发病的起因是与同事争吵，随之而出现咳逆等症状表现。因争吵的刺激导致情绪失控，暴怒而伤肝。怒则气上，使肝气升发太过，气火上逆，循经犯肺，肺失肃降而致咳逆阵作；肝经气火内郁，热壅气滞，则胸胁胀痛；肝火上炎，可见头晕、面赤；热蒸胆气上溢，故觉口苦；津为火灼，炼液为痰，故咽干、口干，痰黄黏量少，痰滞咽喉，咯之难出，咽之不下；舌红苔薄黄少津，脉弦数，为肝经实火内炽之征。

二、饮食失宜

饮食是人类生存不可缺少的条件之一，饮食物所化生的水谷精微是化生气血，保证生命活动和健康的物质基础。若饮食失宜，则可导致多种疾病的发生。饮食失宜包括饮食不节、饮食不洁和饮食偏嗜三个方面。

（一）饮食不节

饮食不节包括饥饱失常和饮食无时两个方面。

1. **饥饱失常**　饮食以适量为宜，过饥过饱均可引起疾病。

（1）过饥：长期摄食不足，可使气血生化乏源，造成气血亏虚，表现为形体消瘦、面色少华、全身虚损、乏力等症状。同时，由于正气虚弱，容易受邪，而变生他病。正如《灵枢·五味》所记载："谷不入，半日则气衰，一日则气少矣。"

（2）过饱：食入过量，超过了脾胃的承受能力，则"饮食自倍，肠胃乃伤"，出现脘腹饱胀疼痛、厌食、嗳腐吞酸、吐泻酸臭等症。食积过久，可郁而化热，或聚湿生痰，在小儿则常形成"疳积"，可见厌食、面黄肌瘦、脘腹胀满、手足心热等症。

2. **饮食无时**　按时有规律地进食，可以保证脾胃纳运功能有节律地进行，水谷精微化生有序，并有条不紊地输布全身。若饮食无时，亦可损伤脾胃，而变生他病。

（二）饮食不洁

饮食不洁是指食用不清洁、变质或有毒的食物。进食不清洁食物，是发生胃肠疾病、肠道寄生虫病等的主要原因。进食腐败变质或有毒食物，则可引起食物中毒，出现突发性的剧烈腹痛、吐泻等，重者还可出现昏迷甚至死亡。

（三）饮食偏嗜

饮食要种类全面、合理搭配、寒温适宜、五味调和，才能使人体营养均衡，阴阳平衡，健康无病。若长期偏嗜某一方面的食物，势必引起营养不均衡，使机体阴阳失调，从而发生疾病。如偏嗜辛辣，易使肠胃积热，大便干燥或发生痔疮下血等症；过食肥甘厚味，可助湿、生痰、化热，或酿成疖肿疮疡等；过食生冷，易损伤脾阳，使寒湿内生，发生腹痛、泄泻等症。

三、劳逸失度

适当的劳作和运动有利于气血流通，增强体质；适度的休息可以缓解疲劳，恢复体力和脑力。劳逸结合，是保证人体健康的必要条件。若劳逸失度，就会破坏人体正常的生命规律，成为致病因素而使人发病。劳逸失度，包括过度劳累（简称过劳）和过度安逸（简称过逸）两个方面。

（一）过劳

包括劳力过度、劳神过度和房劳过度三个方面。

1. **劳力过度**　简称"形劳"，指长时间地从事过重的体力劳动，包括长期体育锻炼强度过大。劳力过度一方面可损耗人体之气，导致脏腑功能减退，尤其容易损耗脾肺之气，出现神疲乏力、气短懒言、自汗等症；另一方面还可损伤形体，即劳伤筋骨，从而积劳成疾。正如《素问·宣明五气》所记载："久视伤血，久卧伤气，久坐伤肉，久立伤骨，久行伤筋。"

2. **劳神过度**　简称"心劳"，指思虑太过，或长期用脑过度而积劳成疾。劳神过度易耗伤心血，损伤脾气，导致心脾两虚，出现心悸、健忘、失眠、多梦，以及纳少、腹胀、便溏、形体消瘦等症。

3. **房劳过度** 简称"肾劳",指房事太过,或有手淫恶习,或早婚、妇女产育过多等。房劳过度可耗伤肾中精气,常见腰膝酸软、头昏、耳鸣、健忘、神疲乏力,或男子遗精、阳痿、早泄,或女子月经不调、不孕、带下过多等症。

(二)过逸

包括体力过逸和脑力过逸两个方面。

1. **体力过逸** "流水不腐,户枢不蠹。"人体如果长期缺乏体力活动,可使气血运行不畅,脾胃功能减弱,抵抗力降低,出现食欲不振、精神疲倦、肌肉痿软、动则心悸气喘、自汗出等症,还可继发其他病证。

2. **脑力过逸** 指长期懒于动脑。适度的脑力劳动,能保持大脑有足够的信息刺激和血液供应,可防止大脑的功能退化。如果长期懒于动脑,就会出现记忆力减退、反应迟钝、精神萎靡等症。

点滴积累

1. 七情内伤致病特点:直接伤及脏腑、影响脏腑气机、影响病情变化。
2. 饮食失宜包括饮食不节、饮食不洁、饮食偏嗜。
3. 劳逸失度包括过度劳累(过劳)和过度安逸(过逸)。过劳包括劳力过度、劳神过度、房劳过度;过逸包括体力过逸、脑力过逸。

第三节 病理产物性病因

在疾病过程中形成的病理产物,会成为新病证发生的原因,称之为病理产物性病因或继发性病因。常见的病理产物性病因有痰饮、瘀血、结石等。

一、痰饮

(一)痰饮的基本概念

痰饮是人体水液代谢障碍所形成的病理产物。痰和饮两者同源,但又有区别。一般认为质地较稠厚者为痰,质地清稀淡薄者为饮。痰和饮是处于不同发展阶段或者不同表现形式的同一性质的致病因素。湿聚成水,积水成饮,饮凝成痰。痰与饮两者很难截然分开,故常"痰饮"并称。

"痰"可分为有形之痰和无形之痰。有形之痰,是指视之可见、触之可及、闻之有声的痰,如咳嗽咯出的痰、呕吐的痰涎等。无形之痰,是指视之不见、触之不及、闻之无声的痰,如眩晕、癫狂等。

"饮"比痰的流动性大,常留积于人体脏器组织间隙或疏松的部位。根据其停留的部位不同,可分为悬饮、支饮、溢饮、痰饮。悬饮是指饮停胸胁,咳唾引痛者;支饮是指饮停胸膈,咳喘不得平卧者;溢饮是饮溢肌肤,肌肤肿胀,身痛而重者;痰饮是饮停肠胃,肠鸣沥沥有声者。

（二）痰饮的形成

凡是能引起水液代谢障碍的原因,都可导致痰饮的形成。在水液代谢的过程中,肺、脾、肾、肝、三焦是参与水液代谢最为重要的脏腑。肺主通调水道,为水之上源;脾主运化水液,是水液代谢的枢纽;肾主水,为水脏,其蒸腾气化作用是水液代谢的总动力;肝主疏泄,可调畅气机,促进水液的运行;三焦主决渎,是水液运行的通道。所以,若外感六淫,或七情内伤,或饮食不节等原因,导致这些脏腑功能失调,气化不利,水液代谢障碍,水液停聚,均可形成痰饮。

（三）痰饮的致病特点

痰饮形成以后,痰可随气升降流行,内至五脏六腑,外达皮肉筋骨,全身各部无处不到;饮则多停留在胸胁、胸膈,流入胃肠或泛滥肌肤,从而形成多种复杂的病证。

1. **阻碍气血运行** 痰饮为有形实邪,一旦形成,既可阻滞气机,影响脏腑气机的升降,又可流注经脉,阻碍气血的运行。

2. **影响水液代谢** 痰饮本是水液代谢失常的病理产物,一旦形成后阻塞水道使水液运行不畅,或使水液泛溢于邻近组织,进一步影响肺、脾、肾等脏腑的功能活动,就会使水液代谢障碍更加严重。如寒饮阻肺,肺失宣降可致水道不通,水液不布。

3. **易于蒙蔽神明** 痰饮为浊物,尤易蒙蔽清窍,扰乱神明,出现一系列神志异常的病证。如痰迷心窍、痰火扰心所致的癫、狂等。

（四）痰饮的病证特点

1. **病证复杂,变幻多端** 痰饮可随气的升降无处不到,外达肌肤腠理,内至五脏六腑,引起多种病证。如痰停于肺,可见胸闷、咳喘、咯痰等;痰停于胃,可见脘痞不舒、恶心呕吐等;痰蒙于心,可见心悸、神昏、癫狂等;痰阻经络、筋骨,可致肢体麻木、半身不遂,或发为瘰疬、痰核等。故有"百病多由痰作祟"之说。

2. **病势缠绵,病程较长** 痰饮由水湿积聚而成,有湿之黏滞的特性,故痰饮为患,多病程较长,缠绵难愈或反复发作,治疗困难。

3. **舌象、脉象特点** 舌象多为腻苔或滑苔,脉象多为滑脉或弦脉。

二、瘀血

（一）瘀血的基本概念

瘀血是指体内血行障碍,血液凝聚所形成的病理产物。它既包括停聚体内的离经之血,又包括阻滞于经脉或脏腑内运行不畅的血液。

（二）瘀血的形成

血液的正常循行,主要与心、肺、肝、脾等脏的功能,气的推动与固摄作用,脉道的通利,以及寒热等因素密切相关。凡能影响血液正常运行,引起血行不畅,或致血离经脉而瘀积体内的内外因素,均可导致瘀血的形成。

1. **气虚致瘀** 气的推动和统摄作用保障血液正常循行而不溢出脉外,若气虚则会出现推动无力而致血行障碍或统摄无力而致血溢脉外,从而形成瘀血。

2. **气滞致瘀** 气属阳,主动;血属阴,主静。血液运行的前提是气的运行,气为血之帅,气行则血行,气滞则血瘀。

3. **血寒致瘀** 血得温则行,得寒则凝。感受外寒,或阳虚内寒,均可使血液凝涩,运行不利而成瘀。正如《医林改错》所记载:"血受寒则凝结成块。"

4. **血热致瘀** 热邪一方面可以迫血妄行,导致血溢脉外而停积体内;另一方面也可以煎熬血液,使血液变得浓稠而运行不畅,从而形成瘀血。正如《医林改错》所记载:"血受热则煎熬成块。"

5. **血出致瘀** 各种外伤如跌打损伤、金刃所伤、手术创伤等,致使脉络破损,血离经脉;或脾不统血,肝不藏血而致出血;或妇女经血不畅,所出之血不能及时排出或消散,积滞于体内则成瘀血。

> **知识链接**
>
> **"瘀血"与"血瘀"**
>
> 瘀血是指血行障碍、血液凝聚所形成的病理产物,属病因学概念;血瘀是指血液运行不畅或瘀滞不通的病理状态,属病机学概念。血瘀可形成瘀血;瘀血阻滞又会加重血瘀,从而形成恶性循环。

(三)瘀血的致病特点

1. **易于阻滞气机** 气舍于血中,血能载气。瘀血形成后阻滞局部,势必影响气的运行,故有"血瘀必兼气滞"之说。如外伤导致局部血脉破损而出血,可使受伤局部气机阻滞,常出现青紫、肿胀、疼痛等表现。

2. **阻碍血脉运行** 瘀血为有形之实邪,一旦停滞于脉内,必然阻碍血液运行,导致局部或全身的血液运行失常,从而影响脏腑的功能活动。如瘀阻心脉,可致胸痹心痛;瘀阻胞宫,可致痛经、闭经等。

3. **影响新血生成** 瘀血阻滞体内,失去了对机体的濡养和滋润作用。若瘀血日久不散,严重影响气血的运行,脏腑因失于濡养而功能失常,势必影响新血的生成,故有"瘀血不去,新血不生"之说。久瘀之人,常可见肌肤甲错、毛发不荣等,即是瘀血内阻,血虚不荣皮毛所致。

(四)瘀血的病证特点

1. **疼痛** 瘀血阻塞经脉,不通则痛。疼痛的特点一般呈刺痛,部位固定不移,拒按,夜间益甚,或久痛不愈。

2. **肿块** 瘀血内阻,凝积不散,日久可形成癥积;外伤瘀血阻滞,可形成血肿。

3. **出血** 瘀血阻塞脉络,使血行受阻,血不循经而溢出脉外,导致出血。其出血的特点常表现为,量少而不畅,血色紫黯或夹有血块。

4. **望诊特点** 常见面色、口唇、肌肤、爪甲青紫,舌色紫黯或有瘀点、瘀斑,舌下络脉曲张青紫等。久瘀者可见面色黧黑、肌肤甲错等。

5. **脉象特点**　脉象细涩、沉弦或结代。

三、结石

(一) 结石的基本概念

结石是由多种因素作用而形成的沙石样病理产物。可发生于身体的多个部位,常见的有肝胆结石、胃结石、膀胱结石、肾结石等。结石较小者,临床症状常不明显,且容易排出;结石较大者,难以排出,多滞留于体内而致病,成为继发性病因。

(二) 结石的形成

结石的成因比较复杂,多和饮食不当、情志内伤、服药不当、体质差异、寄生虫感染有关。

(三) 结石的致病特点

1. **多发于空腔性脏器**　结石多发生在脏器的管腔内,如胃、胆囊和膀胱等。因为这些空腔性脏器的主要功能是传导和化物,其性以降为顺,以通为用。若传导失常,浊物内停,日久则酿成结石。

2. **易阻碍气机**　结石为有形之病理产物,停留脏腑器官后,多阻滞气机,影响气血、水谷、水液等运行与代谢。由于气机阻滞,不通则痛,故结石常会导致疼痛发生。

3. **易损伤脉络**　结石阻于肾、膀胱等部位,常可损伤脉络,导致血溢脉外,而出现血尿。

(四) 结石的病证特点

1. **疼痛**　结石导致的疼痛多为阵发性,发作时剧痛难忍,甚则绞痛,但缓解后又如常人,也可呈持续性疼痛,或为隐痛、胀痛、钝痛等。疼痛部位常固定不移,亦可随结石的移动而发生疼痛部位的改变。

2. **病程较长**　结石多为湿热蕴结,日久煎熬而成,故大多数结石的形成过程缓慢而漫长。而结石一旦形成,则难以在短时间内消除,且易反复发作。

3. **病情轻重不一**　由于结石大小形状不同,所停留的部位不同,临床表现也有很大的差异。若结石较小或泥沙样,易于排出,则病情较轻,有的甚至没有任何症状;若结石较大,或嵌顿于某个部位,则病情较重,症状明显,发作频繁。

点滴积累

1. 痰饮的病证特点为:病证复杂,变幻多端;病势缠绵,病程较长;舌象多为腻苔或滑苔,脉象多为滑脉或弦脉。
2. 瘀血的病证特点为疼痛,肿块,出血,且色紫黯,脉细涩、沉弦或结代脉。瘀血的成因有气虚、气滞、血寒、血热、血出。
3. 结石的病证特点为疼痛、病程较长、病情轻重不一。

第四节　其他病因

一、外伤

外伤包括金刃枪伤、跌打损伤、烧伤、冻伤、持重努伤以及虫兽所伤等。外伤轻者损伤皮肉，引起瘀血肿痛、出血等；重者关节脱臼或筋伤骨折，甚至伤及内脏，引起生命危险。如果复有外邪从创口侵入，还会使病情更加复杂或恶化。虫兽所伤，若系毒蛇、毒虫或疯狗咬伤，毒邪入里，可引起不同程度的中毒症状。

二、寄生虫

寄生虫寄居体内可见多种临床症状，统称为虫证。虫证常见于小儿，多由饮食不洁，或食用生冷未熟食物，或接触"粪毒""疫水""疫土"等导致。

1. **蛔虫**　蛔虫又称"长虫""蚘虫"，蛔虫病主要是由于饮食不洁，虫卵随饮食入口所致。蛔虫病多见脐周腹痛，时发时止，常伴有面色萎黄，寐时磨牙，或大便排出蛔虫，或腹部触及条索状虫团等症状。有时蛔虫钻入胆道，可见脘腹剧痛、吐蛔、四肢厥逆等症，称为"蛔厥"。

2. **钩虫**　钩虫多由接触被钩蚴污染的泥土或水而感染。钩虫致病，初起可见手足皮肤等处灼痛、瘙痒、红肿、起疱等症。这种皮肤钩虫病俗称"粪毒"。继而可影响脾胃功能，出现纳差、腹胀、便溏以及嗜食异物（泥土、木炭等）。日久气血亏虚可见面色萎黄或虚浮、神疲乏力、心悸气短、唇甲色淡，甚则周身浮肿而成黄肿病。

3. **蛲虫**　蛲虫主要通过手指、食物污染而感染。蛲虫致病以儿童为多见，其症状以肛门奇痒、夜间尤甚、睡眠不安为特点。

4. **绦虫**　绦虫又称"白虫""寸白虫"。多为食用生肉或未熟猪、牛肉而致。绦虫致病，多见腹痛腹泻、食欲亢进、面黄体瘦等，粪便中可见白色带状虫体节片。

除上述外，由于医生言行不当、处方草率、诊治失误，或用药不当，会引发医源性疾病、药源性疾病，分别称为医过、药邪。还有些疾病是人出生前就已形成，其病因多来自父母，属于先天性致病因素，如胎弱、胎毒等。

点滴积累

1. 外伤包括金刃枪伤、跌打损伤、烧伤、冻伤、持重努伤以及虫兽所伤等。
2. 虫证常见于小儿，多由饮食不洁，或食用生冷未熟食物，或接触"粪毒""疫水""疫土"等而致。
3. 其他病因还包括医过、药邪、先天因素等。

目标检测

一、简答题

1. 六淫致病有哪些共同特点?

2. 疠气的致病特点有哪些?

3. 风邪、寒邪、暑邪、湿邪、燥邪、火(热)邪各具有什么致病特点?

4. 七情内伤的致病特点有哪些?

5. 痰饮、瘀血、结石是如何形成的,各具有哪些致病特点和病证特点?

二、实例分析

1. 李某,男,18岁。1天前打完篮球,汗出脱衣受凉,出现恶寒、无汗、头痛身痛、肢体酸楚、鼻塞流清涕、咽痒咳嗽、痰稀白、口不渴等症。舌苔薄白而润,脉浮紧。患者感受了哪种病邪? 根据六淫致病特点解释各个症状发生的机制。

2. 马某,女,40岁,自述平时食少、纳差,多食油腻后腹部胀满不舒。近日参加同学聚会时多食油腻、冷饮,出现脘腹畏寒喜暖,胃中有振水声,多次呕吐清水痰涎,入水易吐,口渴不欲饮,气短,头晕目眩,食少便溏,舌苔白滑,脉弦细滑。患者发病原因是什么? 病位在何脏腑? 根据患者发病过程及临床表现阐述饮食失宜的致病特点。

3. 张某,男,62岁。患者胸闷症状持续3年余。近3个月来自觉胸闷加重,伴有心慌,心痛时作,痛如针刺,放射至左肩臂内侧。唇甲青紫,舌质紫暗,脉涩。患者的发病原因是什么? 根据瘀血的致病特点解释各个症状发生的机制。

(蒋玲钰)

第七章　病机

第七章
病机
（课件）

> **学习目标**
>
> 1. 知识目标　(1) 掌握：发病的基本原理。
>
>   (2) 熟悉：邪正盛衰、阴阳失调基本病机。
>
>   (3) 了解：发病的类型；气血津液失常基本病机。
> 2. 能力目标　初步具备分析临床常见疾病基本病机的能力。
> 3. 素质目标　培养中医审证求机思维模式。

> **导学情景**
>
> 情景描述：
>
> 　《素问·至真要大论》记载："谨守病机，各司其属，有者求之，无者求之，盛者责之，虚者责之，必先五胜，疏其血气，令其调达，而致和平，此之谓也。"即要求医者在诊疗疾病时要"审察病机，无失其宜""谨守病机，各司其属"，以推求其病证的本质属性，即病机。
>
> 学前导语：
>
> 　疾病的种类繁多，临床征象错综复杂、千变万化，但各种疾病、各种症状都有其各自的病机。分析病机对于中医辨证论治起着十分关键的作用。本章就疾病发生、发展和变化的机制进行重点性介绍。

第一节　发病

一、发病的基本原理

中医学认为，疾病的发生和变化，虽然错综复杂，但总其大要，不外关系到人体的正气和邪气两个方面。

（一）正邪与发病

正，即正气，是指人体的功能活动及其抗病能力、康复能力。邪，即邪气，泛指各种致病因素。疾病的发生、发展和变化，即是在一定条件下邪正斗争的反映。

　1. **正气不足是疾病发生的内在根据**　中医发病学很重视人体的正气，认为内脏功能正常，正气旺盛，气血充盈，卫外固密，病邪难以侵入，疾病无从发生，正所谓"正气存内，邪不可干"（《素问·刺法论》)。只有在人体正气虚弱,卫外不固,抗邪无力的情况下,邪气方能乘虚而入,使人体阴阳失调,脏腑经络功能紊乱,从而发生疾病,即"邪之所凑,其气必虚"(《素问·评热病论》)。

2. 邪气是发病的重要条件 邪气是发病的重要条件,在一定的情况下,甚至可能起主导作用。如高温、高压电流、化学毒剂、枪弹伤、冻伤、毒蛇咬伤等,即使正气强盛,也难免不受其害。又如在某些疫疠流行期间,"无论老少强弱,触之者即病"(明·吴有性《温疫论》)。因此,中医防病既强调正气存内,又重视避其邪气,即扶正避邪。

3. 正邪斗争的胜负,决定发病与不发病 正胜邪负则不发病。邪气侵袭人体时,正气抗邪,若正气强盛,抗邪有力,则病邪难以侵入,即使侵入,正气亦能奋力驱邪外出,不产生病理反应,则不发病。邪胜正负则发病。在正邪斗争过程中,若邪气偏盛,正气相对不足,邪胜正负,便可导致疾病的发生。

(二)影响发病的主要因素

疾病的发生与环境因素、体质和精神状态有着密切的关系。

1. 环境因素 环境包括自然环境和社会环境。

(1)自然环境

1)气候因素:四时气候的异常变化,是滋生致病邪气的重要条件,易形成季节性的多发病。如春易伤风、夏易中暑、秋易伤燥、冬易感寒等。疫疠的发生与流行也与自然气候有密切的关系,特别是气候反常,如久旱酷暑、湿雾瘴气等,既易损耗人体正气,又易滋生疫疠之气,从而造成瘟疫的发生和流行。

2)地域因素:不同的地域,由于气候特点、水土性质、自然条件等的不同,均可影响疾病的发生,形成地域性的常见病或多发病。如北方气候寒冷,易生寒邪而多寒病;东南沿海,气候温暖潮湿,易见湿热为病;某些山区,多见瘿瘤等。

(2)社会环境:一般而言,良好的工作、生活环境和公共卫生条件,能有效地减少疾病的发生;反之,动荡的社会环境、不良的工作和生活环境以及脏乱差的卫生条件,则会增加疾病发生的概率。

2. 体质 体质不同,影响正气强弱和发病倾向。体质壮实,正气强盛,不易发病;体质虚弱,正气虚弱,容易发病。体质不同,气血阴阳盛衰有别,对于病邪的易感性不同。如《灵枢·五变》记载:"肉不坚,腠理疏,则善病风""五脏皆柔弱者,善病消瘅"。

3. 精神状态 人的精神状态受情志因素的直接影响。情志舒畅,精神愉快,气血调和,正气旺盛,则不易发病;若情志不畅,精神抑郁,气血失调,正气衰弱,则易于发病。《素问·上古天真论》记载:"恬惔虚无,真气从之,精神内守,病安从来。"所以,调摄精神,可以增强正气,从而预防和减少疾病的发生。

二、发病类型

由于正气强弱的差异,病邪的种类、性质、入侵途径、所中部位、毒力轻重不一,故发病形式各有不同。概括起来主要有感邪即发、徐发、伏而后发、继发、合病与并病、复发等。

1. 感邪即发 又称为卒发、顿发,即感受病邪后立即发病。多见于感邪较甚、情志遽变、感受疠气、毒物所伤和急性外伤等情况。

2. 徐发 又称为缓发,即感邪后缓慢发病。徐发多见于内伤病因致病,如思虑过度、房事不节、忧愁不解、嗜酒成癖等。正气虚弱之人,虽感外邪,机体反应能力低下,常徐缓发病。在外感病邪中,湿邪为病,因其性黏滞,起病多缓慢。

3. 伏而后发 指感受邪气后,病邪在机体内潜伏一段时间,或在诱因作用下,过时而发病。如感受温热邪气所形成的"伏气温病""伏暑"等。外伤所致的肌肤破损,经过一段时间后发为破伤风、狂犬病,亦属伏而后发。

4. 继发 指在原发疾病的基础上继而发生新的疾病。继发病必以原发病为前提,二者的病理联系密切。如小儿食积所致的疳积、肝气郁结日久继发的臌胀等。

5. 合病与并病 合病是指两经或两个部位以上同时受邪发病。多因感邪较盛,正气相对不足,故邪气可同时侵犯两经或多个部位而发病。如太阳与少阳合病、太阳与阳明合病、表里同时受邪而为病等。并病是指一个部位的证候未了,又出现另一个部位的病证。并病是在疾病过程中病变部位的传变,而原始病位依然存在。如表证未解又出现里证、肝病及脾等。

课 堂 活 动
请同学们讨论合病与并病的异同。

6. 复发 指疾病即将痊愈或疾病的缓解阶段,在某些诱因作用下,再度发作或反复发作的一种发病形式。引起疾病复发的机制是余邪未尽、正虚未复、诱因引动。诱因可致余邪复盛,正气更虚,从而使疾病复发。

复发的临床表现类似于初病,但又不完全是原有病理过程的简单再现,比初病的病理损害更为复杂、更为广泛,病情更重;复发的次数越多,静止期的恢复就越不完全,预后越差,易留下后遗症。

复发的诱因包括重感致复、食复、劳复、药复、情志致复、环境变化致复等。

点滴积累

1. 正气不足是疾病发生的内在根据,邪气是发病的重要条件,正邪斗争的胜负决定发病与不发病。正胜邪负则不发病,邪胜正负则发病。
2. 疾病的发生与环境因素、体质和精神状态有着密切的关系。
3. 发病类型主要有感邪即发、徐发、伏而后发、继发、合病与并病、复发等。

第二节 基本病机

病机,即疾病发生、发展与变化的机制。病机的层次有基本病机、系统病机、疾病病机、证候病机、症状病机。本节主要讨论基本病机。基本病机是指机体在致病因素作用下所产生的基本病理反应,是疾病发生后病变本质变化的一般规律。基本病机主要包括邪正盛衰、阴阳失调、气血津液失常等。

一、邪正盛衰

邪正盛衰是指疾病过程中,机体的抗病力与致病邪气之间相互斗争而发生的盛衰变化。其不仅决定着病证的虚实变化,而且关系着疾病的发生、发展和转归。

(一)邪正盛衰与疾病的虚实变化

《素问·通评虚实论》所记载"邪气盛则实,精气夺则虚",是对虚实病机的高度概括。此外,在临床上除单纯的虚实病机,还可以出现虚实的多种变化情况,如虚中夹实、实中夹虚、真虚假实、真实假虚等。

1. **实** 是指以邪气亢盛为矛盾主要方面的一种病理变化。由于邪气亢盛而正气未衰,邪正斗争剧烈,病理反应明显,故临床表现为一系列亢盛、有余的实证。实证多见于外感病的初期和中期,或由痰、食、血、水等有形实邪留滞于体内而引起的内伤病证。实证多见体质壮实、精神亢奋、壮热狂躁、疼痛剧烈而拒按、声高气粗、二便不通、脉实有力等症。

2. **虚** 是指以正气虚损为矛盾主要方面的一种病理变化。机体的精、气、血、津液亏少,脏腑经络的生理功能减退,抗病能力低下,正邪不能激烈相争,难以出现较剧烈的病理反应,临床表现为一系列虚弱、衰退和不足的虚证。虚证多见于外感病的后期、各种慢性消耗性疾病,或大吐、大泻、大汗、大失血之后,以及素体虚弱或年老体虚之人。临床常见身体瘦弱、神疲体倦、心悸气短、面色无华、自汗、盗汗、五心烦热,或畏寒肢冷、脉虚无力等症。

3. **虚中夹实** 是指以正虚为主,又兼杂实邪的病理变化。如脾虚患者,由于脾气虚损,运化无力导致水湿之实邪内停。

4. **实中夹虚** 是指以邪实为主,又兼有正气虚损的病理变化。如湿热之邪蕴结肝胆,导致胆汁泛滥于肌肤形成黄疸,若日久不愈,耗伤肝阴,又出现五心烦热、舌红少苔等症。

5. **真虚假实** 是指疾病的本质是虚,但却表现出实的假象,即所谓"至虚有盛候"。

6. **真实假虚** 是指疾病的本质为实,但却表现出虚的假象,即所谓"大实有羸状"。

> **知识链接**
>
> ### "大实有羸状"
>
> "大实有羸状",即真实假虚病机。"实"为疾病的本质,"虚"是病证的假象。其机制是由于热结肠胃、痰食壅积、湿热内蕴、瘀血停蓄等,邪气大积大聚,以致经脉阻滞,气血不能畅达于外,从而出现神情默默、倦怠懒言、脉象沉细等类似虚证的表现。但病变的本质属实,虚性表现为假象。故虽默默不语却语时声高气粗,虽倦怠乏力却动之觉舒,脉虽沉细却按之有力。

(二)邪正盛衰与疾病的转归

1. **正胜邪退** 由于患者素体强壮,或及时得到正确治疗,正气日趋强盛而邪气日益衰退,病情逐渐向着痊愈的方向发展,最后正气彻底战胜邪气,患者恢复健康。这是许多疾病常见的一种转归。

2. 邪去正虚 通过治疗,邪气被驱除,但正气大伤,有待恢复,这种状态多见于重病的恢复期。此时体内虽无邪气,却仍属病态,容易再次受邪。

3. 正虚邪恋 正邪经过激烈斗争,两败俱伤,正气大虚,余邪未尽,致使疾病缠绵难愈,多见于疾病后期,常使疾病由急性转为慢性,或使慢性疾病经久不愈,或留下后遗症。

4. 邪胜正衰 由于患者正气素虚或未及时治疗,或治疗不当,致使邪气亢盛,正气衰弱,机体抗邪无力,病情向恶化或危重方向发展。若不能扭转这种趋势,最终可导致死亡。

二、阴阳失调

阴阳失调,即阴阳之间失去平衡协调。阴阳失调是对一切疾病病变机制的高度概括,是疾病发生、发展的内在根据。

(一)阴阳偏盛

阴阳偏盛,是指阴阳双方中某一方病理性亢盛的病理变化,属"邪气盛则实"的实性病机。

1. 阳偏盛 即阳胜,是指机体在疾病过程中所出现的阳气偏盛,功能亢进,热量过多的病理变化。多由于感受温热之邪,或感受阴邪从阳化热,或情志内伤、五志过极化火,或因气滞、血瘀、食积等郁而化热所致。临床以热、动、燥为其表现特点,可见壮热烦躁、面红目赤、舌红苔黄、脉数等症。阳热日久耗伤阴液,可出现口干舌燥、小便短少、大便干结等热盛伤阴之症。即所谓"阳胜则热,阳胜则阴病",矛盾的主要方面是阳盛。

2. 阴偏盛 即阴胜,是指机体在疾病过程中所出现的阴气偏盛,功能障碍或抑制,产热不足,以及病理性代谢产物积聚的病理变化。多由于感受寒湿之邪,或过食生冷等所致。临床以寒、静、湿为其表现特点,可见形寒肢冷、脘腹冷痛、舌淡而润、脉迟等症。阴寒日久损伤阳气,可出现畏寒喜暖、精神萎靡、面色㿠白等寒盛伤阳之症。即所谓"阴胜则寒,阴胜则阳病",矛盾的主要方面是阴盛。

(二)阴阳偏衰

阴阳偏衰,是指阴阳双方中某一方虚衰不足的病理变化,属"精气夺则虚"的虚性病机。阴阳任何一方的衰退,必然会引起另一方的相对亢盛。

1. 阳偏衰 即阳虚,是指机体阳气虚损,功能减退,产热不足的病理变化。阳虚则寒,产生虚寒证。表现为畏寒喜暖、四肢不温、精神萎靡、喜静少动等症。

2. 阴偏衰 即阴虚,是指机体阴气不足,产热相对增多,功能虚性亢奋的病理变化。阴虚则热,产生虚热证。表现为五心烦热、潮热盗汗、消瘦、两颧潮红、口燥咽干、尿少便干等症。

(三)阴阳互损

阴阳互损是指阴或阳任何一方虚损到相当程度,病变发展影响相对的一方,形成阴阳两虚的病理变化。

1. **阴损及阳** 是指阴气严重亏损,累及阳气生化不足或无所依附而耗散,从而形成以阴虚为主的阴阳两虚的病理变化。

2. **阳损及阴** 是指阳气严重虚损,累及阴液生化不足,从而形成以阳虚为主的阴阳两虚的病理变化。

(四)阴阳格拒

阴阳格拒是指阴阳双方中某一方偏盛至极而壅遏于内,将另一方排斥格拒于外,迫使阴阳之间不相维系而出现寒热真假的病理变化。

1. **阴盛格阳** 是指阳气极端虚弱,阳不制阴,偏盛之阴盘踞于内,逼迫虚阳浮越于外,使阴阳之间不相维系,相互格拒的一种病理变化。临床常见四肢逆冷、面色苍白、下利清谷、小便清长等真寒之症,但同时又出现面红如妆、烦热、口渴、脉大无根等假热之象,故称真寒假热证。

2. **阳盛格阴** 是指邪热极盛,深伏于里,阳气被郁,不得外达体表(四肢),而格阴于外的一种病理变化。临床常见烦渴饮冷、面红气粗、舌红、脉数大有力等真热之症,但同时又出现四肢厥冷、脉象沉伏等假寒之象,故称真热假寒证。

(五)阴阳亡失

阴阳亡失,包括亡阴和亡阳。是指机体阴气或阳气大量亡失,功能严重衰竭而出现的生命垂危的病理变化。

1. **亡阳** 是指机体的阳气大量耗失,功能极度衰竭而引发的生命垂危的病理变化。主要表现为面色苍白、四肢厥冷、畏寒蜷卧、精神萎靡、冷汗淋漓、脉微欲绝等危重征象。

2. **亡阴** 是指机体的阴气大量耗失,功能极度衰竭而引发的生命垂危的病理变化。主要表现为大汗欲脱、汗热而黏、烦躁不安、口渴欲饮、脉数疾等危重征象。

三、气血津液失常

气血津液失常的表现类型可分为气血津液不足和气血津液运行失常两个方面。

(一)气血津液不足

1. **气虚** 气虚是指一身之气不足,脏腑功能衰退,抗病能力低下的病理变化。多因先天禀赋不足,或后天失养,或肺、脾、肾等脏腑功能失调使气的化生不足;或劳倦内伤、久病不复等所致。不同脏腑气虚、不同类别气虚的临床表现各有不同,但总以少气懒言、神疲乏力、脉虚无力为主要特点。

2. **血虚** 血虚是指血液不足,濡养功能减退的病理变化。形成的原因:一是失血过多,新血又不能及时生成和补充;二是脾胃虚弱,饮食营养不足,或肾精亏损等导致化源不足;三是久病、寄生虫或思虑过度等致营血暗耗;四是瘀血阻络,新血不生。

全身各脏腑、经络等组织器官,都依赖血的濡养,血又是神志活动的物质基础,血虚时,会出现全身或局部失养、功能活动衰退等虚弱的表现。如面色、唇、舌、爪甲色淡,头晕目眩,形体消瘦,神疲乏力,失眠多梦健忘等。此外,由于血为气之母,血虚则气少,故血虚患者常伴有气虚表现。

3. **津液不足** 津液不足是指津液亏少,导致脏腑、组织、官窍失其滋润濡养,从而出现一系列干燥枯涩表现的病理变化。多因外感燥热之邪,或五志化火,或发热、多汗、大面积烧伤、吐泻、多尿、失血,或过用辛燥之剂,耗伤津液;或脏腑功能减退,津液生成不足等所致。

由于津液的功能主要为滋润濡养,故津液不足常表现为口唇、鼻、咽喉、皮肤干燥,口渴,大便干结,小便短少,甚或形瘦肉脱,目陷,肌肉眴动,手足震颤等阴液枯涸以及动风的临床表现。

(二)气血津液运行失常

1. 气的运行失常

(1)气滞:气滞是指气机郁滞,运行不畅的病理变化。主要由于情志抑郁,或痰、湿、食积、瘀血等阻滞,影响到气的运行,形成局部或全身的气机不畅,甚至阻滞不通,从而导致某些脏腑、经络的功能障碍。气滞以闷、胀、痛为其临床特征,甚至会引起血瘀、水停,形成瘀血、痰饮等病理产物。肝升肺降、脾升胃降在调节全身气机中起着极其重要的作用,故脏腑气滞以肺、肝、脾胃为多见。

(2)气逆:气逆是指气上升太过,或下降不及,以致气逆于上的病理变化。多由情志所伤,或因饮食不当,或因外邪侵犯,或因痰浊壅阻所致,也有因虚而气逆者。气逆最常见于肺、胃、肝等脏腑。肺气上逆,可见咳嗽、气喘等症;胃气上逆,可见恶心、呕吐、嗳气、呃逆等症;肝气上逆,可见头痛头胀,面红目赤,易怒,甚则血随气逆而见咯血、吐血、昏厥等症。故《素问·生气通天论》记载:"大怒则形气绝,而血菀于上,使人薄厥。"

(3)气陷:气陷是指以气虚升举无力而下陷为主要特征的病理变化。气陷多由气虚进一步发展而来,与脾气虚损关系最为密切。脾气虚损,清阳不升,多见头晕目眩、耳鸣等症;中气下陷多表现为内脏下垂,如胃下垂、肾下垂、子宫脱垂、脱肛等,且常伴面色无华、气短乏力、语声低微、脉弱无力等气虚之象,以及腰腹胀满重坠、便意频频等症。

(4)气闭:气闭是指气的出入受阻,脏腑经络气机闭塞不通的病理变化。多由情志过极,或外邪、痰浊等闭塞气机所致。如心气郁闭则突然昏厥,不省人事;膀胱气闭,则小便不通;大肠气闭,则大便不通。

(5)气脱:气脱是指气不内守而外脱,以致机能突然衰竭的病理变化。多由正不敌邪,正气骤伤,或慢性疾病,正气长期消耗而衰竭,以致气不内守而外脱;或因大出血、大汗、频繁吐下等,致气随血脱或气随津脱,临床可见面色苍白、汗出不止、目闭口开、全身瘫软、手撒、二便失禁、脉微欲绝等症。

知识链接

气脱与亡阳、亡阴

气脱与亡阳、亡阴在病机和临床表现方面多有相同之处,病机都属气的大量脱失,临床上都可见因气脱失而致虚衰不固及机能严重衰竭的表现,如汗出不止、四肢瘫软等。但亡阳是阳气突然大量脱失,当见冷汗淋漓、四肢厥冷等寒象;亡阴是阴气突然大量脱失,当见大汗而皮肤尚温、烦躁、脉数疾等热象。若无明显寒象或热象,但见气衰不固及机能衰竭的表现者,则为气脱。因此,气脱若偏向阳气的暴脱,则为亡阳;若偏向阴气的暴脱,则为亡阴。

---

2. 血的运行失常

(1)血瘀：血瘀是指血液运行迟缓不畅,甚则阻滞不通的病理变化。多因气虚、气滞、痰浊阻滞、血寒、血热等所致。血瘀可以为全身性病变,亦可瘀阻于某一局部。临床常见局部刺痛,痛有定处,拒按,夜间益甚,甚则形成肿块,称为"癥积"。同时,可伴见唇舌紫黯或舌有瘀点、瘀斑,皮肤赤丝红缕或青紫,肌肤甲错,面色黧黑,脉涩等征象。

案例分析

案例：陈某,女,18 岁,学生。经来小腹疼痛 2 年。自述月经 15 岁初潮,30 天左右一至,经期 5~6 天,量中等。经行下腹疼痛渐进性加重,经行当日胀痛明显,痛而拒按,持续 1~2 天,经色黯红,有小血块,随经血增多、血块流出疼痛减轻。心烦易怒,每至经前数日乳房胀痛,胸胁胀满。常因疲劳或情绪不好致经行腹痛加重。舌黯苔薄,脉弦细。

分析：本案辨证为气滞血瘀证。患者情志不舒,肝失条达,肝气郁滞,故出现心烦易怒,每至经前数日乳房胀痛,胸胁胀满;气滞血瘀,瘀滞胞宫,"不通则痛",致经行腹痛,痛而拒按,经色黯红,块下痛减。如《张氏医通》记载："经行之际……若郁怒则气逆,气逆则血滞于腰腿心腹背肋之间,遇经行时则痛而重。"

(2)出血：出血即血液溢出脉外的病理变化。溢出脉外的血液,称为离经之血。导致出血的常见原因主要有气虚不摄血、瘀血内阻使脉络受损、血热迫血妄行、外伤致血脉破损等。出血的种类主要有吐血、咳血、衄血、尿血、便血、崩漏、月经过多等。

3. 津液的运行失常　津液的运行失常是指津液的输布、排泄障碍,导致水湿内生,酿痰成饮的病理变化。多由脾失健运、肺失宣降、肾阳虚气化失职、肝失疏泄或三焦水道不通所致。

点滴积累

1. 病机,即疾病发生、发展与变化的机制。
2. 基本病机主要包括：邪正盛衰、阴阳失调、气血津液失常等。
3. 邪正盛衰是指疾病过程中,机体的抗病力与致病邪气之间相互斗争而发生的盛衰变化。其不仅决定着病证的虚实变化,而且关系着疾病的发生、发展和转归。
4. 阴阳失调,即阴阳之间失去平衡协调。
5. 气血津液失常包括气血津液不足和气血津液运行失常两个方面。

习题

目标检测

一、简答题

1. 为什么说正气在疾病发生过程中起主导作用?

2. 邪正盛衰如何决定病证的虚实?

3. 如何理解阴阳失调的基本概念? 其病理变化主要表现在哪几个方面?

复习导图

4. 气虚与气陷有何不同?

5. 血瘀和瘀血的区别是什么?

二、实例分析

1. 李同学近日因学习压力较大导致失眠,就医服药后明显好转。但1日前因与父母激烈争吵后失眠再次出现。分析该患者属于哪种发病类型,诱因是什么。

2. 患者,女,32岁,3日前顺产一子。现有出虚汗、怕风、面色苍白、体倦乏力、小便频多、气短、失眠、食少腹胀、便秘等表现。试分析其病机。

(王　媛)

第八章 诊法

导学情景

情景描述：

扁鹊过虢国，闻虢太子"暴厥而死"，觉得可疑，入宫察看太子"尸体"，"当闻其耳鸣而鼻张，循其两股以至于阴，当尚温也。"断为"尸厥"证，经药、针、熨并用，太子苏。（《韩非子·喻老》）

学前导语：

望、闻、问、切是中医临床诊察收集病情资料的四种基本方法，简称四诊。医生通过询问以及视觉、听觉、嗅觉、触觉来诊察捕获患者异常的临床表现，以了解病情。其中望舌及切脉是中医特有的诊察疾病的手段，具有极高的临床诊断价值。本章我们主要介绍望、闻、问、切四诊的基本方法和四诊收集到的临床常见症状及其意义。

诊法是中医诊察收集病情资料的基本方法，包括望、闻、问、切四种诊法，又称"四诊"。四诊从不同的角度诊察病情、认识病证，必须四诊合参，才能客观准确、全面系统地收集病情资料，作出正确的诊断。

第一节 望诊

望诊是医生对患者整体神、色、形、态和局部表现以及排出物等进行有目的的观察，以了解健康状况、测知病情的方法。望诊被列为四诊之首，中医有"望而知之谓之神"之说。

一、全身望诊

全身望诊，是指对患者的精神、色泽、形体、姿态等方面进行的整体性观察，以期对病情获得一个总体印象。

(一) 望神

望神是通过观察人体生命活动的整体表现，以了解精气盛衰，判断病情轻重预后的诊察方法。神的表现，一般可分为得神、少神、失神、假神和神乱五种。

1. **得神**　又称"有神"，临床表现为神志清楚、精神振奋、表情自然、目光明亮、面色荣润、呼吸平稳、肌肉壮实、动作自如、反应灵敏、语言清晰等，提示正气充足，精气充盛，为健康表现，或虽病而精气未衰，病轻易治，预后良好。

2. **少神**　又称"神气不足"，临床表现为精神不振、思维迟钝、两目乏神、面色少华、肌肉松软、少气懒言、倦怠乏力、动作迟缓等，提示正气不足，精气轻度损伤，多见于虚证患者或恢复期患者，亦可见于平素体质虚弱者。

3. **失神**　又称"无神"。包括精亏失神和邪盛失神两种，是重病表现。

(1)精亏失神：表现为精神萎靡、意识模糊、目无光彩、眼球呆滞、面色无华、形体羸瘦、反应迟钝、呼吸微弱、手撒遗尿等。提示精气大伤，功能衰弱，多见于久病、重病患者，预后多不良。

(2)邪盛失神：表现为神昏谵语、躁扰不宁、循衣摸床、撮空理线，或壮热神昏、呼吸气粗、喉中痰鸣，或猝然昏倒、两手握固、牙关紧闭等。提示邪气亢盛，蒙蔽心神，功能严重障碍，多见于危重患者，亦属病重。

4. **假神**　是危重患者突然出现精神暂时"好转"的虚假表现。临床表现为久病重病之人，本已失神，突然精神转佳、目光转亮、言语不休、想见亲人；或原来语声低微续断，突然语声清亮；或原来毫无食欲，突然食欲倍增。提示脏腑精气极度衰竭，正气将脱，阴阳即将离决。假神常是重病患者临终前的先兆，即所谓"回光返照"或"残灯复明"。

> **知识链接**
>
> **假神与病情好转的区别**
>
> 假神与病情好转的临床表现是有区别的。假神的精神"好转"为突然的、暂时的、局部的症状好转，与整体病情的持续恶化不相符，历时短暂，随后病情很快恶化；而真正的病情好转为渐进的、持续的、整体的症状好转，与整体状况的恢复相一致，如神志渐清醒、饮食渐增加、面色渐红润等生命现象的整体转佳。

5. **神乱**　即精神错乱、失常，多见于癫、狂、痫等患者。

(1)癫证：常表现为表情淡漠、寡言少语、闷闷不乐，甚则精神痴呆、哭笑无常等，多由痰迷心窍所致。

(2)狂证：常表现为狂躁妄动、胡言乱语、打人毁物、不避亲疏、登高而歌、弃衣而走等，多由痰火扰心所致。

（3）痫证：常表现为突然昏倒、口吐涎沫、双目上视、牙关紧闭、四肢抽搐、角弓反张、醒后如常等，多由痰迷心窍、肝风内动所致。

（二）望色

边学边练
请同学们结合本节课所学内容相互观察对方神的状态，判断各自神的表现类型。方法详见实训项目一望诊基本技能实训。

望色，又称"色诊"，是通过观察人体皮肤的色泽变化诊察病情的方法。通过望色可以判断脏腑气血的盛衰，辨别疾病的性质，推断疾病的预后。望色的重点是望面色。

1. **常色** 是指人在生理状态时的面部色泽，其特点是明润、含蓄。中国人属于黄种人，正常面色可概括为"红黄隐隐，明润含蓄"。常色有主色和客色之分：①主色是指人生来就有的基本面色，属个体特征，一生基本不变；②客色是指因外界环境因素（季节、昼夜、气候等）的不同，或生活条件的差异，而有相应变化的正常面色。

2. **病色** 是指人在疾病状态时的面部色泽，其特点是晦暗、暴露。常见病色有青、赤、黄、白、黑五种，分别提示不同脏腑和不同性质的病变。

（1）青色：主寒证、痛证、气滞、血瘀、惊风。面色淡青多为虚寒；面色青黑，多为实寒或剧痛；面色青灰，口唇青紫，伴心胸憋闷刺痛者，多由心阳虚衰、心血瘀阻所致；小儿高热，眉间、鼻柱、口唇四周发青，多为惊风之先兆。

（2）赤色：主热证，亦可见于戴阳证。满面通红，多属实热证；两颧潮红，多属虚热证；久病、重病之人面色苍白，却颧红如妆，游移不定者，为戴阳证，是真寒假热之危重证候。

（3）黄色：主脾虚、湿证。面色淡黄，晦暗不泽，称为萎黄，多由脾胃虚弱、气血不足所致；面黄而虚浮，称为黄胖，多由脾虚不运，水湿内停，泛滥肌肤所致。面目一身俱黄，称为黄疸，黄色鲜明如橘皮色者为阳黄，为湿热蕴结肝胆所致；黄色晦暗如烟熏者为阴黄，为寒湿内蕴所致。

（4）白色：主虚证、寒证、失血证。面色淡白无华，伴唇舌色淡者，多属气血不足或失血；面色白而虚浮，为阳虚或阳虚水泛。

（5）黑色：主肾虚、寒证、水饮、血瘀证。面色黑而干焦，多由肾阴不足，机体失养所致；面色黑而暗淡，多由肾阳亏虚，血失温养所致；眼眶四周发黑，多属肾虚水饮或寒湿带下；面色黧黑，肌肤甲错，多由血瘀日久所致。

（三）望形体

望形体，是通过观察患者形体的强弱胖瘦、体质形态等来诊察病情的方法。

1. **形体强弱** 体强表现为胸廓宽厚、骨骼强健、肌肉丰满、皮肤润泽、筋强力壮等，提示内脏充实、气血旺盛、抗病力强；体弱表现为胸廓狭窄、骨骼细小、肌肉瘦削、皮肤枯燥、筋弱无力等，提示内脏脆弱、气血不足、抗病力弱。

2. **形体胖瘦** 胖而能食，为形气有余；肥而食少，为形盛气虚。形瘦而能食，神旺有力，属健康表现；体瘦颧红，皮肤干焦，属阴血不足，内有虚火；久病卧床不起，骨瘦如柴，为脏腑精气衰竭，属病危之象。

3. **体质形态** 阴脏人大多体型矮胖、头圆颈粗、肩宽胸厚、身体姿势多后仰，易感阴邪，患病易从阴化寒;阳脏人大多体型瘦长、头长颈细、肩窄胸平、身体姿势多前俯,易感阳邪,患病易从阳化热;平脏人大多体型介于前两者之间,阴阳平衡,气血调匀,对环境的适应能力较强,较少生病。

(四) 望姿态

望姿态,是通过观察患者的动静姿态、体位变化和异常动作来诊察病情的方法。

1. 卧姿 卧时面常向外,躁动不安,身轻自能转侧者,多属阳证、热证、实证;卧时面常向里,喜静懒动,转侧不能自如者,多属阴证、寒证、虚证。

2. 坐姿 坐而喜仰,喘粗痰多者,多属肺实气逆;坐而喜俯,少气懒言者,多属肺虚体弱;但坐不得卧,卧则气逆者,多属咳喘肺胀或水饮停于胸腹;但卧不得坐,坐则昏眩者,多属气血大虚或夺气脱血。

3. 衰惫姿态 头部低垂,目陷无光者,属精气神明将衰惫之象;后背弯曲,两肩下垂者,属心肺宗气将衰惫之象;腰部酸软疼痛,不能转动者,属肾气将衰惫之象;两膝屈伸不利,行则俯身扶物者,属筋将衰惫之象;不能久立,行则振摇不稳者,属骨将衰惫之象。

4. 异常动作 睑、唇、指、趾颤动者,属动风先兆或气血不足,筋脉失养;恶寒战栗者,属伤寒欲作战汗或为疟疾;肢体软弱,运动不灵者,多属痿病;关节拘挛,屈伸不利者,多属痹证。

二、局部望诊

局部望诊是在全身望诊的基础上,根据病情和诊断的需要,对患者某些局部进行深入、细致的观察,以测知相应脏腑病变的诊察方法。局部望诊的内容包括望皮肤、头面五官、躯体、四肢、二阴等,下面主要介绍望皮肤、头面五官。

(一) 望皮肤

望皮肤主要诊察其色泽、形态变化及皮肤特有病证,如斑、疹、疔、疖等。

1. 斑、疹 斑和疹都是全身性疾病反映于皮肤的症状,两者虽常常并称,但实质有别。①凡皮肤黏膜出现深红色或青紫色片状斑块,平铺于皮肤,抚之不碍手,压之不褪色者为斑。多因外感温热邪毒,内迫营血而发;或脾虚血失统摄所致。②凡皮肤出现红色或紫红色粟粒状疹点,高出皮肤,抚之碍手,压之褪色者为疹。常见有麻疹、风疹等。多因外感风热时邪所致。

2. 水痘 小儿皮肤出现粉红色斑丘疹,很快变成椭圆形小水泡,晶莹透亮,皮薄易破,浆液稀薄,分批出现,大小不等,常兼轻度恶寒发热表现。多为外感时邪,内蕴湿热所致。属儿科常见传染病。

3. 疮疡 是指发于皮肉筋骨之间的化脓性外科疾患。①痈：患部红肿高大，根盘紧束，焮热疼痛，易于成脓。多为湿热火毒蕴结，气血壅滞所致。属阳证。②疽：患部漫肿无头，皮色不变或晦暗，不热少痛麻木，难以成脓。多为气血亏虚，阴寒凝滞所致。属阴证。③疔：患部形小如粟，顶白根硬而深如钉，麻木痒痛，好发于颜面手足。多为外感疫毒、火毒所致。④疖：患部形小而圆，根浅，红肿热痛不甚，脓出即愈。多为外感热毒或湿热蕴结所致。

ER 8-2
关于痈疽疔疖的临床病证

（二）望头面五官

1. 望头 头为诸阳之会、精明之府，中藏脑髓。望头可诊察肾、脑的病变和脏腑精气的盛衰。望头主要观察头的形状及动态。

（1）头形：头形异常，多见于正值颅骨发育期的婴幼儿。头形过大，智力低下者，多属先天不足，肾精亏损，水液停聚；头形过小，智力低下者，多因肾精不足，颅骨发育不良所致。

（2）囟门：囟门突起，称囟填，多属实证，因火邪上攻或脑髓有病，或颅内水液停聚所致；囟门凹陷，称囟陷，多属虚证，因吐泻伤津、气血不足或先天精亏、脑髓失充所致；囟门迟闭，称解颅，多因先天肾气不足或后天脾胃虚弱，颅骨发育不良所致，多见于佝偻病患儿。

（3）头动异常：患者头摇不能自主，属肝风内动或老年气血不足，脑神失养所致。

2. 望发 发黄干枯，稀疏易落者，属精血不足；小儿发结如穗，枯黄无泽者，属疳积；小儿头发稀疏黄软，生长迟缓，甚至久不生发，多因先天不足，肾精亏损所致；突然片状脱发，称为斑秃，为血虚受风或长期精神紧张所致；青壮年头发稀疏易落或少年白发，多为肾虚或血热，也有先天禀赋所致者。

3. 望面 颜面浮肿多见于水肿病，多由肺、脾、肾功能失调，水液停聚所致；一侧或两侧腮部以耳垂为中心肿起，边缘不清，按之有柔韧感或压痛者，为痄腮，多为外感温毒之邪所致，多见于儿童，属传染病。突发一侧口眼㖞斜而无半身瘫痪，患侧面肌弛缓，额纹消失，眼不能闭合，鼻唇沟变浅，口角下垂，向健侧㖞斜者，为风邪中络；若口角㖞斜兼半身不遂者，为中风病，为肝阳化风，风痰阻络所致。

4. 望目 望目主要观察目神、目色、目形等方面的变化，以了解脏腑精气的盛衰。

（1）目神：黑白分明，精彩内含，神光充沛，视物清晰，是目有神，虽病易治；反之，白睛黯浊，黑睛色滞，失却光彩，视物模糊，是目无神，病属难治。

（2）目色：目眦赤，为心火；白睛赤，为肺热；眼胞红肿湿烂，为脾火；全目赤肿，迎风流泪，为肝经风热；目眦淡白，为血亏；白睛黄染，是黄疸；目胞晦暗，多属肾虚；目眶周围色黑，多属肾虚水饮或寒湿带下。

（3）目形：目胞浮肿，多为水肿；眼窝凹陷，多见于吐泻伤津或气血虚衰的患者。眼球突出，兼咳喘气短者，属肺胀；兼颈前肿块，急躁易怒者，为瘿瘤。

5. 望耳 望耳主要是观察耳的色泽及耳内情况，以诊察肾、胆和全身的病变。如耳轮淡白，多属气血亏虚；耳轮红肿，多为肝胆湿热或热毒上攻；耳轮青黑，多属阴寒内盛或有剧痛；耳轮干枯焦黑，多属肾精亏耗，精不上荣。小儿耳背有红络，耳根发凉，为麻疹出疹先兆。耳内流脓水，称为脓耳,多属肝胆湿热熏蒸所致。

6. 望鼻 望鼻主要是观察鼻内分泌物和鼻的形态,以了解肺与脾胃的病变。如鼻流清涕,为外感风寒;鼻流浊涕,为外感风热;鼻流浊涕而腥臭,为鼻渊,多因外感风热或胆经蕴热所致;鼻孔干燥,为阴虚内热或燥邪犯肺。鼻内出血,称为鼻衄,多因邪热灼伤鼻络,或肺燥所致。鼻头红肿生疮,多属胃热或血热;鼻端生红色粉刺,称为酒渣鼻,多因肺胃热壅。

7. 望唇 望唇应观察其颜色、润燥和形态的变化,以了解脾与胃的病变。如唇色深红,多属热盛;唇色深红而干焦,多属热极;唇色淡白,多属气血两虚;唇色青紫,多属血瘀;口唇呈樱桃红色,多见于煤气中毒。口唇干枯皲裂,为津液已伤;口唇糜烂,多为脾胃积热。小儿口腔黏膜、舌上满布片状白屑,状如鹅口,称为鹅口疮,多因湿热秽浊之邪上蒸于口所致。

8. 望齿与龈 望齿与龈主要观察其色泽、形态和润燥的变化,以了解肾、胃的病变以及津液的盈亏。如齿燥如石,为阳明热盛,津液大伤;齿燥如枯骨,为肾精枯竭,不能上荣。齿龈红肿疼痛,多为胃火上炎;齿龈腐烂、流腐臭血水者,为牙疳,多因外感疫疠之邪,积毒上攻所致。

9. 望咽喉 望咽喉主要观察其色泽、形态变化等,以了解肺、胃、肾的病变。如咽部红肿灼痛明显,属肺胃热毒壅盛所致;咽部嫩红,肿痛不显,属肾阴虚、虚火上炎。若咽部一侧或两侧喉核红肿疼痛、溃烂,表面或有黄白色脓点,称为乳蛾,为肺胃热盛或虚火上炎所致。咽部有灰白假膜,拭之不去,重擦出血,很快复生,为白喉,多因外感疫邪所致。

三、望舌

望舌又称舌诊,即观察患者舌质和舌苔变化以诊察病情的方法。望舌是望诊的重要内容,也是中医的特色诊法之一。

舌与脏腑、经络、气血、津液有着密切的联系。舌需要气血的充养、津液的濡润才能发挥其正常的功能;舌为心之苗,为脾之外候;舌苔由胃气熏蒸而成;其他脏腑组织通过经络直接或间接同舌产生联系。所以通过观察舌象变化,可以测知脏腑的虚实、气血的盛衰、津液的盈亏等。

脏腑病变反映于舌面有一定的分布规律,称为舌面的脏腑分属,如图 8-1 所示,舌尖属心肺,舌中属脾胃,舌边属肝胆,舌根属肾。

望舌主要观察舌质和舌苔两个方面。舌质(舌体)是指舌的肌肉脉络组织,为脏腑气血之所荣。舌苔是指舌面上附着的一层苔状物,是胃气上蒸所生。正常舌象的特征为:舌色淡红明润,舌体大小适中,柔软灵活,舌苔薄白均匀而润,简称"淡红舌,薄白苔"。

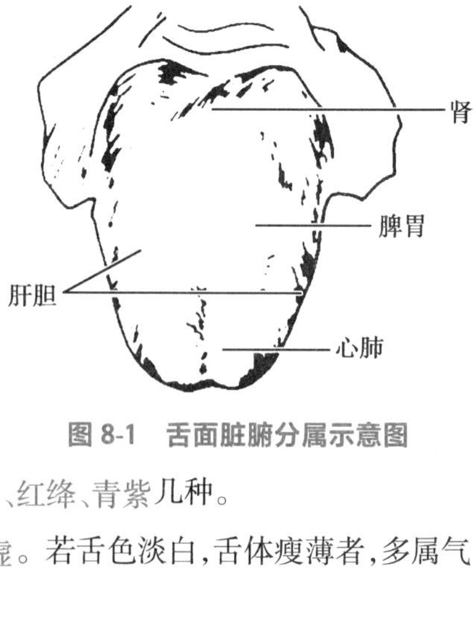

肾
脾胃
肝胆
心肺

图 8-1　舌面脏腑分属示意图

(一) 望舌质

包括观察舌色、舌形、舌态及舌下络脉等的变化。

1. 望舌色 即望舌体的颜色。病理的舌色,一般分为淡白、红绛、青紫几种。

(1)淡白舌:比正常舌色浅淡,白多红少。主气血两虚、阳虚。若舌色淡白,舌体瘦薄者,多属气血两虚;若舌色淡白,舌体胖嫩,边有齿痕者,多属阳虚水湿内停。

(2)红、绛舌:较正常舌色红,甚至呈鲜红色者,为红舌;较红舌颜色更深,或略带暗红色者,为绛舌。红舌主实热、阴虚;绛舌主里热亢盛、阴虚火旺。舌色稍红,或仅舌边尖红,多属外感风热表证初起;舌红绛少苔或无苔,或有裂纹,为虚热证;舌红绛有苔,多属温热病热入营血,或脏腑内热炽盛。红色愈深,邪热愈甚。

(3)青、紫舌:全舌呈均匀青色或紫色,或局部出现青紫色的斑点者,为青紫舌。主气血运行不畅。若绛紫或紫红而干枯少津,多为热毒炽盛所致;若青紫而湿润,多为寒凝血瘀所致;若舌质紫黯,或局部有瘀斑瘀点,多为血瘀。

2. 望舌形　即望舌体的形状,包括老嫩、胖瘦、裂纹、芒刺、齿痕等。

(1)老、嫩舌:舌质纹理粗糙,坚敛而不柔软,舌色较暗者,为老舌;舌质纹理细腻,浮胖娇嫩,舌色浅淡者,为嫩舌。老舌多见于实证;嫩舌多见于虚证。

(2)胖、瘦:舌体大于正常,伸舌满口者,为胖舌,多伴有齿痕;舌体比正常瘦小而薄,为瘦舌。胖舌多由脾肾阳虚、水湿痰饮阻滞或心脾热盛所致;瘦舌多由气血不足或阴虚火旺所致。

(3)裂纹舌:舌面上出现不规则的裂纹、裂沟,沟裂中无舌苔覆盖。多由邪热炽盛、阴液亏虚、血虚不润、脾虚湿侵所致。舌色淡白而有裂纹者,多为血虚不润;舌色红绛而有裂纹者,多为邪热炽盛或阴虚火旺;舌淡白胖嫩而有裂纹者,多因脾虚湿侵。有些正常人也可见裂纹舌,其上有舌苔覆盖,无其他症状者,不作病论。

(4)芒刺舌:舌乳头增生、肥大,高起如刺,摸之棘手者为芒刺舌。多由邪热炽盛所致。

(5)齿痕舌:舌体的边缘见牙齿压迫的痕迹,称为齿痕舌。主脾虚或湿盛。

3. 望舌态　即望舌的动态,包括强硬、痿软、颤动、歪斜、吐弄、短缩等。

(1)强硬舌:舌体板硬强直,屈伸不利或不能转动。多属热入心包,或为高热伤津,或为风痰阻络。

(2)痿软舌:舌体软弱无力,不能随意伸缩回旋。多属气血两虚或阴液亏损。

(3)颤动舌:舌体震颤抖动,不能自主。多属肝风内动。若舌质红绛而颤动,为热极生风;若舌质淡白而颤动,为血虚生风;若舌绛少苔而颤动,为阴虚动风。

(4)歪斜舌:伸舌时舌体偏向一侧。多属中风或中风先兆。

(5)吐弄舌:舌伸出口外者为吐舌;舌微露口外,立即收回,或舐口唇四周,调动不停者为弄舌。多主心脾有热,亦可见于小儿智力发育不全。吐舌可见于疫毒攻心或正气已绝;弄舌多为热甚动风先兆。

(6)短缩舌:舌体紧缩不能伸长,甚至舌不抵齿。多为病情危重的征象。另外,先天性舌系带过短,亦可见短缩舌,但无辨证意义。

(二) 望舌苔

包括诊察舌苔的颜色和质地的变化。

1. 望苔色　即望舌苔的颜色变化,一般分为白、黄、灰黑等几种。

(1)白苔:可为正常舌苔,病中多主表证、寒证、湿证,亦可见于热证。舌苔薄白,兼寒热、脉浮者,为外感表证;苔厚白而腻者,为痰湿或食积;苔白厚如积粉,为秽浊湿邪与热毒相结而成,常见于瘟疫或内痈等病。

(2)黄苔:主里证、热证。根据黄色的深浅不同,分为浅黄苔、深黄苔、焦黄苔。苔色愈黄,邪热愈甚。薄黄苔见于风热表证或风寒入里化热。苔黄而质腻,多见于湿热或痰热内蕴,或为食滞化热。

(3)灰黑苔:苔色浅黑,称灰苔;苔色深灰,称黑苔。灰为黑之淡,黑为灰之浓,两者只是颜色深浅不同。主热盛或寒盛。灰黑苔多由黄苔或白苔发展而成。苔质润燥是判断灰黑苔寒热属性的重要指征,苔灰黑而滑腻者,为阳虚寒盛或痰饮内停;苔灰黑而干燥,舌上有芒刺裂纹者,为热极津枯。

2. 望苔质 即望舌苔的质地,包括厚薄、润燥、腐腻、剥落、真假等变化。

(1)厚薄苔:舌苔的厚薄以能否见底为标准。透过舌苔能隐隐看到舌质者,为薄苔;不能透过舌苔看到舌质者,为厚苔。舌苔的厚薄主要反映邪正的盛衰、邪气的深浅和病势的进退。薄苔多见于表证,病情较轻。厚苔多由于胃肠积滞或痰湿内阻所致,病位在里,病情较重。舌苔由薄变厚,表示邪由表入里,病情由轻转重,为病进;舌苔由厚变薄,表示正气胜邪,病情由重转轻,为病退。

(2)润燥苔:舌苔润泽有津,干湿适中者为润苔;舌苔干燥少津或无津者为燥苔。舌苔润燥主要反映津液的盈亏和输布情况。润苔表示津液未伤;燥苔表示津液已伤或津失输布。舌苔由润变燥,表示津液渐伤,或津失输布;舌苔由燥变润,表示热退津复,或饮邪始化。

(3)腐腻苔:苔质颗粒较粗大,质松而厚,如豆腐渣铺于舌面,揩之易去者为腐苔;苔质颗粒较细腻而致密,如油垢紧黏于舌面,揩之不去,刮之不脱者为腻苔。腐苔多见于痰浊、食积;腻苔多见于湿浊、食积、痰饮等。

(4)剥落苔:舌苔全部或部分脱落,脱落处舌面光滑无苔,称为剥苔。舌苔多处剥落,舌面仅斑驳残存少量舌苔者为花剥苔;舌苔全部剥落,舌面光洁如镜者为全剥苔,又称镜面舌。剥落苔主胃气不足,胃阴损伤,或气血两虚。花剥苔表示胃的气阴两伤;全剥苔表示胃阴枯竭、胃气大伤。

(5)真假苔:无论苔之厚薄,若紧贴舌面,似从舌里生出者,称为真苔,又叫有根苔;若苔不着实,似浮涂舌上,刮之即去,非如舌上生出者,称为假苔,又叫无根苔。真苔表示病邪虽盛,但胃气未衰;假苔表示胃气已衰。

(三)舌象综合分析

一般认为,舌质主要反映脏腑、气血津液的情况;舌苔主要反映邪气的浅深与病证的性质。因此,在临床诊断时,需要将舌质、舌苔进行综合分析。一般情况下,舌质与舌苔变化是一致的,所主病证一致。如舌红苔黄而干,主实热证;舌淡苔白而润,主虚寒证。但也有两者变化不一致的情况,如红绛舌白腻苔,红绛舌多见于热盛,而白腻苔

边 学 边 练
请同学们结合本节课所学内容相互观察对方舌象(舌质、舌苔),说出其舌象特点,并加以分析。方法详见实训项目一望诊基本技能实训。

常见于寒湿内阻,舌质和舌苔反映了热和寒两种病证。分析其成因可能是外感热病,营分有热,

故舌红绛,但气分有湿则苔白腻;或素体阴虚火旺,复感寒湿或有痰浊食积者,也可见红绛舌白腻苔。

(四) 舌诊的临床意义

1. 判断正气的盛衰 气血充盛则舌体红润,气血不足则舌色淡白;津液充足则舌润泽,津液不足则舌干燥。

2. 分辨病位的浅深 随着邪气入侵人体部位的加深,舌象亦会发生相应的变化。以外感温热病而言,邪在卫分,则舌苔薄白;邪入气分,则舌红苔黄;邪入营分,则舌红绛;邪入血分,则舌色深红或紫黯。

3. 区分病邪的性质 外感风寒,苔多薄白;寒湿为病,舌淡苔白滑;燥热为病,舌红苔黄燥;瘀血内阻,舌紫黯有瘀斑等。

4. 推断病势的进退 苔色由白转黄,由黄转灰黑,苔质由薄转厚,由润转燥,均提示病邪由表入里,由寒化热,邪热内盛,津液耗伤,为病进;反之,舌苔由厚转薄,由黄转白,由燥转润,提示病邪渐退,津液复生,病情向愈。

5. 估计病情的预后 舌荣有神,舌面有苔,舌态正常者,为邪气未盛,正气未伤,预后较好;舌质枯晦,舌苔无根,舌态异常者,为正气亏虚,胃气衰败,病情多凶险。

四、望排出物

望排出物是指通过观察患者的分泌物、排泄物和某些排出体外的病理产物的形、色、质、量的变化以诊察病情的方法。一般而言,凡排出物色白、清稀者,多为寒证、虚证;凡排出物色黄、稠黏者,多属热证、实证。

(一) 望痰涎

痰白清稀为寒痰;痰黄稠黏为热痰;痰白滑,量多易咯为湿痰;痰少而黏,不易咯出为燥痰;痰清有泡沫为风痰。咳吐腥臭脓血痰是肺痈。

(二) 望呕吐物

呕吐物秽浊有酸臭味为胃热;呕吐物清稀无酸臭味为胃寒;呕吐酸腐不消化食物为伤食;呕吐黄绿苦水,多为肝胆郁热或湿热;呕吐清水痰涎,多属痰饮。

(三) 望大便

大便如羊粪,为肠燥津枯;大便清稀如水样,属寒湿泄泻;大便黄褐如糜而臭,为湿热泄泻;小儿绿便有泡,多为消化不良或受惊;大便夹有黏冻、脓血,为湿热蕴结大肠,多见于痢疾或肠癌。便血色紫暗,与大便均匀混合,或便黑如柏油状者,病多在脾、胃,称远血;便血色鲜红,附在大便表面或于排便前后滴出者,病多在直肠与肛门,称近血。

(四) 望小便

小便清长量多,多属虚寒证;小便黄赤而短,多属热证;尿有砂石为石淋;小便混浊如米泔水或滑腻如膏脂,多见于膏淋;尿中带血为血淋。

第二节　闻诊

闻诊是指通过听声音和嗅气味来诊察病情的方法。闻诊是中医诊法的重要内容,在诊察脏腑病证和判断疾病病机方面具有重要的临床意义。

一、听声音

听声音是指通过听辨患者言语气息的高低、强弱、清浊、缓急变化以及咳嗽、呕吐等异常声响,来判断疾病寒热虚实性质的诊察方法。

(一) 正常声音

正常声音的特点为发声自然、音调和谐、言语清楚、言与意符、应答自如。男性多声低而浊;女性多声高而清;儿童声尖而清脆;老人声多浑厚而低沉。

(二) 病变声音

一般来说,在疾病状态下,语声高亢洪亮有力,属阳证、实证、热证;语声低微细弱无力,属阴证、虚证、寒证。

1. **语声**　语声重浊,称为声重,多因外感风寒或痰浊阻肺所致。语声嘶哑者,称为音哑;语而无声者,称为失音。新病音哑或失音多为实,因外感风寒、风热或痰浊壅肺所致,即所谓"金实不鸣";久病音哑或失音多为虚,多因阴虚火旺,肺肾精气内虚所致,即所谓"金破不鸣";妇女妊娠后音哑或失音,多因胞胎阻碍经脉,肾精不能上荣所致,常发生于妊娠晚期,一般不需治疗,分娩后即愈。

2. **语言**　语言的异常多为心神病变。若神志不清,语无伦次,声高有力者称谵语,属热扰心神之实证;神志不清,语言重复,时断时续,语声低弱者称郑声,为心气大伤,心神散乱之虚证;自言自语,喃喃不休,见人语止,首尾不续者称独语,多因心气不足或气郁痰结所致,可见于癫证、郁证;精神错乱,语无伦次,狂躁妄言者称狂言,多因痰火互结,内扰心神所致,常见于狂证、蓄血证;神志清楚而吐字困难或吐字不清者称言謇,为中风先兆或中风后遗症。

3. 呼吸　闻呼吸主要听辨呼吸的快慢、节律,气息的强弱、粗细,呼吸音的清浊等情况。一般来说,呼吸气粗,疾出疾入者,多属热证、实证;呼吸气微,徐出徐入者,多为寒证、虚证。呼吸困难,短促急迫,甚则张口抬肩,鼻翼煽动者为喘,主要与肺、肾有关。喘分虚实,声高气粗者为实喘;声低气微者为虚喘。呼吸困难,急促似喘,喉间伴有哮鸣声者为哮,多由痰饮内伏所致。喘以气息急迫、呼吸困难为主症;哮以喉中哮鸣声为特征。

4. 咳嗽　是肺失肃降,肺气上逆的一种症状。可根据咳声的高低清浊,结合痰的色、量、质的变化,来判断疾病的寒热虚实性质。一般来说,咳声重浊有力,多属实证;咳声轻清低微,多属虚证。咳声不扬,痰稠而黄者,属热证,多因热邪犯肺所致;干咳无痰或少痰,痰黏难咯者,多因燥邪犯肺或阴虚肺燥所致;咳声短促,呈阵发性、痉挛性咳嗽,连声不断,咳后伴有鸡鸣样回声者,为顿咳(百日咳),多因风邪与痰热搏结所致,常见于小儿;咳声如犬吠,伴声音嘶哑,呼吸困难者,常见于白喉,多因肺肾阴虚,火毒攻喉所致。

5. 呕吐　是胃失和降,胃气上逆的一种症状。一般来说,吐势徐缓,声音微弱,吐物清稀者,属虚证、寒证;吐势较猛,声音洪亮,吐出黏痰黄水或酸腐或苦者,属实证、热证。喷射状呕吐,多为热扰神明或头颅外伤所致;朝食暮吐或暮食朝吐,为胃反,多属脾胃虚寒。

6. 呃逆与嗳气　呃逆,古称哕,俗称"打嗝",是胃气上逆,从咽而发的一种不由自主的冲击声,声短而频,呃呃作响。呃声频作,高亢而短,声响有力者,多为实证、热证;呃声低沉而长,声弱无力,多为虚证、寒证。新病呃逆,其声有力者,多为寒邪或热邪客胃;久病、重病呃逆不止,声低无力者,多为胃气衰败之危候。若因饮食刺激而致的短暂呃逆,不为病态。

嗳气,古称噫,俗称"打饱嗝",是胃中气体上出咽喉所发出的声响,其声沉长而缓。若嗳气酸腐,为宿食,属实证;嗳声频作,并与情志变化有关,属肝气犯胃;嗳声低沉断续,兼纳差食少,属胃虚气逆;嗳声频作,兼脘腹冷痛,属寒邪客胃。

7. 太息　又称叹息,是指患者情志抑郁、胸胁满闷时发出的长吁短叹声,属肝气郁结。

二、嗅气味

嗅气味,是指嗅辨与疾病有关的气味,包括病室气味、病体气味和排出物的气味,如口气、汗、痰、涕、二便、经、带、恶露、呕吐物等的异常气味。本章节只简要介绍口气、汗气、痰涕之气与二便之气。

(一) 口气

口气是指从口中散发出的异常气味。正常人呼吸或说话时,口中无异常气味。若出现口臭,多属于消化不良或口腔不洁、龋齿等;口中有酸臭之气,多因食积胃肠所致;口气臭秽,多因胃热所致。

(二) 汗气

汗气是指汗液发出的气味。汗有腥膻味,多因风湿热邪久蕴皮肤所致;腋下随汗散发出阵阵臊臭气味,多因湿热内蕴所致,可见于狐臭。

(三) 痰涕之气

正常情况下,人体排出少量无异常气味的痰和涕。若痰黄稠臭秽,多属热证;咳吐浊痰脓血,腥臭异常,属于肺痈;咳吐痰涎,质稀味咸,无异常气味,多因寒饮停肺所致。鼻流浊涕腥秽如鱼脑,为鼻渊;鼻流清涕无气味,为外感风寒。

(四)二便之气

小便臊臭,黄赤混浊,多因膀胱湿热所致;小便清长,微有腥臊或无特殊气味,多因肾阳亏虚所致;尿甜并散发烂苹果气味,常见于消渴。大便臭秽难闻,多因肠道湿热、郁热所致;大便溏泄而腥,多因脾胃虚寒所致;大便泄泻,臭如败卵,或夹有未消化食物,矢气酸臭,多因食积化腐所致。

点滴积累

1. 闻诊是指通过听声音和嗅气味来诊察病情的方法。
2. 听声音主要包括听语声、语言、呼吸、咳嗽、呕吐、呃逆、嗳气等声音;嗅气味主要包括嗅病室气味、病体气味和排出物的气味。

第三节 问诊

问诊是指通过对患者或陪诊者进行有目的的询问,了解疾病的发生、发展、治疗经过、现在症状和其他与疾病有关的情况,以诊察病情的方法。

一、问诊的基本方法及注意事项

(一)问诊的基本方法

1. 应选择较安静适宜的环境,如果病情涉及患者的隐私,应单独询问。

2. 宜直接询问患者本人,若因病重、意识不清等而不能自述者,可询问陪诊者,但当患者能陈述时,应及时加以核实或补充。

3. 要善于抓住主诉,围绕主诉,深入询问。既要重视主症,又要注意了解一般情况,全面地收集病情资料。

4. 使用通俗易懂的语言,切忌使用医学术语。

(二)问诊的注意事项

1. 医生要关心体贴患者,态度既严肃认真,又和蔼可亲,切忌有悲观、惊讶的语言或表情,以免给患者带来不良刺激。

2. 若患者陈述病情不够清楚,有疑问时,可对患者进行必要提示,但不可凭个人主观意愿去暗示患者,以避免所获病情资料片面或失真。

3. 对危急患者应抢救为先,扼要地询问,重点检查,待病情缓解后,再进行详细询问。

二、问诊的内容

问诊的内容主要包括一般情况、主诉、现病史、既往史、个人生活史、家族史等。询问之时,应根据就诊对象的实际情况,有针对性地进行询问。

(一) 一般情况

一般情况主要包括姓名、性别、年龄、婚否、民族、职业、籍贯、工作单位、现住址等。询问一般情况,一方面是便于书写病历及与患者联系和随访,另一方面可获得与疾病有关的翔实资料,为诊断、治疗提供一定依据。如水痘、麻疹,多见于小儿;胸痹、中风,多见于中老年患者;妇女有月经、带下、妊娠、产育等疾病;长期水中作业者,易患寒湿痹病;疟疾在岭南等地发病率较高;血吸虫病多见于长江中下游一带等。

(二) 主诉

主诉是患者就诊时迫切需要解决的最痛苦的症状、体征及其持续时间。主诉往往是疾病的主要矛盾所在,通过主诉常可初步估计疾病的范畴和类别以及病势的轻重缓急。如主诉为"恶寒发热、头痛 3 天",即可初步判断为外感。问诊时,首先要善于抓住主诉;其次,要围绕主诉,进一步问清其部位、性质、程度、时间等,决不能笼统、含糊。

课 堂 活 动

赵某,女,45 岁,退休工人。患者 8 天前无明显诱因出现尿频、尿急、尿痛,小腹下坠胀满,伴腰膝酸软,尿灼热,自觉乏力,纳少,口干苦,多饮,无发热等症状,大便正常。请同学们结合所学知识写出该患者的主诉。

(三) 问病史

1. 现病史 是指围绕主诉从起病到此次就诊时疾病的发生、发展、变化情况和诊治经过。

(1)发病情况:主要包括发病环境、发病时间、原因或诱因,最初的症状及其性质、部位、程度,曾作何处理等。

(2)病变过程:可按时间先后进行询问。如某一阶段出现哪些症状,症状的性质、程度有何变化,加剧或缓解方式,病情变化规律等。通过询问病变过程,对了解疾病邪正斗争情况,以及病情发展趋势有重要的临床意义。

(3)诊治经过:如曾做过哪些检查,结果怎样;何医院作过何种诊断,诊断的依据是什么;经过哪些治疗,治疗的效果及反应如何等。问诊治经过,可以作为当前诊断与治疗的参考。

2. 既往史 指患者平素的健康状况和患病情况。包括既往健康状况、既往患病情况、预防接种史、药物或其他物品的过敏史、手术治疗史等。

3. 个人生活史 主要包括生活经历、精神情志、生活起居、饮食嗜好、婚姻生育等。

4. 家族史 主要包括患者父母、兄弟姐妹、子女等直系亲属和配偶的健康和患病情况。询问家族史,有助于诊断某些遗传性疾病和传染性疾病。

三、问现在症状

问现在症状是询问患者就诊时所感受到的一切痛苦和不适,以及与病情相关的全身情况。

现在症状是疾病现阶段病理变化的客观反映,是医生诊病、辨证的主要依据。问现在症状的内容十分丰富,医家们总结成“十问歌”:“一问寒热二问汗,三问头身四问便,五问饮食六胸腹,七聋八渴俱当辨,九问旧病十问因,再兼服药参机变,妇女尤必问经期,迟速闭崩皆可见,再添片语告儿科,天花麻疹全占验。”

(一) 问寒热

问寒热是指询问患者有无怕冷或发热的感觉。

寒指寒冷感觉,有恶寒、畏寒之分。恶寒是指自觉怕冷,添衣加被或近火取暖不缓解者;畏寒是指自觉怕冷,加衣覆被或近火取暖能缓解者。热指自觉发热,包括体温高于正常或体温正常但自觉全身或某一局部发热。

临床常见的寒热类型有:恶寒发热、但寒不热、但热不寒、寒热往来。

1. 恶寒发热 指恶寒与发热同时出现的症状。多见于外感表证,由外邪侵袭肌表,正邪相争所致。在外感病中,恶寒是主症,恶寒是发热的前奏,故曰:“有一分恶寒,便有一分表证”。因感受外邪的性质不同,寒热症状又有轻重的区别,常见以下三种类型:①恶寒重发热轻,兼头身疼痛、无汗、脉浮紧等,为外感风寒表证;②发热重恶寒轻,兼口渴、汗出、脉浮数等,为外感风热表证;③发热轻而恶风,即轻微发热,并有遇风觉冷、避之可缓的症状,为伤风表证(太阳中风证)。

2. 但寒不热 指只怕冷而不觉发热的症状。多见于里寒证。新病恶寒,伴有四肢不温,或腹部冷痛,脉沉实有力等症者,为里实寒证;久病畏寒肢冷,得温可缓,舌淡胖嫩、脉沉迟无力者,为里虚寒证。

3. 但热不寒 指只发热,不觉寒冷,或反恶热的症状。多见于里热证。根据发热的轻重、时间、特点等不同,可分为壮热、微热、潮热三种。

(1)壮热:指高热(体温39℃以上)持续不退,不恶寒反恶热的症状,常兼面赤、汗多、烦渴饮冷、脉洪大等症。属里实热证。

(2)微热:指发热不高,一般不超过38℃,或体温正常仅自觉发热的症状。常见于某些内伤病和温病后期。微热的病因与病证较复杂,如气虚、阴虚、气郁、小儿夏季热等均可表现为微热。

(3)潮热:指发热如潮汐之有定时,即按时发热或按时热更甚的症状。临床常见三种类型,即阳明潮热、湿温潮热和阴虚潮热。①阳明潮热。热势较高,常于日晡(申时,下午3~5时)之时发热明显,或热势更甚,兼见口渴冷饮、腹满硬痛、大便秘结等症,为胃肠燥热内结所致。②湿温潮热。午后发热明显,且身热不扬(肌肤初扪之不觉很热,但扪之稍久即感灼手),兼见头身困重、胸闷呕恶等症,常见于湿温病。③阴虚潮热。午后或夜间发热,骨蒸发热(有热自骨内向外透发的感觉),五心烦热,常兼盗汗、颧红、舌红少津等阴虚证表现。

4. 寒热往来　指恶寒和发热交替发作的症状。是邪正相争于半表半里,互为进退的病理反应。为半表半里证的特征,可见于少阳病和疟疾。若寒热往来,发无定时,多见于少阳病;若寒热往来,发有定时,见于疟疾。

(二) 问汗

汗是阳气蒸化津液经玄府达于体表而成的。正常人在体力活动、进食辛辣、气候炎热、衣被过厚、情绪激动等情况下出汗,属生理性汗出;若当汗而无汗,不当汗而有汗,或仅见身体某一局部汗出,则属于病理性汗出。

问汗是指询问患者汗出的异常情况,如汗之有无、色质、时间、多少、部位及其主要兼症等。

1. 问汗出的有无　①有汗:表证有汗多属风热表证、风邪袭表证或风寒表虚证;里证有汗多见于里实热证,亦可见于里虚证,如阳虚、阴虚、亡阴、亡阳等。②无汗:表证无汗多属风寒表实证;里证无汗常因阳虚或津血亏耗所致。

2. 问汗出的特点　临床常见有自汗、盗汗、绝汗、战汗和黄汗等。

(1)自汗:指经常日间汗出不止,活动之后更甚的症状。常见于气虚证、阳虚证。多因阳气亏虚,不能固护肌表,气不摄津,玄府不密所致。

(2)盗汗:指入睡之后汗出,醒后汗止的症状。常见于阴虚证。多因入睡之时,卫阳入里,肌表不固,虚热蒸津外泄所致。

(3)绝汗:指在病情危重的情况下,大汗不止的症状,又称脱汗。常见于亡阴证、亡阳证。

(4)战汗:指在病势沉重之时,先见寒战而后汗出的症状。是邪正相争、病变发展的转折点。如汗出热退,脉静身凉,是邪去正复之佳象;若汗出而身热不减,烦躁不安,脉来疾急,为邪胜正衰之危候。

(5)黄汗:指汗出黏衣,色如黄柏汁者的症状。多因湿热交蒸、迫津外泄所致。

3. 问汗出的部位　临床常见头汗、半身汗和手足心汗。①头汗:又称但头汗出。指汗出仅见于头部或头颈部。导致头汗的原因有:上焦热盛,迫津外泄;中焦湿热蕴结,湿郁热蒸,逼津上越;阴盛格阳,虚阳上越,津随阳泄;进食阳旺。②半身汗出:指仅身体的一半出汗的症状,或见于左侧,或见于右侧,或见于上半身,或见于下半身。无汗的半身是病变的部位。多因风痰、瘀痰、风湿等阻滞经络,营卫不得周流,气血失和所致。③手足心汗:指手足心汗出过多的症状。多因阳气内郁、阴虚阳亢、中焦湿热郁蒸或脾虚失运所致。

(三) 问疼痛

疼痛机制有两种:一是因虚致痛,即"不荣则痛",多表现为痛势较缓,喜按,时作时止;二是因实致痛,即"不通则痛",多表现为痛势较剧,拒按,持续时间较长。问疼痛,应注意询问疼痛的部位、性质、程度、时间、喜恶等。

1. 问疼痛的部位　通过询问疼痛部位,可以初步了解病变所在的脏腑经络。

(1)头痛:指整个头部或头的前后两侧及顶部疼痛。由于头为诸阳之会,十二经脉或直接循行于头部,或间接与头部联系,故问头痛部位,可以确定病在何经。如头痛连项者,病在太阳经;两侧头痛者,病在少阳经;前额连眉棱骨痛者,病在阳明经;颠顶痛者,病在厥阴经等。

(2)胸痛:指胸部正中或偏侧疼痛,多为心肺病变。

(3)胁痛:指胁的一侧或两侧疼痛,多与肝胆病变有关。

(4)脘痛:指上腹部、剑突下胃脘疼痛。一般进食后痛势加剧者,多属实证;进食后疼痛缓解者,多属虚证。

(5)腹痛:指腹部(除胃脘所在部位)疼痛。腹痛多与所属脏腑病变有关。腹痛即泄,泄后痛减,多因肝郁脾虚所致;腹痛下痢脓血,多因大肠湿热所致;少腹绞痛,兼砂石、血尿,常见于血淋;右下腹绞痛,反跳痛,常见于肠痈。

(6)背痛:指背部疼痛。多因督脉损伤或风寒湿邪阻滞,经气不利所致。

(7)腰痛:指腰脊正中或腰部两侧疼痛。多与肾病有关。腰部经常酸软疼痛,多因肾虚所致;腰部冷痛沉重,阴雨天加重,多因寒湿所致;腰部刺痛,或痛连下肢者,多因瘀血阻络或腰椎病变所致;腰部突然剧痛,向少腹部放射,伴尿有砂石、血尿者,多因结石阻滞所致;腰痛连腹,绕如带状,则为带脉损伤所致。

(8)四肢痛:指四肢的肌肉、筋脉等部位疼痛,多因风寒湿热邪侵袭所致。若独见足跟或胫膝酸痛,则多属肾虚,常见于年老体衰之人。

(9)周身痛:指头身、腰背、四肢等部均觉疼痛。新病周身疼痛,多属实证,以感受风寒湿邪居多;久病卧床而周身作痛,则属虚证,乃气血亏虚,失其荣养所致。

2. 问疼痛的性质 询问疼痛性质,有助于了解疼痛的病因与病机。

(1)胀痛:即疼痛且胀。多为气滞所致。以胸胁、脘腹、四肢部为多见。但头目胀痛,则多因肝火上炎或肝阳上亢所致。

(2)刺痛:即疼痛如针刺。是瘀血所致。以胸、胁、脘、腹部为多见。其特点是范围小,夜间为甚,部位多固定不移,按之痛甚或拒按。

(3)灼痛:即疼痛有灼热感,喜冷恶热。多由于火邪窜络或阴虚火旺所致。以两胁、胃脘、肌表处为多见。

(4)冷痛:即疼痛有冷感且喜暖。多由寒邪阻络或阳气不足,脏腑经络失于温养所致。以腰脊、脘腹、四肢关节等处为多见。

(5)重痛:即疼痛兼有沉重感。多由湿邪阻滞气机所致。以头部、四肢、腰以及全身为多见。

(6)绞痛:即疼痛剧烈如刀绞割。多由有形实邪闭阻气机或寒邪凝滞气机所致。绞痛范围较大,常见于真心痛、结石、蛔厥等。

(7)隐痛:即疼痛并不剧烈,但绵绵不休,持续时间较长。多由阳气不足或精血亏虚,机体失于温煦、濡养所致。以头、脘、腹部为多见。

(8)走窜痛:即疼痛部位游走不定或走窜攻冲疼痛。多由气滞或风邪阻滞经络所致。以胸、胁、脘腹及肢体关节处为多见。如行痹。

(9)掣痛:即抽掣或牵引而痛,由一处连及他处。多因经脉失养或经脉阻滞所致。如心脉痹阻引起的真心痛。

(10)空痛:即疼痛有空虚感。多因气血精髓亏虚,组织器官失养所致。以头部或小腹部为多见。如肾虚引起的头部空痛。

(四) 问头身胸腹不适

问头身胸腹不适,是指问头身胸腹部除疼痛以外的其他不适症状,如头晕、胸闷、心悸、胁胀、脘痞、腹胀、身重、麻木等。

课 堂 活 动
讨论:疼痛是临床常见的症状。请从疼痛发生的性质、程度、持续时间、喜恶等情况,总结疼痛的虚实病机变化规律。

1. **头晕** 指自觉头脑有晕眩之感,轻者闭目即止,重者视物旋转,站立不稳,如坐舟车。头晕而胀,烦躁易怒,舌红,脉弦数者,多为肝火上炎;头晕胀痛,耳鸣,腰膝酸软,舌红少苔,脉弦细,常因恼怒而加剧者,多为肝阳上亢;头晕面白,神疲体倦,舌淡,脉细,每因劳累而加重者,多为气血亏虚;头晕且重,如物裹缠,胸闷呕恶,舌苔白腻者,多为痰湿内阻,清阳不升;外伤后头晕刺痛,属瘀血阻滞,脉络不通所致。

2. **胸闷** 指自觉胸部有痞塞满闷之感。与心、肺、肝等脏气机不畅有关。如胸闷,心悸,气短者,多属心气虚或心阳不足;心胸憋闷疼痛如刺者,多属心血瘀阻;胸闷痰多者,多属痰湿内阻,肺气壅滞;胸闷兼胁胀、善太息,多属肝气郁结。

3. **心悸** 指自觉心跳不安,不能自主的症状。多是心神或心脏病变的反映。心悸有惊悸、怔忡之分。因受惊而致心悸,称惊悸,多由外因引起,全身情况较好,病情较轻;无明显外界诱因心跳剧烈,上至心胸,下至脐腹,悸动不安,称怔忡,多由劳累过度、心血不足所致,持续时间较长,全身情况较差,病情较重。心悸成因繁多,临床上应根据心悸的轻重特点及其兼症进行辨证。

4. **胁胀** 指胁的一侧或两侧有胀满不舒的感觉。多见于肝胆病变。胁胀易怒,多为肝气郁结;胁胀灼痛,目黄口苦,舌苔黄腻,多属肝胆湿热。

5. **脘痞** 指自觉胃脘部胀满不舒的症状。多见于脾胃病变。脘痞,嗳腐吞酸者,多为饮食伤胃;脘痞,食少,便溏者,多属脾胃虚弱。

6. **腹胀** 指自觉腹部胀满,痞塞不舒,如物支撑的症状。腹胀有虚实之分,腹胀时减、喜按,属虚,多因脾胃虚弱;腹持续胀满、拒按,属实,多因食积胃肠或实热内结。

7. **身重** 指自觉身体沉重,如负重物的症状。主要与水湿泛溢及气虚不运有关。

8. **麻木** 指肌肤感觉减退,甚至消失的症状,亦称不仁。多因气血亏虚,或肝风内动,或湿痰瘀血阻络所致,临床应结合伴随症状进行鉴别。

(五) 问耳目

1. **问耳** 问耳主要了解耳鸣、耳聋、重听等听觉的异常变化。应注意询问其特点、新久、程度及兼症等。

(1)耳鸣:指自觉耳内鸣响。突发耳鸣,声大如蛙鸣或如潮声,按之鸣声不减者,多属实证;渐觉耳鸣,声小如蝉,按之鸣声减轻或暂止者,多属虚证。

(2)耳聋:指听力减退,甚至听觉丧失。耳暴聋者,多属实证,常由肝胆火逆,清窍失灵引起;久病耳渐聋者,多属虚证,常因精血亏损所致。

(3)重听:指听力略有减退,听音不清,声音重复。日久渐致重听者,多属虚证,多因肾精亏虚;突发重听者,多属实证,多为痰浊上蒙或风邪上扰。

2. 问目 目病繁多,此处重点介绍目痒、目痛、目眩、目昏、雀盲、歧视几个常见症状。

(1)目痒:指眼睑、眦内或目珠有痒感,轻者揉拭则止,重者极痒难忍。目痒甚者,或如虫行,多属实证,因肝火上扰或风热上袭所致;微痒而势缓者,多属血虚目失濡养。

(2)目痛:指单眼或双眼疼痛。目痛剧,属实证,多因肝火上炎所致;目微痛,属虚证,多因阴虚火旺所致。

(3)目眩:指视物旋转动荡,如坐舟车,或眼前如有蚊蝇飞动。实证多因风火上扰或痰湿上蒙清窍所致;虚证多因中气下陷或肝肾不足所致。

(4)目昏、雀盲、歧视:目昏是指视物昏暗、模糊不清;雀盲是指白昼视力正常,每至黄昏视物不清;歧视是指视一物成二物而不清。三者均属视力减退的病变,有各自的特点,但皆因肝肾亏虚、目失充养而致。

(六)问睡眠

问睡眠主要问睡眠时间的长短、入睡难易、有无多梦等情况。临床常见有失眠、嗜睡两种异常。

1. 失眠 又称不寐,指经常不易入睡,或睡而易醒,难以复睡,或时时惊醒,睡不安宁,甚至彻夜不眠。失眠应注意辨清虚实。虚证多因阴虚火旺、心脾两虚、心胆气虚、心肾不交所致;实证多因心火、肝火、痰热、食积、瘀血所致。

2. 嗜睡 指神疲困倦,睡意很浓,不论昼夜,经常不自主地入睡。嗜睡多因阳虚阴盛所致,常见于痰湿困脾、脾胃虚弱、心肾阳虚等证。大病之后,精神疲乏而嗜睡,多为正气未复。

(七)问饮食口味

问饮食口味主要询问口渴、饮水、进食、口味等情况。

1. 口渴与饮水 问口渴与饮水情况,可以了解津液的盈亏和输布状况,以及疾病的寒热虚实。

口不渴饮,即口不渴,不欲饮,为津液未伤,多见于寒证、湿证。口渴欲饮,为津液损伤,多见于燥证、热证。若大渴喜冷饮,兼有面赤、汗出、脉洪数,多为里热炽盛;口渴多饮,小便量多,多食易饥,体渐消瘦,为消渴。渴不多饮,兼见身热不扬,头身困重,脘闷,苔黄腻,多为湿热证;渴喜热饮,饮水不多,多为痰饮内停;口干但欲漱水不欲咽,兼舌紫暗或有瘀斑者,多为瘀血内停。

2. 食欲与食量 询问食欲与食量,可以了解脾胃功能强弱,判断疾病的预后转归。

(1)食欲减退:指患者进食的欲望减退,甚至不想进食的症状。新病食欲减退,一般是正气抗邪的保护性反应;久病食欲减退,兼神疲倦怠,面色萎黄,舌淡,脉虚者,多属脾胃虚弱。

(2)厌食:指厌恶食物,或恶闻食味的症状。厌食,兼嗳气酸腐,脘腹胀满者,多为食积;厌食油腻,兼胸闷呕恶,脘腹胁肋胀满者,多为脾胃或肝胆湿热。

(3)饥不欲食:指虽感饥饿,但不想进食或进食不多的症状。多因胃阴不足,虚火内扰所致。

(4)消谷善饥:指食欲过于旺盛,进食量多,食后不久即感饥饿的症状,又称多食易饥,多因胃火炽盛所致。若消谷善饥,形体反见消瘦者,多见于消渴病;多食易饥,兼大便溏泄者,属胃强脾弱。

(5)偏嗜食物:指偏嗜某种食物或异物的症状。如小儿偏嗜生米、泥土等异物,兼见消瘦、腹胀、腹痛,多属虫积。

此外,疾病过程中,若食欲逐渐恢复,食量渐增,是胃气渐复之佳兆;若食欲逐渐减退,食量渐减,是脾胃功能渐衰的表现;若久病重病患者,本不能食,突然索食或暴食,称为"除中",是胃气将绝之兆。

3. 口味　指口中的异常味觉或气味。口淡多为脾胃气虚或寒证;口苦多见于肝胆火旺、胆气上逆;口甜多为脾胃湿热或脾虚;口酸多为消化不良、食滞不化或肝气犯胃;口咸多为肾虚或寒水上泛。

(八) 问二便

主要询问大小便的性状、颜色、气味、时间、量的多少、排便次数、排便感及兼症等。

1. 大便　健康成人一般每日大便一次,色黄质软成形,干湿适中,排便通畅,便内无脓血、黏液及未消化的食物等。这里重点介绍便次、便质和排便感的异常。

(1) 便次异常:①便秘。指便次减少,大便秘结不通,排便时间延长,或欲便而艰涩不畅。多因热结肠道,或阴血津液亏少,或气虚传送无力,或阳虚寒凝等所致。②泄泻。指便次增多,便质稀薄,甚至呈水样。若仅为便质稀薄不成形,称为便溏,多为脾失健运所致;若黎明前腹痛作泻,泄后则安,形寒肢冷,称为"五更泄",多为脾肾阳虚;若泻下黄糜,腹痛,肛门灼热,多为大肠湿热;若每当情志不舒,则腹痛泄泻,泻后痛减,多为肝郁脾虚。

(2) 便质异常:①完谷不化。指大便中含有较多未消化的食物,多见于脾胃虚寒或脾肾阳虚。②溏结不调。指大便干稀相兼,多因肝郁脾虚,肝脾不调所致。③脓血便。指大便中夹有脓血黏液,兼里急后重,多见于痢疾,常因湿热蕴结肠道所致。

(3) 排便感异常:①肛门灼热。指排便时肛门有灼热感。多因大肠湿热或大肠郁热下迫所致。②里急后重。指腹痛窘迫,时时欲便,肛门重坠,便出不爽。多因湿热内阻,肠道气滞所致。③排便不爽。指排便不通畅,有滞涩难尽之感。多因大肠湿热、肝气犯脾、食滞肠道等所致。④滑泻失禁。指大便排出不能控制,甚则便出而不自知。多因脾肾虚衰,肛门失约所致,也见于神志昏迷者。⑤肛门气坠。指肛门有下坠之感,甚则脱肛。常于劳累或排便后加重,多属中气下陷。

2. 小便　健康成人在一般情况下,日间排尿3~5次,夜间0~2次,每昼夜总尿量约1 000~1 800ml。尿次和尿量受饮水、温度、出汗、年龄等因素的影响。问小便应注意询问尿量、次数及排尿时感觉等情况。

(1) 尿量异常:①尿量增多。指尿次、尿量明显超过正常量次。小便清长量多者,属虚寒证;多尿伴消瘦、多饮、多食,多为消渴。②尿量减少。指尿次、尿量皆明显少于正常量次。多由热盛津伤,化源不足,或因肺、脾、肾功能失常,气化不利所致。

(2) 尿次异常:①小便频数。指排尿次数增多,时欲小便。若尿频数,短赤而急迫,多为下焦湿热;夜尿频数,量多色清,多为肾阳不足。②癃闭。指小便不畅,点滴而出,或小便不通,点滴不出。常因肾阳不足,气化失职,或湿热下注,或瘀血、结石阻滞所致。

(3) 排尿感异常:①小便涩痛。指小便排出不畅而痛,或伴急迫、灼热感等,多因湿热所致。②余沥不尽。指小便后点滴不尽,多因肾气不固所致。③小便失禁。指小便不能随意控制而自遗,多属肾气不固。④遗尿。指睡眠中小便自行排出,多为肾气不固。

(九) 问经带胎产

妇女有特殊的生理、病理特点,问诊时还要注意询问月经、带下、妊娠、产育等方面的情况。

1. 问月经 月经是指发育成熟的女子,有规律的、周期性的子宫出血。问月经应注意询问月经的周期,行经的天数,月经的量、色、质,有无闭经或行经腹痛,初潮及绝经年龄,末次月经日期等。

健康女子一般在 14 岁左右月经开始来潮,称为初潮。一般每月月经来潮一次,月经周期约 28 天,行经一般 3~5 天,经量中等(50~100ml),经色正红无块,在妊娠期及哺乳期月经不来潮。到 49 岁左右,月经停止,称为绝经。

(1)月经周期:正常月经周期一般为 28 天左右,行经期 3~5 天。①月经先期。指连续 2 个月经周期月经提前 7 天以上者。多因气虚不能摄血或血热迫血妄行所致。②月经后期。指连续 2 个月经周期月经延后 7 天以上者。多因血虚,或气滞、寒凝、血瘀所致。③月经先后无定期:指连续 2 个月经周期经期异常,或提前或延后 7 天以上者。多因肝气郁滞,或脾肾虚损,或瘀血阻滞所致。

(2)经量:健康女子经量为 50~100ml,由于个体素质、年龄等不同,可略有差异。①月经过多。指月经周期基本正常,月经量较以往明显增多。多因血热或气虚,或瘀血阻滞所致。②月经过少。指月经周期基本正常,经量明显减少,甚或点滴即净。多因血虚、肾虚,或寒凝、血瘀、痰湿阻滞所致。③崩漏。指非行经期间,阴道出血。多因血热、气虚或瘀血阻滞所致。④闭经。指女子年逾 18 周岁月经尚未来潮,或已行经、未受孕,不在哺乳期,而又停经超过 3 个月以上者。多因气血亏虚,或气滞血瘀,或寒凝血瘀所致。

(3)经色、经质:指月经的颜色、质地性状。经色淡红质稀,多属气血亏虚;经色深红质稠,多属血热;经色紫黯,夹有血块,多属血瘀。

(4)痛经:指经期或行经前后,出现周期性小腹疼痛,或痛引腰骶,甚至剧痛不能忍受者。多因气滞、寒凝、血瘀或气血两虚所致。

2. 问带下 带下是指妇女阴道分泌的无色无臭的分泌物,有滋润阴道的作用。每逢经前期、经间期或妊娠期,带下稍有增多,为正常现象。若带下色白量多,质稀如涕,淋漓不绝,为白带,多因脾肾阳虚,寒湿下注所致;若带下色黄量多,质黏臭秽,为黄带,多因湿热下注所致;若白带中混有血液,赤白杂见,为赤白带,多属肝经郁热或湿热下注所致。

3. 问胎产 对于已婚妇女,应询问其结婚年龄、结婚前后健康状况、妊娠次数及妊娠情况、分娩次数及分娩时情况(顺产、早产、难产、剖宫产等)及有无自然流产、人工流产等情况。

> **边学边练**
> 请同学们结合问诊所学内容对胃脘痛患者进行模拟问诊,方法详见实训项目二问诊基本技能实训。

点滴积累

1. 问诊是指通过对患者或陪诊者进行有目的的询问,了解疾病的发生、发展、治疗经过、现在症状和其他与疾病有关的情况,以诊察病情的方法。

2. 寒热表现有恶寒发热、但寒不热、但热不寒、寒热往来四个类型。特殊汗出主要有自汗、盗汗、绝汗、战汗、黄汗五种。疼痛有胀痛、刺痛、灼痛、冷痛、重痛、绞痛、隐痛、走窜痛、掣痛、空痛等不同性质。口味异常有口淡、口苦、口甜、口酸、口咸等不同。

第四节　切诊

切诊是医生用手对患者体表的一定部位进行触、摸、按、压,以诊察病情的方法。包括脉诊和按诊。

一、脉诊

脉诊,又称切脉,是医生用手指切按患者动脉,根据脉动应指的形象,以了解病情,辨别病证的诊察方法。

(一)切脉的基本方法

1. **诊脉的部位**　诊脉古有遍诊法、三部诊法和寸口诊法,后世以寸口诊法为主。

寸口诊法是指单独切按桡骨茎突内侧一段桡动脉搏动,以探查脉象的方法。寸口脉分为寸、关、尺三部,通常以腕后高骨(桡骨茎突)为标志,高骨内侧的部位为关,关前(腕侧)为寸,关后(肘侧)为尺。两手各有寸、关、尺三部,共六部脉(图8-2)。关于寸口脉的脏腑分候,历代文献记载虽然有所不同,但大同小异,比较一致的是:左手寸脉候心,关脉候肝,尺脉候肾;右手寸脉候肺,关脉候脾,尺脉候肾(命门)。

2. **诊脉的方法**

(1)诊脉时间:以平旦(清晨)未起床、未进食时为最佳,此时机体内外环境比较安定,脉象能比较准确地反映机体的真实情况。但实际很难做到,因此要求患者在内外环境比较安静的条件下即可诊脉。每次每侧寸口切脉时间不少于1分钟(五十动),两侧寸口诊脉时间以3~5分钟为宜。

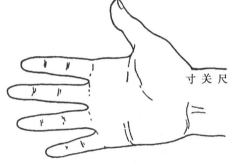

图8-2　寸口脉分布示意图

(2)体位:诊脉时患者采取正坐位或仰卧位,平展手臂,直腕,仰掌,手臂与心脏处于同一水平。在腕关节下垫一个脉枕,使寸口部充分伸展,便于气血流通,也便于诊脉。

(3)平息:即调匀呼吸。一呼一吸为一息。医者诊脉时要调匀呼吸,静心宁神,以便以自己的一息为时间单位计算患者的脉率。正常人的脉率为一息四~五至,即每分钟大约72~80次。

(4)指法:即医生诊脉时的具体操作方法。其要领可概括为三指平齐,中指定关,用指目按脉,有举、按、寻、总按、单按等指法。

(二)正常脉象

正常脉象是指正常人在生理条件下表现出的脉象,简称常脉,亦称为平脉。

1. **正常脉象的特点**　一息四~五至,相当于72~80次/min,三部有脉,不浮不沉,不大不小,从容和缓,柔和有力,节律一致,尺脉沉取不绝。简称为有胃、有神、有根。

(1)有胃:指脉象从容、和缓、流利。诊察脉象胃气的盛衰,可判断疾病进退凶吉。

(2)有神:指脉象节律整齐,柔和有力。诊察脉象神之有无,可判断脏腑功能和精气血津液等情况。

(3)有根:指尺脉有力,沉取不绝。尺脉候肾,诊察脉象根之有无,可判断肾中精气的盛衰。

2. 脉象的生理变异 正常脉象可因气候变化、地理环境、年龄、性别、体格、情志刺激等因素影响而有差异。如随四季气候变化而脉有春弦、夏洪、秋浮、冬沉的变化;南方人脉多略濡数,北方人脉多沉实;年龄越小,脉率越快;胖人脉多沉,瘦人脉多浮等。此外,有的人两手六部脉都同等沉细而无病候,称为"六阴脉";有的人两手六部脉都同等洪大而无病候,称为"六阳脉"。少数人脉不见于寸口,而是从尺部斜向手背,称为斜飞脉;若脉出现在寸口的背部者,称为反关脉。两者均为桡动脉解剖位置的变异所致。

知识链接

脉 象 要 素

脉象要素即构成脉象特征的主要因素,包含位、数、形、势四个方面。位,指脉搏位置的浅深;数,指脉搏的至数和节律;形,指脉形的粗细、长短,脉管的紧张度(含硬度)及脉搏往来的流利度;势,指脉搏的强弱,并且与脉的硬度和流利度密切相关。任何一种脉象都由脉位浅深(脉位)、至数(脉率)、节律(脉律)、粗细(脉宽)、长短(脉长)、强弱(脉力)、紧张度(脉紧张度)和流利度(脉流利度)八个方面要素构成。

(三)常见病脉与主病

疾病反映于脉象的变化,称为病理脉象,简称"病脉"。近代认为常见病脉有 28 种,现介绍最主要的 17 种病脉。

1. 浮脉 轻取即得,重按稍减而不空,"如水漂木"。主表证,亦可见于里虚证。外邪侵袭肌表,正气抗邪,则脉气鼓动于外,应指而浮。久病阳气亏乏,不能内守而致虚阳外浮者,其脉虽浮,但举按皆不足,有别于表证的浮脉,是病情较为严重的表现。

2. 沉脉 轻取不应,重按始得,"如石投水"。主里证。有力为里实,无力为里虚。邪郁于里,气血阻滞,则脉沉而有力。若脏腑虚弱,气血不足,阳虚气陷,不能升举,则脉沉无力。

3. 迟脉 脉来迟缓,一息不足四至(每分钟不足 60 次)。主寒证,亦可见于里实热证。实寒证因寒性凝滞,气血运行缓慢,故脉迟而有力;若阳气亏虚,无力运血,则脉迟无力。里实热证,邪热结聚,阻滞血脉运行,也可见迟脉,但必迟而有力。

4. 数脉 一息脉来五至以上而不满七至(大约每分钟 90~120 次)。主热证,亦可见于里虚证。邪热亢盛,血行加速,则脉数而有力;久病阴虚,虚热内生,则脉数而无力。若虚阳外越而见数脉,必数大无力,按之豁然而空。

5. 虚脉 三部脉举之无力,按之空虚,应指松软。主虚证。气虚则血运无力,血少则脉道不充,故见虚脉。

6. 实脉 三部脉举按皆有力,其势来去皆盛。主实证,亦见于常人。邪气亢盛而正气不虚,正邪相搏,气血壅盛,脉道坚满,故见实脉。

7. **滑脉**　往来流利,应指圆滑,如盘走珠。主痰饮、食滞、实热。实邪壅盛,气实血涌,故脉来流利,应指圆滑。另外,滑脉亦是青壮年的常脉、妇人的孕脉。

8. **涩脉**　往来艰涩不畅,形细而行迟,如轻刀刮竹。主伤精、血少、气滞血瘀、痰食内停。精亏血少,不能充盈血脉,则脉来涩而无力;气滞血瘀、痰食内停、血行受阻,则脉来涩而有力。

9. **洪脉**　脉形宽大而浮,来盛去衰,状如波涛,满指有力。主气分热盛。邪热亢盛,内热充斥而致脉道扩张,气盛血涌,故见洪脉。若泄利日久或失血反见洪脉,多浮取盛大而无根,为阴精耗竭,孤阳外越之兆。

10. **细脉**　脉细如线,应指明显。主气血两虚、诸虚劳损,又主湿证。气血俱虚,不足充脉,则脉细。湿邪阻压脉道,亦可见细脉。

11. **微脉**　极细极软,按之欲绝,若有若无。主阳气衰微、气血虚甚。营血大虚,脉道不充,阳气虚衰,鼓动无力,则见微脉。久病脉微是正气将绝,新病脉微多为阳气暴脱。

12. **濡脉**　浮而细软,如絮浮水。主诸虚、湿证。因气虚不敛,无力运血则脉浮软,精血不充则细弱。湿气阻压脉道,也可见濡脉。

13. **弦脉**　端直以长,如按琴弦。主肝胆病、诸痛、痰饮、疟疾。邪气滞肝,气机不利,脉来不柔;或实邪阻滞,脉络劲急,则见弦脉。少阳胆气不利,也可见弦脉,故张仲景说"疟脉自弦"。另外,弦脉亦见于老年健康者。

14. **紧脉**　脉形紧急,如牵绳转索,或按之左右弹指。主寒证、痛证、宿食。寒性收引,脉道收缩拘急,故脉紧。寒邪在表,脉多浮紧;寒邪在里,脉多沉紧。

15. **结脉**　脉来迟而时有一止,止无定数。主阴盛气结。寒湿诸瘀,阻遏经脉,以致心阳被抑,脉气阻滞,则脉来迟缓而有歇止。

16. **促脉**　脉来数而时有一止,止无定数。主阳盛实热。阳热亢盛,则脉来急数,热盛津伤,脉气不相顺接,则脉有歇止。

17. **代脉**　脉来一止,止有定数,良久方来。主脏气衰微。脏气衰竭,元气大亏,则脉气不接续,且歇止时间较长,并有定数。

(四) 相兼脉与主病

凡是由两种或两种以上的单因素脉相兼出现而构成的脉象称为"相兼脉",又称"复合脉"。相兼脉的主病,往往是各脉主病的总和。一般相反的脉象不能相兼,如迟与数、滑与涩等。

临床常见的相兼脉与主病:

1. **浮紧脉**　多主外感寒邪之表寒证或风寒痹证疼痛。

2. **浮缓脉**　多主风邪伤卫,营卫不和的太阳中风证。

3. **浮数脉**　多主风热袭表的表热证。

4. **浮滑脉**　多主表证夹痰,见于素体多痰湿而又感外邪者。

5. **沉迟脉**　多主里寒证。

6. **沉弦脉**　多主肝郁气滞或水饮内停。

7. **沉涩脉**　多主血瘀,尤常见于阳虚而寒凝血瘀者。

8. 沉缓脉 多主脾虚证,水湿停留诸证。

9. 沉细数脉 多主阴虚内热证。

10. 弦紧脉 多主寒主痛,常见于寒滞肝脉或肝郁胁痛。

11. 弦数脉 多主肝郁化火或肝胆有热之证。

12. 弦滑数脉 多主肝火夹痰,肝胆湿热或肝阳上扰,痰火内蕴证。

13. 弦细脉 多主肝肾阴虚或血虚肝郁,或肝郁脾虚证。

14. 滑数脉 多主痰热,湿热或食积内热证。

15. 洪数脉 多主气分热盛,见于外感热病。

边 学 边 练
请同学们根据寸口诊法的基本方法相互之间进行诊脉,以体察脉象的特征,方法详见实训项目三寸口诊法基本技能实训。

二、按诊

按诊是医生用手对患者体表某些部位进行触、摸、按、压,以了解局部冷热、润燥、软硬、压痛、痞块或其他异常变化,从而推断疾病部位、性质和病情轻重等情况的一种诊察方法。常用有按肌肤、按手足、按胸腹、按经络腧穴等方法。

(一) 按肌肤

按肌肤主要诊察肌表的冷热、疼痛、润燥以及肿胀等情况。

1. 按肌肤冷热润燥疼痛 肌肤灼热为阳热盛实;肌肤冷凉为阳气衰少。初按热甚,久按热反轻者是表证;久按其热反甚是里证。肌肤柔软,按之痛减者为虚证;硬痛拒按者为实证。肌肤干燥为津液不足;肌肤甲错为血虚失荣或瘀血日久。

2. 按疮疡 肿起而硬、不热属寒证;肿起压痛、灼热属热证;根盘平塌漫肿属虚证;根盘紧束而高起属实证。

(二) 按手足

按手足的冷热变化,可探明病证的寒热虚实。手足俱冷属寒证,为阳虚寒盛;手足俱热属热证,是阳热炽盛。手足背部较热为外感发热;手足心较热为内伤发热。此外,了解手足的冷热变化,对于判断阳气存亡,推断疾病预后,亦具有重要意义。如阳虚之证,四肢犹温是阳气尚存,尚可治疗;若四肢厥冷,其预后大多不良。

(三) 按胸腹

根据病情,有目的地触摸、按压或叩击胸前区、胁肋和腹部,以了解局部的病变情况。按胸胁主要可以诊察心、肺、肝、胆等脏腑的病变。

(四) 按经络腧穴

通过手在经络循行路线和腧穴部位上进行按压、触摸,以探寻异常征象,可以判断脏腑的某些疾病。腧穴是脏腑经络之气转输之处,是脏腑病变反映于体表的反应点。

目标检测

习题

复习导图

一、简答题

1. 何谓得神?其表现如何?

2. 腐、腻苔有何区别?

3. 何谓"寒热往来"?如何鉴别不同原因所致的寒热往来?

4. 正常脉象的特点如何?

二、实例分析

1. 李某,男,24岁,技术员。诉两胁胀闷不舒已月余,近半月来常觉右胁疼痛,以为是肝炎,经肝功能等检查并无异常,服维生素 B_1、吲哚美辛等亦无效,而唯感叹气后觉舒。因而细问其有无思想包袱,良久方答道,因恋爱失败,思想负担较重。症状尚有头晕、失眠、不欲食、口微苦、大便欠爽、苔薄白、脉弦等。请对患者所表现症状的致病原因进行分析、判断。

2. 李某,女,29岁,已婚。主诉:哭笑无常,自言自语 50 余天。病史:因事不遂而哭笑无常,自言自语,已 50 余天,阵发性发作。近来病情加重,发作期间神志不清,胡言乱语,四肢抽搐,昼夜不眠。平素性情忧郁,头重昏蒙,胸胁胀闷,喜叹息,神志时清时昧,躁扰不安,时或暴怒,时或悲泣,生活不能自理。检查:舌淡苔白腻,脉弦数。请分析以上案例中蕴含的望、闻、问、切四诊资料。

(王玉华)

第九章 辨证

学习目标

1. **知识目标** （1）熟悉：八纲辨证和脏腑辨证各证型的辨证要点。

   （2）了解：气血津液辨证各证型的辨证要点；八纲辨证、脏腑辨证、气血津液辨证各证型的临床表现、病机分析。

2. **能力目标** 初步具备中医辨证思维能力。

3. **素质目标** 培养中医辨证思维模式，提高分析临床实际问题的能力。

导学情景

情景描述：

胃下垂、肾下垂、子宫脱垂、脱肛等是不同的疾病，但病变机制均为"中气下陷"，表现出的证候均为"中气下陷证"，故而都采用补益中气而升举下陷的方法来治疗。由此可以看出，中医临床认识和治疗疾病不是着眼于"病"的异同，而是将重点放在"证"的区别上，通过辨证而进一步认识疾病。

学前导语：

什么是辨证？中医辨证的方法有哪些？临床常见的证型及主要临床表现有哪些？这些是本章主要讨论的内容。

辨证，就是辨别疾病的证候。它是中医认识和诊断疾病的主要过程和方法。中医学的辨证方法很多，都是在长期医疗实践中总结升华而来的。本章主要介绍八纲辨证、气血津液辨证、脏腑辨证等。其中，八纲辨证是辨证的总纲，脏腑辨证是辨证的基础。各种辨证方法各具特点，对不同病证的诊断各有侧重，但又相互联系、相互补充，临证时应综合运用。

第一节 八纲辨证

八纲，是指表、里、寒、热、虚、实、阴、阳八个辨证的纲领。八纲辨证是根据病情资料，运用八纲进行分析综合，从而辨别病变部位的浅深、病变性质的寒热、邪正斗争的盛衰和病证类别的阴阳，以作为辨证纲领的方法。尽管疾病的临床表现错综复杂，但都可以用八纲来概括。八纲辨证是用于分析各种疾病共性的辨证方法，在诊断疾病过程中，起到执简驭繁、提纲挈领的作用。

一、表里辨证

表里是辨别病位浅深和病势趋向的一对纲领。一般而言,皮毛、肌腠、经络在外,属表;脏腑、气血、骨髓在内,属里。在临床辨证时,通常把外邪侵犯肌表,病位浅者,称为表证;病在脏腑、气血、骨髓,病位深者,称为里证。表证、里证的辨别主要以临床表现为依据,不能把表、里简单地理解为固定的解剖部位。

(一) 表证

表证是指六淫等外邪经肌表、口鼻侵入机体,正气抗邪于肌表,以新起恶寒发热为主要表现的证候。表证多见于外感病的初期阶段,具有发病急、病位浅、病程短的特点。

【临床表现】恶寒(或恶风)发热,舌苔薄,脉浮,或见头身疼痛,鼻塞,流涕,喷嚏,咽喉痒痛,微咳等。

【病机分析】外邪侵袭,卫气郁遏,故恶寒发热;邪郁经络,气血不畅,故头身疼痛;外邪从肌表、口鼻而入,内应于肺,肺失宣降,故鼻塞、流涕、喷嚏、咳嗽、咽喉痒痛;正邪交争于表则脉浮,苔薄。

【辨证要点】以新起恶寒或恶寒发热并见,舌苔薄、脉浮为辨证要点。

由于感受邪气的性质不同,表证又有表寒证、表热证的不同,见表9-1。

表 9-1　表寒证与表热证的鉴别

表证	病因	临床表现
表寒证	风寒	恶寒重发热轻,无汗,头身痛甚,咽痒,流清涕,苔薄白,脉浮紧
表热证	风热	发热重,微恶风寒,咽痛咽红,口微渴,舌边尖稍红,苔薄黄,脉浮数

(二) 里证

里证是指病变部位在内,脏腑、气血、骨髓等受病所致的证候。里证常见于外感病的中、后期或内伤杂病,具有病情较重、病位较深、病程较长等特点。

里证的范围很广,临床表现多种多样,非表证(及半表半里证)即里证。其表现特征是以脏腑气血阴阳失调的症状为主,无新起恶寒发热并见,具体内容详见脏腑辨证、气血津液辨证等部分章节之中。

(三) 表证与里证的鉴别

表里的鉴别主要审察寒热表现、舌象、脉象等变化,见表9-2。

表 9-2　表证与里证的鉴别要点

证型	病位	病程	寒热表现	舌象	脉象
表证	浅	短	恶寒,发热	舌苔薄	浮
里证	深	长	但热不寒,或但寒不热,或无寒热	多有变化	沉

(四) 表证与里证的关系

1. 表里同病　表证和里证并见,如内有停食又外感风寒引起的病证。常见有表寒里热、表热里寒等证。

2. **表里转化** 是正邪相争的结果,由表入里则病进,由里出表则病退。如病起恶寒发热,是为表证,但因失治、误治,或机体抗病能力下降转而出现只发热、不恶寒、反恶热、尿赤、舌红苔黄等症,此为由表入里;如见壮热烦躁,胸闷咳喘,脉数,是为里证,经治疗后,继而出现汗出热退、脉静身凉等,则为由里出表。

附:半表半里证

半表半里证指病变既非完全在表,又未完全入里,邪正相搏于表里之间,少阳枢机不利所表现的证候。以寒热往来、胸胁苦满、心烦喜呕、默默不欲饮食、口苦、咽干、目眩、脉弦等为主要表现,属于六经辨证中的少阳病证。

> **课 堂 活 动**
>
> 王某,男,20岁,一天前,因淋雨受寒而出现恶寒发热,体温38℃,鼻塞流清涕,喷嚏时作,周身疼痛,无汗,舌苔薄白,脉浮紧。请以表里辨证进行分析,并写出辨证依据。

二、寒热辨证

寒热是辨别疾病性质的一对纲领。寒证与热证是阴阳盛衰的具体表现,即所谓"阳盛则热,阴盛则寒""阳虚则寒,阴虚则热"。

(一) 寒证

寒证是机体阴盛或阳虚所表现的证候。多因外感寒邪,或过食生冷,或久病阳气受损所致。有表寒证、里寒证、实寒证、虚寒证之别。

【临床表现】各类寒证表现不尽相同,常见有恶寒或畏寒,肢冷喜暖,蜷卧,面色青白,痰、涕清稀,小便清长,大便稀溏,口淡不渴,舌淡苔白润或白滑,脉迟或紧等。

【病机分析】阴寒阻遏阳气,或阳气虚弱,不能温煦,故形寒肢冷;阳虚寒凝,则血运无力、迟滞,故面色青白,舌淡苔白,脉迟或紧;阳虚不能温化水液,故排泄物、分泌物清稀。

【辨证要点】以冷(畏寒肢冷)、青白(面青白、舌淡苔白、尿清长)、稀(痰、涕、便等质稀)、润(苔润、口不渴)、静(蜷卧、脉迟)为辨证要点。

(二) 热证

热证是机体阳盛或阴虚所表现的证候。多因外感温热之邪,或五志化火、食积化火,或久病阴液耗损,阴不制阳所致。有表热证、里热证、实热证、虚热证之分。

【临床表现】各类热证表现不尽相同,常见有发热或恶热喜凉,面红目赤,口渴喜冷饮,痰、涕黄稠,小便短黄,大便秘结,烦躁不安,舌红苔黄而干;或有衄血、吐血,脉数;或两颧潮红、盗汗、五心烦热、口舌干燥少津、脉细数等。

【病机分析】阳热亢盛,故发热或恶热喜凉,面红目赤;热盛伤津,故口渴喜冷饮,小便短黄,大便秘结,痰、涕黄稠;热扰心神则烦躁不安;火易动血,故致各种出血,脉数;阴虚内热,虚火上炎,故见五心烦热、盗汗、两颧潮红;阴津亏损,则口舌干燥少津,脉细数。

【辨证要点】以热(身热、五心烦热)、赤黄(面红赤,舌红苔黄,痰、涕、尿等色黄)、稠(痰、涕等质稠)、干(口渴、舌干、大便干结)、动(烦躁、动血、脉数)为辨证要点。

(三)寒证与热证的鉴别

寒热的鉴别主要审察寒热喜恶、四肢温凉、面色、渴饮、二便、舌象、脉象等变化,见表9-3。

表 9-3 寒证与热证鉴别要点

证型	寒热喜恶	四肢温凉	面色	渴饮	小便	大便	舌象	脉象
寒证	恶寒喜暖	冷	白	不渴喜热饮	清长	稀溏	舌淡苔白润	迟或紧
热证	恶热喜凉	热	红	口渴喜冷饮	短黄	干结	舌红苔黄干	数或滑

课 堂 活 动

李某,女,30岁,发热3天,体温39℃,面红,口渴喜冷饮,咳嗽痰黄稠,大便3日未解,小便黄,舌红苔黄干,脉滑数。请以寒热辨证进行分析,并写出辨证依据。

(四)寒证与热证的关系

1. 寒热错杂　指寒证和热证同时并见。主要证型有表寒里热(如外感风寒兼内有肺热)、表热里寒(如脾胃虚寒又外感风热)、上热下寒(如胃热牙痛兼下焦虚寒腰膝冷痛)、上寒下热(如胃寒兼大肠湿热泻痢)。

2. 寒热转化　寒证和热证在一定条件下是可以相互转化的,如表寒入里化热可转为里热证;里热炽盛,高热不解,大汗不止而转为冷汗淋漓、四肢厥冷等亡阳虚寒证。

三、虚实辨证

虚实是辨别邪正盛衰的一对纲领。虚主要是指正气不足,实主要是指邪气亢盛,即所谓"邪气盛则实,精气夺则虚"。

(一)实证

实证指邪气亢盛,正气未衰,邪正相争剧烈所表现的亢盛有余的证候。多由外邪入侵,或脏腑功能失调,痰饮、水湿、瘀血、食积等病理产物停滞所致。

【临床表现】实证的范围极为广泛,临床表现各异,详见后文各节辨证中。在此仅以实热证为例:身热面赤,烦躁,甚至神昏谵语,呼吸气粗,脘腹胀满,疼痛拒按,大便秘结,小便短赤,舌红苔黄厚,脉滑数有力。

【病机分析】热邪炽盛,故身热面赤;热扰心神,则烦躁,甚至神昏谵语;热邪阻肺,肺失宣降,则呼吸气粗;实邪积于肠胃,则脘腹胀满,疼痛拒按,所谓"拒按则实";热盛伤津,则小便短赤,大便秘结;舌红苔黄厚,脉滑数有力,均为邪热内结之象。

【辨证要点】以症状表现为亢盛、有余、停聚为辨证要点。实证证候较复杂,须结合具体病证辨析。

(二)虚证

虚证是指正气不足、脏腑功能衰退所表现的虚弱不足的证候。多为先天不足,后天失调,久病失治、误治等原因导致机体功能减退、气血阴阳亏损所致。

【临床表现】虚证有气虚、血虚、阴虚、阳虚以及脏腑亏虚等不同。一般表现见精神萎靡、气短乏力、面色无华、舌淡嫩、脉虚无力等。具体表现可见阴阳辨证中的阴虚、阳虚;气血津液辨证中的气虚、血虚;脏腑辨证中的各脏腑亏虚。

【病机分析】气血不足,脏腑功能衰退,故精神萎靡,气短乏力;血虚不能上荣,故面色无华,舌淡嫩;气虚不能鼓动于脉,故脉虚无力。

【辨证要点】以症状表现为虚弱、衰退、不足为辨证要点。

(三)虚证与实证的鉴别

虚实的鉴别主要审察病程、体质、精神、声息、疼痛、舌象、脉象等变化,见表9-4。

表9-4 虚证与实证的鉴别要点

证型	病程	体质	精神	声息	疼痛	舌象	脉象
实证	短	壮实	亢奋	声高气粗	剧烈拒按	舌质苍老苔厚	有力
虚证	长	虚弱	萎靡	声低气怯	隐隐喜按	舌质淡嫩苔少	无力

(四)虚证与实证的关系

1. **虚实错杂** 指在疾病发展过程中,邪气亢盛、正气不足同时并存所表现的虚实夹杂的病理变化。包括实中夹虚、虚中夹实、表虚里实、表实里虚、上实下虚、上虚下实等证候。

2. **虚实转化** 指在疾病发展过程中,邪正双方力量的对比发生改变,出现由实转虚或因虚致实的病理变化。临床上由实转虚者,多因实证失治、误治或汗吐下后耗伤正气所致。由虚转实者,多是正气不足,阳气不振而产生痰饮、水湿、瘀血等实邪或正虚又感受外邪,属于虚中夹实证,故称因虚致实。

(五)虚实和表里寒热的关系

表证和里证各有寒热虚实之证,即表寒证、表热证、表虚证、表实证;里寒证、里热证、里虚证、里实证。在里证中还有虚寒、虚热、实寒、实热的证候。虚寒证即阳虚证,虚热证即阴虚证。

案例分析

案例:某患者,男,45岁,出租车司机,慢性胃病十余年,现胃脘冷痛隐隐,时发时止,喜温喜按,食少腹胀,大便溏泻,四肢不温,倦怠乏力,舌淡胖有齿痕,脉沉迟无力。辨为里虚寒证。

分析:一辨病位(表里)。辨为里证,依据是病程长,胃痛,食少腹胀便溏,舌淡,脉沉。

二辨病性(寒热)。辨为寒证,依据是胃脘冷痛,喜温,四肢不温,舌淡,脉迟。

三辨虚实。辨为虚证,依据是胃脘冷痛隐隐,喜按,倦怠乏力,舌淡,脉无力。

辨证结果。里虚寒证。

四、阴阳辨证

阴阳是概括病证类别的一对纲领。疾病的证候虽然复杂,但总括起来,不外为阴阳两大类。即里、虚、寒属阴,表、实、热属阳。由于阴阳可概括其余六纲,故称阴阳是八纲的总纲。

(一)阴证与阳证

1. **阳证** 凡符合"阳"的特征的证候,如表证、热证、实证,统称为阳证。

2. **阴证** 凡符合"阴"的特征的证候,如里证、寒证、虚证,统称为阴证。

必须指出,有时仅用阴阳概括其他六纲会出现矛盾,如某病既有热证、实证,又有寒证、虚证,此时,必须以寒、热、虚、实四纲为主。

(二)阴虚证与阳虚证

1. **阴虚证** 是指由于阴液不足,阴不制阳所表现的虚热证候。

【临床表现】形体消瘦,口燥咽干,五心烦热,潮热,盗汗,颧红,小便短少,大便干结,舌红少津少苔,脉细数。

【病机分析】阴液不足,失于濡润,故形体消瘦,口燥咽干,小便短少,大便干结,舌干少津少苔,脉细;阴虚阳相对过盛,虚热内生,故五心烦热,潮热,盗汗,颧红,舌红,脉细数。

【辨证要点】以五心烦热、潮热、盗汗、颧红、舌红少苔、脉细数为辨证要点。

2. **阳虚证** 是指由于阳气亏损,阳不制阴所表现的虚寒证候。

【临床表现】畏寒肢冷,面色白,口淡不渴,神倦乏力,少气懒言,自汗,大便稀溏,小便清长或尿少水肿,舌淡胖苔白润,脉沉迟无力。

【病机分析】阳气亏损,失于温煦,故畏寒肢冷,面色白,口淡不渴,小便清长,大便稀溏;气虚,脏腑功能衰退,故神倦乏力,少气懒言,自汗;阳虚气化不利,水寒不化,故尿少水肿;舌淡胖苔白润,脉沉迟无力均为虚寒之象。

【辨证要点】以气虚兼见寒象,畏寒肢冷、舌淡、脉沉迟无力等为辨证要点。

(三)亡阴证与亡阳证

亡阴证与亡阳证多是疾病发展过程中的危重证候。

1. **亡阴证** 是指因久病阴亏,或高热不退,或汗、吐、泻太过等,导致机体阴液大量耗损欲竭所表现的危重证候。

【辨证要点】以大汗、汗热而黏、身热、虚烦躁扰、脉细数疾无力为辨证要点。

2. **亡阳证** 是指因久病阳虚,或寒极伤阳,或大汗、大失血等,导致机体阳气极度衰微欲脱所表现的危重证候。

【辨证要点】以冷汗淋漓、四肢厥冷、面色苍白、脉微欲绝为辨证要点。

由于阴阳互根互用,阴竭则阳气无所依附而散越,阳亡则阴液无以化生而告竭,故两者常相互影响,在短时间内往往导致阴阳皆亡。

亡阴证与亡阳证可从汗出、四肢、面色、呼吸、舌象、脉象等方面鉴别,见表9-5。

表9-5 亡阴证与亡阳证的鉴别要点

证型	汗出	四肢	面色	呼吸	舌象	脉象
亡阴证	汗热而黏	手足温	面色潮红	急促	舌红干	数疾无力
亡阳证	汗冷而稀	四肢厥冷	面色苍白	微弱	舌淡润	脉微欲绝

八纲辨证各证型及辨证要点归纳如下(表9-6)。

表9-6 八纲辨证各证型及辨证要点归纳表

八纲辨证		证型	要点
表里	病位	表证	恶寒发热并见,苔薄,脉浮
		里证	但寒、但热,舌象有变化,脉沉
寒热	病性	寒证	冷、青白、稀、润、静
		热证	热、赤黄、稠、干、动
虚实	邪正盛衰	实证	邪气亢盛,正气未衰,邪正相争剧烈,表现为亢盛有余的证候
		虚证	正气不足,脏腑功能活动衰退,表现为衰弱不足的证候
阴阳	病证类别	阳证	符合"阳"的特征的证候,如表证、热证、实证
		阴证	符合"阴"的特征的证候,如里证、寒证、虚证
		阴虚证(虚热证)	五心烦热,潮热,盗汗,颧红,舌红少苔,脉细数
		阳虚证(虚寒证)	气虚兼见寒象,畏寒肢冷,舌淡,脉沉迟无力
		亡阴证	汗热,身热,烦躁,脉细数疾
		亡阳证	汗冷,肢厥,面白,脉微

点滴积累

1. 八纲是指表、里、寒、热、虚、实、阴、阳八个辨证的纲领,是辨证的总纲。
2. 表里是辨别病位和病势的纲领,表证以恶寒发热、苔薄、脉浮为辨证要点。
3. 寒热是辨别病性的纲领,寒证以冷、青白、稀、润、静为辨证要点;热证以热、赤黄、稠、干、动为辨证要点。
4. 虚实是辨别邪正盛衰的纲领,实证以症状表现为亢盛、有余、停聚为辨证要点;虚证以症状表现为虚弱、衰退、不足为辨证要点。
5. 阴阳是概括病证类别的的纲领。阴阳是八纲的总纲。

第二节　气血津液辨证

气血津液辨证,是根据病情资料,运用气血津液理论对疾病进行辨证的方法。

气血津液既是脏腑功能活动的产物,又是脏腑功能活动的物质基础。因此气血津液与脏腑的关系极为密切,生理上相互为用,病理上相互影响。掌握气血津液辨证的一般规律可以为学习脏腑辨证打下基础。

一、气病辨证

气的病证主要有气虚、气陷、气不固、气脱、气滞、气逆、气闭等证。

(一) 气虚证

气虚证是指元气不足,脏腑功能活动衰退所表现的虚弱证候。临床以脾肺气虚多见。

【临床表现】少气懒言,神疲乏力,呼吸气短,头晕目眩,面白少华,自汗,易感冒,活动后诸症加剧,舌淡,脉虚无力。

【病机分析】气虚,则气的推动作用减弱,表现为机体功能的衰退,故见少气懒言,神疲乏力,呼吸气短;气虚不能上荣头面,则头晕目眩,面白少华,舌淡;气虚卫外不固,则自汗,易感冒;劳则气耗,故活动后诸症加剧;气虚无力鼓动血脉,则脉虚无力。

【辨证要点】以少气、乏力、动则加剧、脉虚无力等为辨证要点。

(二) 气陷证

气陷证是指气虚升举无力,反而下陷所表现的证候。多指脾气下陷证。多为气虚证的进一步发展。

【临床表现】头晕眼花,四肢乏力,脘腹坠胀、久泻久痢,脱肛、子宫脱垂等内脏下垂,舌淡,脉虚弱。

【病机分析】脾气虚,清阳不升,故头晕眼花,四肢乏力;气虚升举无力反而下陷,故见脘腹坠胀,久泻久痢,脱肛、子宫脱垂等内脏下垂诸症;舌淡、脉虚均为气虚之象。

【辨证要点】以内脏下垂伴气虚证为辨证要点。

(三) 气不固证

气不固证是指气虚不能固摄精、血、津液等所致的证候。多由气虚证发展加重而来。

【临床表现】自汗不止;或分泌物如泪、涎、涕、唾增多;尿血、便血等多种慢性出血症;或遗尿,小便失禁;或大便滑脱失禁,洞泄无度;或妇人崩漏、滑胎、小产;或男子遗精、滑精、早泄;常伴有气虚证的一般见症。

【病机分析】气虚卫表不固,则自汗;气虚不能固摄津液,则泪、涎、涕、唾增多;气不摄血,则见尿血、便血等多种慢性出血症;气虚膀胱失约,则遗尿,小便失禁;气虚下元不固,则大便滑脱失禁,甚则洞泄无度,妇人崩漏、滑胎、小产,男子遗精、滑精、早泄。

【辨证要点】以精、血、津液三者之一过度外泄的症状,如自汗不止、多种慢性出血、二便失禁、滑精、滑胎等伴见气虚证表现为辨证要点。

（四）气脱证

气脱证是指气不能内守而外逸,真气急骤外泄所表现的危重证候。多因元气亏虚已极,脏腑功能严重衰竭所致。气脱一般是由前三证进一步发展而来的。

【临床表现】呼吸微弱,时断时续,汗出不止,口开目合,瘫软无力,神识昏聩,二便失禁,面色苍白,口唇青紫,舌苔白润,脉微欲绝。

【病机分析】阳气耗脱,肺气将竭,故呼吸微弱,时断时续;汗为心之液,心气大衰,则汗出不止;心不藏神,则神识昏聩;气脱失固,则口开目合,二便失禁;气衰不荣,则面色苍白;气衰血瘀,则口唇青紫;舌苔白润、脉微欲绝均是气脱之象。

【辨证要点】以呼吸微弱、神识昏聩、汗出不止、二便失禁、脉微欲绝为辨证要点。

（五）气滞证

气滞证是指人体局部或全身气机运行不畅乃至停滞不行所表现的证候。因情志不遂所致气滞称为气郁证。常见的有肝郁气滞、脾胃气滞、肺气壅滞等。

【临床表现】胸胁、脘腹等部位胀闷、疼痛,妇女乳房胀痛,走窜不定,随不良情绪诱发或加重,当情志舒畅或嗳气、太息、矢气时则减轻,脉弦。

【病机分析】气机运行不畅,阻滞不通,不通则痛,故以胀闷、疼痛为主要症状,且走窜不定;不良情绪可导致或加重气滞,故可因不良情绪诱发或加重;当情志舒畅或嗳气、太息、矢气时,气机得到暂时通畅,故症状减轻。

【辨证要点】以胀闷、疼痛、窜痛为辨证要点。

（六）气逆证

气逆证是指气机升降失常,应降反升,逆而向上,或升发太过所引起的证候。临床以肺、胃、肝气上逆多见。

【临床表现】肺气上逆可见咳嗽、喘息;胃气上逆可见恶心、呕吐、呃逆、嗳气;肝气上逆可见头痛、眩晕,甚则呕血、昏厥等。

【病机分析】肺气宜肃降,若肺失肃降,气逆于上,则发为咳嗽、喘息。胃气以降为顺,若胃失和降,胃气上逆,则出现恶心、呕吐、呃逆、嗳气等症。肝气本应升发向上,但若升发太过,则出现头痛、眩晕,甚则昏厥;血随气升而上涌,可致呕血。

【辨证要点】以咳喘、呕吐、呃逆或头痛眩晕等气机上逆表现为辨证要点。

（七）气闭证

气闭证是指气不能外达而郁闭于内,气机闭塞不通所表现的证候。多因风、火、痰、瘀等邪引起。属病势危急之证,一般所说闭证,主要是指心气内闭。

气闭与气脱都可见到昏迷,但两者是有区别的,需要加以鉴别 (表 9-7)。

表9-7 气闭证与气脱证的鉴别

证型	病性	肢体	汗	两手	二便	目、口	脉
气闭证	邪实	僵硬	无汗	握固	不通	牙关紧闭	沉伏实
气脱证	正虚	瘫软	大汗	手撒	失禁	目合口开	微欲绝

二、血病辨证

血的病证主要有血虚、血脱、血瘀、血热、血寒等证。

(一)血虚证

血虚证是指因血液亏少,脏腑组织失养所表现的证候。多因脾胃虚弱,生血无源,或失血过多等原因所致。临床以心、肝血虚多见。

【临床表现】面色淡白无华或萎黄,口唇淡白,爪甲不荣,头晕目眩,心悸失眠,手足发麻,妇女经血量少色淡,甚或闭经,舌淡,脉细无力等。

【病机分析】血虚不能上荣,故面色、唇舌淡白,头晕目眩;血不养心,则心悸失眠;肝血虚不能濡养筋脉,则手足发麻,爪甲色淡;血海空虚,则妇女月经量少色淡,甚或闭经;血虚无以充盈于脉,故脉细无力。

【辨证要点】以面、唇、甲、舌色淡,脉细为辨证要点。

(二)血脱证

血脱证是指血液亡脱,导致血脉空虚,失于濡养所表现的危重证候。多由于急性大失血,或者长期反复出血引起。

【临床表现】面色苍白,心悸怔忡,头晕目眩,气短而微,神识昏蒙,舌淡白,脉芤或微细欲绝。

【病机分析】血液亡脱,心脏失于荣养,故心悸怔忡;心血亏虚,面色失荣,则色苍白;血不养神,则头晕目眩,甚则神识昏蒙;气随血脱,则气短而微。舌淡白、脉芤或微细欲绝均是血脱气衰之象。

【辨证要点】以面色苍白、心悸怔忡,甚则神识昏蒙为辨证要点。

(三)血瘀证

血瘀证是指瘀血内阻所产生的证候。多因气虚、气滞、寒凝、热结及外伤等因素引起血运不畅,阻滞经脉,或血溢脉外,积存体内所致。

【临床表现】因瘀血所在部位不同,表现各异,但其共性为:刺痛,位置固定不移,拒按,昼轻夜重;体表肿块青紫,体内癥积,坚硬不移;出血紫黑或有血块;面、唇、甲色青紫,或皮下紫斑;舌紫黯或有瘀斑、瘀点,脉细涩或结代。

【病机分析】瘀血内阻,气血不通则痛,故刺痛不移,拒按;夜间血行较缓,瘀阻加重,故入夜痛甚;血积不散而凝结,则可形成肿块;面、唇、甲、舌色青紫黯,脉细涩或结代皆为瘀阻脉络,血行受阻之象。

【辨证要点】以刺痛、位置固定不移、肿块、舌紫黯、脉涩为辨证要点。

(四)血热证

血热证是指热入血分,迫血妄行所表现的证候。多由外感热邪或五志化火,迫于血分所致。

【临床表现】吐血、衄血、便血、尿血、崩漏下血,血色鲜红或深红;身热发斑,面赤口渴,心烦,神昏谵语,舌红绛,脉滑数。

【病机分析】血热迫血妄行,灼伤脉络,则出血鲜红,皮肤发斑;热盛伤津,故身热,口渴;热扰心神,则心烦,神昏谵语;热迫血行,壅于脉络,则面赤,舌红绛,脉滑数。

【辨证要点】以出血,血色鲜红或深红,发斑兼见热象为辨证要点。

(五)血寒证

血寒证是指寒凝血脉,血行不畅而瘀阻所表现的证候。多由外感寒邪或阳虚生寒,凝滞血脉所致。

【临床表现】手足冷痛,肤色紫黯发凉,或少腹拘急冷痛,得温则减,遇寒加重;妇女经色紫黯,夹有血块;舌青紫黯,脉沉迟涩。

【病机分析】寒凝血脉,血运不畅,故见手足冷痛,肤色紫黯发凉;血得温则行,遇寒则凝,故得温则痛减,遇寒则痛增;寒滞肝脉,脉道不通,故少腹拘急冷痛;寒凝胞宫,经血受阻,故妇女经色紫黯有块。舌青紫黯、脉沉迟涩皆为寒凝血脉,气血不畅之象。

【辨证要点】以肢体局部冷痛、肤色紫黯发凉、得温痛减,伴瘀血之象为辨证要点。

三、气血同病辨证

气血同病常见气虚血瘀、气滞血瘀、气血两虚、气不摄血、气随血脱等证。

(一)气虚血瘀证

气虚血瘀证是指气虚推动无力,血液瘀滞所表现的证候。多由年老体弱、久病气虚、瘀血留滞所致。

【临床表现】面色少华晦暗,神疲乏力,少气懒言,纳呆食少,肢体麻木,瘫痪,或腹内积块,舌淡紫或有瘀点,脉细涩无力。

【病机分析】年老久病之人,正气虚弱,气虚则神疲乏力,少气懒言;脾气不足,则纳呆食少;气虚不荣,则面色少华晦暗;气虚推动无力则血瘀,瘀血留于肢节,则肢体麻木,瘫痪;瘀血留滞腹部,则腹内积块;舌淡紫或有瘀点、脉细涩无力为气虚血瘀之象。

【辨证要点】以气虚证与血瘀证并见为辨证要点。

(二)气滞血瘀证

气滞血瘀证是指气机郁滞,血行瘀阻所致的复合证候。多由情志不畅、肝气郁结、血行瘀阻所致。

【临床表现】情志抑郁,胸胁胀痛,胁下痞块,刺痛拒按,女子可见乳房胀痛、闭经、痛经,经血紫黯有块,舌紫黯或有瘀斑,脉弦涩。

【病机分析】肝气郁结,气机不畅而阻滞,故情志抑郁,胸胁胀痛,女子乳房胀痛,脉弦;气行则血行,气滞则血瘀,故见胁下痞块,刺痛拒按,女子闭经、痛经,经血紫黯有块,舌紫黯或有瘀斑,脉涩。

【辨证要点】以肝郁气滞证和瘀血内阻证并见为辨证要点。

（三）气血两虚证

气血两虚证是指气血不足,脏腑组织失养所表现的虚弱证候。多因气虚不能生血所致。

【临床表现】头晕目眩,少气懒言,乏力,自汗,心悸失眠,面色淡白或萎黄,舌淡,脉细弱。

【病机分析】气虚不能推动和固摄,则见少气懒言,乏力,自汗;血虚则机体失于濡养,则头晕目眩,心悸失眠,面色淡白或萎黄,舌淡,脉细弱。

【辨证要点】以气虚证和血虚证并见为辨证要点。

（四）气不摄血证

气不摄血证,又称气虚失血证,是指脾气虚不能统摄血液,而致血溢脉外所表现的证候。

【临床表现】呕血、便血、皮下瘀斑、崩漏下血等慢性出血,并见食少腹胀,倦怠乏力,面色萎黄,舌淡,脉细弱。

【病机分析】脾主统血,脾气虚不能摄血,则血溢脉外而见呕血、便血、皮下瘀斑、崩漏下血等慢性出血;食少腹胀、倦怠乏力、面色萎黄、舌淡、脉细弱,均为脾气虚之象。

【辨证要点】以脾气虚征象和出血证并见为辨证要点。

课 堂 活 动

患者,女,36岁。面色萎黄,神疲乏力,食少便溏,月经淋漓不断,经血色淡,舌淡苔少,脉细无力。运用气血津液辨证的方法分析,此病应辨为何证?辨证依据是什么?

（五）气随血脱证

气随血脱证是指因大出血而引起气随之暴脱所表现的危重证候。

【临床表现】大出血时突然面色苍白,四肢厥冷,大汗淋漓,甚则晕厥,舌淡,脉微欲绝或浮大而散。

【病机分析】血为气之母,血能载气,血液大量流失,则气无所依附,气随血脱,气脱阳亡,则面色苍白,四肢厥冷,大汗淋漓,甚则晕厥,舌淡;脉道失于气血的鼓动充盈,故脉微欲绝或浮大而散。

【辨证要点】以大出血同时伴有亡阳虚脱证为辨证要点。

四、津液病辨证

津液的病变,一般可概括为津液不足和水液停聚两个方面。

（一）津液不足证

是指体内津液亏少,脏腑组织失其滋润濡养所表现的证候。多由化源不足,燥热伤津,或汗、吐、下太过所致。

【临床表现】口干唇燥,咽干,鼻干,口渴欲饮,皮肤干枯,小便短少,大便干结,舌红少津,脉细数。

【病机分析】津液亏少,机体失于濡润,则皮肤、口唇、咽、鼻干燥,口渴欲饮;津伤则尿液化源不足,故小便短少;大肠失其濡润,传导失司,故见大便干结。舌红少津、脉细数皆为津亏内热之象。

【辨证要点】以皮肤、口、咽、唇、鼻等干燥及尿少、便干为辨证要点。

(二)水液停聚证

是指水液输布、排泄失常,停聚体内所表现的证候。多因外感六淫或饮食、七情所伤,使肺、脾、肾、三焦气化失常,水液代谢障碍所致。本证的病变很多,痰饮、水肿、内湿证是临床最常见的三类证候。痰饮病证可参阅病因中的痰饮内容。这里着重论述水肿病证和内湿证。

1. 水肿　是指体内水液停聚,泛滥肌肤所引起的面目、四肢、胸腹甚至全身水肿的病证。临床将水肿分为阳水、阴水两大类。

(1)阳水:以发病较急,来势猛,水肿先从眼睑、头面开始,上半身肿甚为特征。水肿性质属实,多为外邪犯肺,肺失宣降所致。

【临床表现】头面水肿,先从眼睑开始,继而遍及全身,小便短少,或伴有恶寒发热,无汗,舌苔薄白,脉浮紧;或兼见咽喉肿痛,舌尖红,脉浮数。

【病机分析】风邪袭肺,宣降失常,水道不通,泛溢肌肤而成水肿,故称"风水"。风为阳邪,上先受之,风水相搏,故水肿起于眼睑、头面,继而遍及全身。若伴见恶寒发热,无汗,脉浮紧,是风水偏寒之象;如兼有咽喉肿痛,舌尖红,脉浮数,是风水偏热之象。

【辨证要点】以水肿先见于头面,由上至下,上半身肿甚并伴有表证表现为辨证要点。

(2)阴水:以发病较缓,足部先肿,腰以下肿甚,伴有虚寒之象为特征。水肿性质属虚,多因劳倦内伤,脾肾阳虚所致。

【临床表现】水肿先从足部开始,腰以下为甚,按之凹陷不起,小便不利,或食少腹胀便溏,神倦肢困;或腰膝冷痛,畏寒肢冷,舌淡胖苔白滑,脉沉迟无力。

【病机分析】脾主运化水湿,肾主水,脾肾阳虚,水寒不化,水湿泛滥而为阴水。水湿趋下,故水肿起于足部,腰以下为甚,按之凹陷不起;水寒气化不利,故小便不利;脾虚运化升清无力,故见食少腹胀便溏;脾主四肢,脾虚水湿内渍,则肢困;阳虚神失温养则神倦。腰为肾之府,肾阳不足,不能温煦,则腰膝冷痛,畏寒肢冷。舌淡胖苔白滑、脉沉迟无力皆为脾肾阳虚,水寒内盛之象。

【辨证要点】以水肿先起于足部,由下而上,腰以下肿甚并伴见虚寒之象为辨证要点。

2. 内湿证　是指因"内生湿邪"导致的病证。多因脾失健运,津液内停所致。

【临床表现】脘腹痞胀,恶心呕吐,纳呆食少,呕吐痰涎,口淡不渴,或渴不欲饮,泄泻,肢体困重,头昏嗜睡,小便短少,白带增多,苔白腻,脉濡缓。病势缠绵难愈。

【病机分析】湿浊停滞中焦,阻滞气机,则脘腹痞胀,纳呆食少,小便短少;中焦不通,胃气不降,则上逆作呕;湿浊内停,则口淡不渴,或渴不欲饮;湿性趋下,则泄泻、白带增多;湿性重浊,则肢体困重;湿浊蒙蔽清窍,清阳不升,清窍失养,则头昏嗜睡;苔白腻、脉濡缓均是湿邪内停之象。湿性黏滞难去,故病势缠绵难愈。

【辨证要点】以脘腹痞胀、呕恶纳呆、泄泻等胃肠症状,伴身体困重、白带量多、苔腻脉濡为辨证要点。

气血津液辨证各证型及辨证要点归纳详见表 9-8。

表 9-8 气血津液辨证各证型及辨证要点归纳表

气病辨证		血病辨证		津液病辨证		
证型	要点	证型	要点	证型	要点	
气虚证	气短乏力,自汗脉虚	血虚证	眩晕,面唇舌淡,脉细	津亏证	口、唇、鼻、咽、皮肤干燥	
气陷证	脾气虚兼脏器下垂	血瘀证	刺痛,面唇舌紫,脉涩	水湿停聚证	水肿	阳水
气滞证	胀闷疼痛	血寒证	肢冷痛,肤紫黯,得温痛减,兼瘀血			阴水
气逆证	咳喘、呕吐、头痛等	血热证	出血,发斑,兼热象		痰饮,内湿	

点滴积累

1. 气血津液辨证是根据病情资料,运用气血津液理论对疾病进行辨证的方法。
2. 气病主要包括气虚、气陷、气不固、气脱、气滞、气逆、气闭等证型;血病主要有血虚、血脱、血瘀、血热、血寒等证型;气血同病主要有气虚血瘀、气滞血瘀、气血两虚、气不摄血、气随血脱等证型;津液病主要包括津液不足和水液停聚等证型。
3. 辨证要点是诊断各证型的依据。

第三节 脏腑辨证

脏腑辨证是在认识脏腑的生理功能和病理特点的基础上,将四诊所搜集的症状、体征及有关病情资料,进行综合分析,从而判断疾病所在的脏腑及其病性的一种辨证方法。即以脏腑病位为纲,对疾病进行辨证。

脏腑辨证应首先明确病变所在的脏腑,以确定病位,然后再辨清病变的寒热虚实性质,从而判断出在脏腑病位上的具体病性。因此,熟悉每一个脏腑的生理功能和病理特点,是脏腑辨证的关键。

脏腑辨证是各科辨证的基础,是中医辨证体系中的重要组成部分,具有广泛的适用性,尤其适用于内、妇、儿等科疾病的辨证。

脏腑辨证包括脏病辨证、腑病辨证和脏腑兼病辨证,其中脏病辨证是脏腑辨证的核心内容。由于脏腑之间关系密切,故将脏病辨证、腑病辨证合并介绍。

一、心与小肠病辨证

心的病变主要表现在主血脉和主神志功能的失常。心病的常见症状有:心悸怔忡、胸闷心痛、心烦失眠、多梦健忘、神昏谵语、神志错乱、脉结或代或促、舌痛、口舌生疮等。

心病的证候有虚实之分。虚证多见心血虚、心阴虚、心气虚、心阳虚、心阳暴脱等证；实证多见心脉痹阻、心火亢盛、痰蒙心窍、痰火扰神等证。

小肠的病变主要表现在泌别清浊功能的异常，如小便赤涩灼痛、肠鸣泄泻等。小肠的病证主要是心火下移小肠的小肠实热证。

知识链接

张伯礼院士谈中医诊治心脏病的优势特色

"人民英雄"国家荣誉称号获得者张伯礼院士指出，心脏病的中医证名是"胸痹、真心痛"，采用中医疗法治疗心脏病历史悠久。临床上常用的多个中成药积累了大量的循证医学证据，且开展了丰富的作用机制研究。目前已经明确，这些中成药具有多靶效应，可扩张冠脉、保护心肌、调节心脏功能、防止左室重构。而且随着时间的推移，其综合效应愈发凸显，在急性胸痛患者的救治过程中发挥着积极的重要作用。

在心脏病的救治方面，中西医结合比单纯的中医/西医更具优势，充分发挥中西医结合的特色，建立胸痛中心，不仅可带给患者更好的医疗照护，还能推动中医药现代化发展，推动中医学术进步，进而带动我国中医院急诊的发展、急诊人才的培养。

(一) 心血虚证

指心血亏虚，濡养失职所表现的虚弱证候。常因劳神过度，或失血过多，或久病伤及营血等引起；也可因脾失健运或肾精亏损，生血乏源所致。

【临床表现】心悸怔忡，头晕眼花，失眠，多梦，健忘，面色淡白或萎黄，唇舌、爪甲色淡，脉细无力。

【病机分析】心血亏虚，心动失常，故见心悸；心神失养，神不守舍，则见失眠、多梦；血虚不能上荣于头、面，故见头晕眼花、健忘、面色淡白或萎黄、唇舌色淡；血少脉道不充，故脉细无力。

【辨证要点】以心悸、失眠、多梦伴血虚症状为辨证要点。

(二) 心阴虚证

指心阴亏损不足，心神失于濡养，虚热内扰所表现的证候。多因思虑劳神太过，暗耗心阴，或肝肾等脏阴亏，累及于心所致。

【临床表现】心悸怔忡，心烦，失眠，多梦，口燥咽干，形体消瘦，或见手足心热，潮热盗汗，两颧潮红，舌红少苔或无苔，脉细数。

【病机分析】阴液亏少，心动失常，故见心悸怔忡；心神失养，神不守舍，则见心烦、失眠、多梦；阴虚滋养失职，则口燥咽干、形体消瘦；手足心热、午后潮热、盗汗、颧红、舌红少苔或无苔、脉细数等，均为阴虚内热之象。

【辨证要点】以心烦、心悸、失眠伴阴虚症状为辨证要点。

心血虚证与心阴虚证的鉴别见表9-9。

表 9-9　心血虚证与心阴虚证鉴别表

证型	相同点	不同点
心血虚证	心悸怔忡、失眠多梦	眩晕,面、唇、爪甲淡白,脉细无力
心阴虚证		五心烦热,潮热盗汗,颧红,咽干,舌红少苔,脉细数

（三）心气虚证

指心气不足,鼓动无力所表现的虚弱证候。多由先天不足,素体虚弱,或久病失养,或年老体虚等原因所致。

【临床表现】心悸,胸闷,气短,精神疲倦,或有自汗,活动后诸症加重,面色淡白,舌质淡,脉虚。

【病机分析】心气虚弱,鼓动无力,故见心悸、胸闷;气虚卫外不固,故自汗;气虚推动无力,则气短、神疲;动则气耗,故活动后诸症加剧;气虚运血无力,血不上荣,故面色淡白、舌淡、脉虚。

【辨证要点】以心悸、神疲伴气虚症状为辨证要点。

（四）心阳虚证

指心阳虚衰,温运失司,鼓动无力,虚寒内生所表现的证候。本证常由心气虚进一步发展,或由其他脏腑病证损伤心阳而成。

【临床表现】心悸怔忡,心胸憋闷或痛,气短,自汗,畏寒肢冷,神疲乏力,面色白或面唇青紫,舌质淡胖或紫黯,苔白滑,脉弱或结代。

【病机分析】心阳虚衰,鼓动、温运无力,心动失常,轻则见心悸,重则为怔忡;心阳虚弱,宗气衰少,胸阳不展,故心胸憋闷、气短;温运血行无力,心脉痹阻不通,则见心胸疼痛;阳虚而阴寒内生,温煦失职,故见畏寒肢冷;阳虚卫外不固,则可见自汗;温运乏力,血行不畅,故见面色白或面唇青紫、舌质紫黯、脉或结或代而弱;舌质淡胖、苔白滑,为阳虚寒盛,水湿不化之象。

【辨证要点】以心悸怔忡、心胸憋闷或痛伴阳虚症状为辨证要点。

（五）心阳暴脱证

指心阳衰极,阳气暴脱所表现的危重证候。常是心阳虚证进一步发展的结果,或寒邪暴伤心阳,或痰瘀阻塞心脉,或失血亡津,心阳随之外脱而成。

【临床表现】在心阳虚证的基础上,突然冷汗淋漓,四肢厥冷,面色苍白,呼吸微弱,心胸剧痛,神志模糊或昏迷,唇舌青紫,脉微欲绝。

【病机分析】心阳衰极,不能外固,则冷汗淋漓;阳虚不能温煦四肢,故四肢厥冷;心阳虚衰,宗气外泄,故呼吸微弱;阳气外脱,脉道失充,故面色苍白、脉微欲绝;阳衰寒凝,血运不畅,瘀阻心脉,则见心胸剧痛、唇舌青紫;心神涣散,则见神志模糊,甚则昏迷。

【辨证要点】以心胸剧痛伴亡阳之象为辨证要点。

心气虚证、心阳虚证、心阳暴脱证是逐渐加重的三种证候,三者的鉴别如表 9-10 所示。

表 9-10　心气虚证、心阳虚证、心阳暴脱证鉴别表

证型	相同点	不同点
心气虚证	心悸怔忡,胸闷	面色淡白,舌质淡,脉虚
心阳虚证	气短,活动或劳	畏寒肢冷,心痛,面色白或青紫,舌淡胖苔白滑,脉弱或结代
心阳暴脱证	累后加重	冷汗淋漓,四肢厥冷,面色苍白,呼吸微弱,神志不清,唇舌淡紫,脉微欲绝

(六) 心火亢盛证

指火热内炽,扰乱心神,迫血妄行,上炎于舌,下移小肠所表现的实热证候。多因情志抑郁化火,或火热内侵,或过食辛辣温燥之品,久蕴化火,内炽于心所致。

【临床表现】心烦,失眠,发热,口渴,面红,便秘,尿黄,舌尖红绛,苔黄,脉数有力;甚或口舌生疮,溃烂疼痛;或见小便短赤,灼热涩痛;或见吐血、衄血;或见狂躁谵语、神志不清。

【病机分析】心火炽盛,内扰于心,神不守舍,则发热、心烦、失眠;火邪伤津,故口渴、便秘、尿黄;火热炎上,则面赤、舌尖红绛、苔黄;气血运行加速,则脉数有力;心火上炎,故口舌生疮,溃烂疼痛;心火下移小肠,则小便短赤,灼热涩痛;心火迫血妄行,则吐血、衄血;热扰心神,则狂躁谵语、神志不清。

【辨证要点】以心烦、口舌生疮、尿赤涩灼痛、吐衄、神昏谵语伴实热症状为辨证要点。

知识链接

心火亢盛的多种证候表现

心火亢盛可引起多种证候表现,如身热、心烦、失眠,或兼口舌生疮,溃烂疼痛,或兼吐血、衄血,或兼尿赤、涩、热、痛等。若临床以兼有口舌生疮、溃烂疼痛为主要表现特征者,可称为心火上炎证;若以兼有吐血、衄血等为主要表现特征者,称为心火迫血妄行证;若以兼有小便赤、涩、热、痛为主要表现特征者,称为心火下移小肠证;若以兼有狂躁谵语、神志不清为主要表现特征者,称为热闭神昏证。

(七) 心脉痹阻证

指瘀血、痰浊、寒邪、气滞等因素阻痹心脉所表现的证候。多因正气先虚,心阳不振,运血无力,而致气滞、瘀血、痰浊、阴寒等邪气痹阻心脉而成,故其性质多属本虚标实。

【临床表现】心悸怔忡,心胸憋闷疼痛,痛引肩背内臂,时作时止。或以刺痛为主,伴见舌质紫黯或有青紫斑点,脉细涩或结代;或以心胸闷痛为主,伴见体胖痰多,身重困倦,舌苔白腻,脉沉滑或沉涩;或以遇寒痛剧为主,得温痛减,伴见畏寒肢冷,舌淡苔白,脉沉迟或沉紧;或以胀痛为主,伴见喜太息,与情志变化有关,舌暗红,脉弦。

【病机分析】心阳不振,失于温运,或瘀血内阻,心脏搏动失常,故见心悸怔忡;阳气不宣,血行无力,心脉阻滞不通,故心胸憋闷疼痛;手少阴心经之脉横出腋下,循肩背、内臂后缘,故痛引肩背内臂。若血瘀心脉为主者,以刺痛为特点,伴见瘀血症状;若痰阻心脉为主者,以闷痛为特点,多伴痰湿症状;若寒凝心脉为主者,以痛势剧烈、突然发作、遇寒加剧、得温痛减为特点,伴见阴寒内盛症状;若气滞心脉为主者,以胀痛为特点,其发作多与情志变化有关,常伴气机郁滞的症状。

【辨证要点】以心悸怔忡、心胸憋闷疼痛伴有或寒凝,或瘀血,或痰湿,或气滞症状为辨证要点。临床应根据病机的不同,确定其具体证型。不同原因导致的心脉痹阻证的鉴别见表 9-11。

表 9-11　心脉痹阻四证鉴别表

证型	相同点	不同点
血瘀心脉证	心悸怔忡,心胸憋闷疼痛,痛引肩背内臂,时发时止	痛如针刺,舌质紫黯有瘀斑、瘀点,脉细涩或结代
痰阻心脉证		闷痛,体胖痰多,身重困倦,苔白腻,脉沉滑
寒凝心脉证		剧痛暴发,畏寒肢冷,遇寒加重,得温痛减,舌淡苔白,脉沉紧(迟)
气滞心脉证		胀痛,胸胁胀闷不舒,喜太息,与情志变化有关,舌淡红,脉弦

案例分析

案例: 张某,女,60岁。平素嗜食肥甘,近十天来经常胸闷如窒而痛,或痛引肩背内臂,气短喘促,肢体沉重,痰多,昨日症状加重,遂来诊。查见:神志清,形体肥胖,舌质淡,苔浊腻,脉滑。心电图示:Ⅱ、Ⅲ、aVF 导联 ST 段下移 ≥ 0.05mV,T 波倒置。本病辨为心脉痹阻证。

分析: 本患者主要症状为胸闷如窒而痛,或痛引肩背内臂,故病位在心。平素嗜食肥甘,脾胃受损,运化失常,聚湿生痰,痰浊盘踞,心阳失展,故胸闷如窒而痛;痰浊痹阻心脉,故痛引肩背内臂;气机痹阻不畅,故见气短喘促;脾主四肢,痰浊困脾,脾气不运,故肢体沉重;形体肥胖、痰多、苔浊腻、脉滑均为痰浊壅阻之症。因此该患者被诊为痰阻心脉所致之心脉痹阻证。胸闷如窒而痛,或痛引肩背内臂,伴形体肥胖、痰多、苔浊腻为本病的辨证要点。

(八)痰蒙心神证

指痰浊蒙蔽心神,以神志失常为主要表现的证候,又称痰迷心窍证。多因湿浊酿痰,阻遏气机,或因情志不遂,气郁生痰,或痰浊内盛,夹肝风内扰,致痰浊蒙蔽心神所致。

【临床表现】神情痴呆,意识模糊,甚则昏不知人,或精神抑郁,表情淡漠,喃喃独语,举止失常(癫证);或突然昏仆,不省人事,口吐涎沫,喉中有痰鸣声,两目上视,手足抽搐,口中如作猪羊叫声(痫证),并见面色晦暗、胸闷、呕恶、舌苔白腻、脉滑等症。

【病机分析】痰浊上蒙心神,神明失司,故见神情痴呆、意识模糊,甚则昏不知人;情志不遂,肝失疏泄,气郁痰凝,痰气互结,蒙蔽神明,则见精神抑郁、表情淡漠,或神志错乱、喃喃独语、举止失常;若痰浊内盛,肝风夹痰,蒙蔽心神,阻闭经络,则突然昏仆、不省人事、口吐涎沫、喉中痰鸣、两目上视、手足抽搐、口中如作猪羊叫声;面色晦暗、胸闷、恶心呕吐、舌苔白腻、脉滑,均为痰浊内盛之症。

【辨证要点】以精神抑郁、痴呆、昏迷伴痰浊症状为辨证要点。

(九)痰火扰神证

指火热痰浊扰乱心神,以神志异常为主要表现的证候。多因精神刺激,思虑动怒,气郁化火,炼液为痰,痰火内盛,或外感温热、湿热之邪,热邪煎熬,灼津为痰,痰火内扰心神所致。

【临床表现】发热口渴,面红目赤,胸闷气粗,咳吐黄痰,喉间痰鸣,心烦失眠,甚则神昏谵语,或狂躁妄动,打人毁物,不避亲疏,胡言乱语,舌红苔黄腻,脉滑数。

【病机分析】本证既可见于外感热病,又可见于内伤杂病。外感热病中,由于邪热内蕴,里热蒸腾上炎,则见发热、面红目赤、呼吸气粗;痰火扰乱或蒙蔽心神,可见烦躁不宁、神昏谵语。内伤杂病中,由于精神刺激,痰火内盛,闭扰心神,轻则心烦失眠,重则神志狂乱而见胡言乱语、狂躁妄动、打人毁物、不避亲疏。痰火内盛,故吐痰黄稠或喉间痰鸣;痰阻气机,则胸闷不舒;舌红苔黄腻、脉滑数,均为痰火内盛之象。

【辨证要点】以神志狂躁、神昏谵语伴痰热症状为辨证要点。

(十) 小肠实热证

指心火亢盛下移小肠所表现的实热证候。多由于感受火热之邪,或情志过极化火,或过食温燥之品所致。

【临床表现】心烦口渴,口舌生疮,小便赤涩灼痛,甚则尿血,舌红苔黄,脉数。

【病机分析】心与小肠相表里,心火炽盛,下移小肠,故小便赤涩灼痛;火热灼伤血络则尿血;心火内炽,扰及心神则心烦;热灼津伤则口渴;心火上炎则口舌生疮;舌红苔黄、脉数均为里热之征。

【辨证要点】以小便赤涩灼痛伴心火亢盛症状为辨证要点。

课 堂 活 动

薛某,女,49岁。患者于4个月前无明显诱因出现心悸、头晕、倦怠乏力,近半月因劳累上症加重,伴食少纳呆,今来诊。查其面色不华,舌质淡红,苔薄白,脉细弱。

请同学们分析:①本病案的主要症状有哪些;②病位主要在哪脏;③辨为何证;④辨证依据是什么。最后,请对病机作简要分析。

二、肺与大肠病辨证

肺的病变主要反映在呼吸功能失调、宣降功能失常、通调水道输布津液失职,以及卫外功能不固等方面。肺病的常见症状主要有:咳嗽、气喘、咳痰、胸痛、咽喉痒痛、鼻塞流涕或水肿等,其中尤以咳喘为多见。

肺病的证候有虚、实两类。虚证多见肺气虚证、肺阴虚证;实证多见风寒束肺、风热犯肺、燥邪犯肺、痰浊阻肺、肺热炽盛、痰热壅肺等证。

大肠的病变主要表现在传导失司,常见症状有:便秘、泄泻、便脓血等。大肠的病证有大肠津亏、大肠湿热、肠热腑实等证。

(一) 肺气虚证

指肺气虚弱,卫外不固所表现的虚弱证候。多因久病咳喘,耗伤肺气,或因脾虚失运,生化不足,肺失充养所致。

【临床表现】咳嗽无力,气短而喘,动则尤甚,咳痰清稀,语声低弱,少气懒言,或见自汗、畏风、易于感冒,神疲体倦,面色淡白,舌淡苔白,脉弱。

【病机分析】肺气亏虚,呼吸功能减弱,宣降无权,加之宗气生成不足,故咳嗽无力、气短而喘;劳则气耗,肺气更虚,则咳喘加重;肺气虚,宗气衰少,发声无力,则声低懒言;肺气虚,津液不得布散,聚而为痰,故咳痰清稀;肺气亏虚,不能宣发卫气于肌表,腠理失密,卫表不固,故见自汗、畏风,且易受外邪侵袭而反复感冒;面色淡白、神疲体倦、舌淡苔白、脉弱,均为气虚不能推动血行,功能衰减之象。

【辨证要点】以咳喘无力、痰白清稀伴气虚症状为辨证要点。

(二)肺阴虚证

指肺阴亏虚,虚热内扰所表现的虚热证候。多因燥热伤肺,或痨虫蚀肺,或热病后期,阴液损伤,或素嗜烟酒、辛辣燥热之品,或久病咳喘,年老体弱,渐致肺阴亏虚而成。

【临床表现】干咳无痰,或痰少而黏,不易咯出,或痰中带血,伴口燥咽干,声音嘶哑,形体消瘦,五心烦热,潮热盗汗,两颧潮红,舌红少苔,脉细数。

【病机分析】肺阴不足,失于滋润,或虚火灼肺,以致肺失清肃,气逆于上,故干咳无痰,或痰少而黏,难以咯出;甚则虚火灼伤肺络,则痰中带血;阴虚生内热,虚热内炽,故见午后潮热、五心烦热;热扰营阴,迫津外泄则盗汗;虚火上炎,故两颧潮红;阴液不足,失于滋养,则口燥咽干、声音嘶哑、形体消瘦;舌红少苔、脉细数为阴虚内热之象。

【辨证要点】以干咳、痰少难咯伴阴虚症状为辨证要点。

(三)风寒束肺证

指风寒侵袭,肺卫失宣所表现的证候,又称风寒犯肺证。多因风寒侵犯肺卫,致使肺卫失宣而成。

【临床表现】咳嗽气喘,咯少量稀白痰,微有恶寒发热,鼻塞流清涕,喉痒,或见头身痛无汗,舌苔薄白,脉浮紧。

【病机分析】肺司呼吸,外合皮毛,风寒外感,最易袭表犯肺,肺气被束,失于宣降而上逆,则为咳嗽气喘;寒邪犯肺,肺津不布,聚成痰饮,故咯痰色白质稀;鼻为肺窍、喉为肺之门户,肺气失宣,则鼻塞、流清涕、喉痒;风寒袭表,卫阳被遏,则恶寒发热;风寒犯表,凝滞经络,故头身疼痛;寒性收引,腠理闭塞,故见无汗;舌苔薄白、脉浮紧为风寒之征。

【辨证要点】以咳嗽、咯稀白痰伴风寒表证症状为辨证要点。

(四)风热犯肺证

指风热侵袭,肺卫失宣所表现的证候。多因风热外邪,侵袭肺卫,致使肺卫失宣而成。

【临床表现】咳嗽气喘,痰黄黏稠,鼻塞流浊涕,咽喉肿痛,发热微恶风寒,口微渴,舌边尖红,苔薄黄,脉浮数。

【病机分析】风热袭肺,肺失清肃,肺气上逆,故咳嗽气喘;风热熏蒸,炼液为痰,故咯痰黄稠;风热上扰,鼻咽不利,故口微渴、咽喉肿痛、鼻塞流浊涕;风热袭表,卫气抗邪,故发热微恶风寒;舌边尖红、苔薄黄、脉浮数为风热袭表犯肺之征。

【辨证要点】以咳嗽、痰黄伴风热表证症状为辨证要点。

(五)燥邪犯肺证

指燥邪侵袭,肺卫失宣所表现的证候,简称肺燥证,有温燥和凉燥之分。多因感受燥邪,耗伤肺津,或风温化燥伤津及肺所致。

【临床表现】干咳无痰,或痰少而黏,不易咯出,甚则胸痛,痰中带血,口、唇、鼻、咽、皮肤干燥,尿少便结,舌苔薄而干燥少津,伴轻微恶寒发热,无汗或少汗,脉浮数或浮紧。

【病机分析】燥邪犯肺,肺失滋润,清肃失职,故干咳无痰,或痰少而黏,难以咯出;咳甚损伤血络,而见胸痛、痰中带血;燥易伤津,清窍、皮肤失于滋润,则口、唇、鼻、咽、皮肤干燥,苔薄而干燥少津;肠道失润,则大便干燥;津伤液亏,则小便短少;燥袭卫表,卫表失和,故发热恶寒。初秋,燥与热合,多为温燥,腠理开泄,则见出汗、脉浮数;深秋,燥与寒并,多见凉燥,寒主收引,腠理闭塞,故表现为无汗、脉浮紧。

【辨证要点】以干咳少痰,鼻、咽、舌干燥少津为辨证要点。

案例分析

案例:患者,女,36岁,干咳少痰1周,伴喑哑、咽干、口渴欲饮,舌质偏红,苔薄黄,脉浮数。辨证为燥邪犯肺证。

分析:本病主要症状为干咳少痰,故病位在肺。患者舌质偏红、苔薄黄、脉浮数是典型的表热证表现;燥邪犯肺,肺失清肃,则干咳少痰;燥邪伤津故喑哑、咽干、口渴欲饮。所以该患诊为燥(温燥)邪犯肺证。以干咳少痰、咽干、口渴伴风热表证症状为其辨证要点。

(六)寒痰阻肺证

指寒痰阻滞,肺失宣降所表现的证候。多由外感寒湿,阻于肺卫,或脾阳不足,运化失司,聚湿成痰,或久病体虚,肺失温煦等引起。

【临床表现】咳嗽气喘,痰白清稀量多,或喉中哮鸣,胸部满闷,甚则不能平卧,恶寒肢冷,苔白腻或白滑,脉滑。

【病机分析】寒痰阻肺,肺失宣降,肺气上逆,则咳嗽、呼吸喘促;痰气搏结,上涌气道,故喉中痰鸣,时发喘哮;痰饮停肺,肺气上逆,则痰多色白而清稀;痰浊阻肺,肺气不利,故胸部满闷,甚则不能平卧;寒痰凝结,阳气受损,则恶寒肢冷;舌淡、苔白腻或白滑、脉滑为寒痰内停之象。

【辨证要点】以咳喘、痰白清稀量多、怕冷、苔白腻或白滑等为辨证要点。

(七)肺热炽盛证

指火热炽盛,肺失清肃所表现的实热证候。多因风热入里,或风寒入里化热,蕴结于肺所致。

【临床表现】发热,口渴,咳嗽,气粗而喘,甚则鼻翼煽动,鼻息灼热,胸痛,或咽喉红肿疼痛,小便短黄,大便秘结,舌红苔黄,脉洪数。

【病机分析】肺热炽盛,气逆于上,故见咳嗽、气喘,甚则鼻翼煽动、气粗息灼;邪气郁于胸中,阻碍气机,则胸痛;肺热上熏于咽喉,气血壅滞,故咽喉红肿疼痛;里热蒸腾,向外升散,则发热较甚;热盛伤津,则口渴欲饮、大便秘结、小便短黄;舌红苔黄、脉洪数为邪热内盛之征。

【辨证要点】以咳喘气粗伴里实热证为辨证要点。

（八）痰热壅肺证

指痰热交结,肺失清肃所表现的证候。多因肺热炽盛,炼液成痰,或宿痰内盛,郁而化热,痰热互结,壅阻于肺所致。

【临床表现】咳嗽,咯痰黄稠而量多,胸闷,气喘息粗,甚则鼻翼煽动,喉中痰鸣,或咯吐脓血腥臭痰,胸痛,发热口渴,烦躁不安,小便短黄,大便秘结,舌红苔黄腻,脉滑数。

【病机分析】痰热壅肺,肺失清肃,气逆上冲,故咳嗽气喘、气粗息涌,甚则鼻翼煽动;痰热互结,随肺气上逆,故咯痰黄稠而量多,或喉中痰鸣;若痰热阻滞肺络,热壅血瘀,血败肉腐,则见咯吐脓血腥臭痰;痰热内盛,壅塞肺气,则胸闷胸痛;里热炽盛,蒸达于外,故见发热;热扰心神,则烦躁不安;热灼津伤,则口渴、小便短黄、大便秘结;舌红苔黄腻、脉滑数为典型的痰热内盛之征。

【辨证要点】以咳喘、痰多黄稠,或咯吐腥臭脓血痰伴里实热证为辨证要点。

（九）大肠津亏证

指津液亏损,肠失濡润,传导失职所表现的证候。多因素体阴亏,或汗、吐、下、久病、温热病后期、妇女产后出血过多等耗伤阴液所致。

【临床表现】大便干燥如羊屎,艰涩难下,数日一行,口干咽燥,腹胀作痛,或于左少腹触及包块,或口臭,或头晕,舌红少津,苔黄燥,脉细涩。

【病机分析】多种原因损伤阴津,大肠失于濡润,则大便干燥秘结,坚硬如羊屎,排出困难,甚或数日一行;燥屎内停,气机阻滞,则腹胀作痛,或于左下腹触及包块;腑气不通,浊气上逆,则口气臭秽,甚至上扰清窍则头晕;阴津亏损,不能上润,则口干咽燥、舌红少津、苔黄燥;津亏脉道失充,则脉细涩。

【辨证要点】以大便燥结伴津亏症状为辨证要点。

（十）大肠湿热证

指湿热内蕴大肠,传导失司所表现的证候。多因夏秋之季,感受湿热,或饮食不洁,湿热秽浊蕴结肠道而成。

【临床表现】腹痛腹胀,下利脓血,里急后重,身热口渴,或暴泻如水,或腹泻不爽,粪色黄褐而臭,肛门灼热,小便短黄,舌质红,苔黄腻,脉滑数或濡数。

【病机分析】湿热侵犯肠道,阻碍气机,则腹痛腹胀;湿热内蕴,损伤肠络,肉腐成脓,则下利脓血;湿热侵袭肠道,气机紊乱,清浊不分,水液下趋,则暴泻如水;火性急迫而湿性黏滞,湿热疫毒侵犯,肠道气机阻滞,则腹痛阵作而欲泻,却大便滞下不爽,肛门滞重,呈里急后重之象;湿热下注,则粪色黄褐而臭、肛门灼热;湿热蒸达于外,则身热;热邪伤津,泻下耗液,则口渴、尿短黄;舌质红、苔黄腻、脉滑数或濡数为湿热内蕴之象。

【辨证要点】以腹痛,里急后重,下利脓血,或暴泻如水、大便黄褐而臭伴湿热症状为辨证要点。

（十一）肠热腑实证

指邪热与肠中糟粕相互搏结所表现的实热证候,又称阳明腑实证、大肠实热证。多因邪热炽盛,大汗伤津,导致热竭津亏,燥屎内结所致。

【临床表现】腹满硬痛拒按,大便秘结,或日晡潮热,或热结旁流,大便臭秽难闻,高热,烦渴,大汗,甚则神昏谵语,小便短赤,舌红苔黄燥或焦黑,脉沉数有力,或沉迟有力。

【病机分析】邪热与燥屎内结,腑气不通,则见腹满硬痛拒按、大便秘结;里热炽盛,耗伤阴津,则高热、烦渴、大汗、小便短赤;燥结之极,粪如板栗状,邪热迫津下泄,则热结旁流,臭秽难闻;阳明经脉,日晡当令,所应天时,故日晡潮热;热扰心神,则神昏谵语;实热内盛,则舌红苔黄燥或焦黑,脉沉数有力;若邪热闭阻于内,则脉沉迟有力。

【辨证要点】以大便秘结、腹满硬痛拒按,或热结旁流,与里热炽盛症状并见为辨证要点。

课堂活动

患者七年前因感冒后出现咳嗽、喘促,自服消炎止咳药后症状缓解,但以后每年都会复发,每次发作持续 2~3 个月,经服用抗炎药、止咳药则病情好转,平素恣食肥甘。两周前无明显诱因咳喘加重。现症见:喘而胸闷满窒,甚则须仰俯息,咳嗽,痰多黏腻色白,咯吐不利,纳呆,口黏不渴。四诊:体肥,呼吸气促,舌质淡,苔厚白腻,脉滑。

请同学们分析:①本病案的主要症状有哪些;②病位主要在哪脏;③辨为何证;④辨证依据是什么。最后,请对病机作简要分析。

三、脾与胃病辨证

脾的病变以运化水谷、运化水湿或升清功能失职,以及脾不统血为主。脾病的常见症状主要有:腹胀腹痛、食欲不振、便溏、水肿、内脏下垂、慢性出血等。

脾病的证候有虚、实之分。虚证多见脾气虚、脾气下陷、脾不统血、脾阳虚等证;实证多见寒湿困脾、湿热蕴脾等证。

胃的病变主要反映在受纳腐熟功能障碍及胃失和降,常见胃脘痞胀疼痛、恶心呕吐、嗳气、呃逆等症。胃病常见胃阴虚、寒滞胃脘、胃热炽盛、食滞胃脘、胃脘气滞等证。脾病以虚证为多,胃病以实证常见,故有"实则阳明,虚则太阴"之说。

(一) 脾气虚证

指脾气不足,运化失职所表现的虚弱证候。多因劳倦过度,或忧思日久,损伤脾土,或禀赋不足,素体虚弱,或大病初愈,调养失慎等所致。

【临床表现】纳呆食少,脘腹胀满,食后胀甚,大便稀溏,肢体倦怠,神疲乏力,少气懒言,形体消瘦,或肥胖、水肿,面色淡黄或萎黄,舌淡苔白,脉缓弱。

【病机分析】脾气虚弱,健运失职,则纳呆食少、脘腹胀满;食后脾气愈虚,故腹胀愈甚;脾虚失运,清浊不分,水湿下注肠道,则大便稀溏;脾虚化源不足,不能充达肢体、肌肉,故肢体倦怠、形体消瘦;脾气虚,气血化生不足,脏腑功能衰退,故神疲乏力、少气懒言;气血不能上荣于面,故面色淡黄或萎黄;若脾气虚弱,水湿不运,聚湿生痰或泛溢肌肤,则可见形体肥胖或肢体水肿;舌淡苔白、脉缓弱为脾气虚弱之征。

【辨证要点】以纳呆食少、腹胀便溏伴气虚症状为辨证要点。

(二) 脾气下陷证

指脾气虚弱,中气下陷,升举无力所表现的证候,又名中气下陷证。多由脾气虚进一步发展而来,或因久泻久痢,或劳累太过,或妇女孕产过多,产后失于调护等损伤脾气所致。

【临床表现】脘腹重坠作胀,食后益甚,或便意频数,肛门重坠,或久泻不止,甚或脱肛,或小便混浊如米泔,或内脏下垂,伴气短懒言,神疲乏力,头晕目眩,面白无华,食少便溏,舌淡苔白,脉弱。

【病机分析】脾气虚衰,升举无力,气陷于下,故脘腹重坠作胀,食后更甚;中气下陷,内脏失于举托,故便意频数、肛门重坠,或久泻不止,甚或脱肛,或内脏下垂;脾不升清,则小便混浊如米泔;头目失养,则头晕目眩;脾气虚弱,健运失职,故食少便溏;化源亏乏,脏腑功能减退,故见气短懒言、神疲乏力、面白无华、舌淡苔白、脉弱。

【辨证要点】以脘腹重坠、内脏下垂伴气虚症状为辨证要点。

(三) 脾不统血证

指脾气虚弱,不能统摄血液,以各种慢性出血为主要表现的虚弱证候。多由久病气虚,或劳倦过度,损伤脾气,以致统血无权所致。

【临床表现】各种慢性出血,如便血、尿血、吐血、鼻衄、紫斑、妇女月经过多、崩漏,食少便溏,神疲乏力,气短懒言,面色萎黄,舌淡,脉细无力。

【病机分析】脾气亏虚,统血无权,血溢脉外,故见各种慢性出血症状;脾气虚弱,运化失职,故食少便溏;化源亏少,头面失于滋养,功能衰退,故见面色萎黄、神疲乏力、气短懒言;舌淡苔白、脉细无力为脾虚气血不足之象。

【辨证要点】以各种慢性出血伴气虚症状为辨证要点。

(四) 脾阳虚证

指脾阳虚衰,阴寒内生所表现的虚寒证候。多因脾气虚进一步发展而来,或因过食生冷,外寒直中,或肾阳不足,火不生土所致。

【临床表现】食少腹胀,腹痛绵绵,喜温喜按,畏寒怕冷,四肢不温,口淡不渴,大便稀溏,甚至完谷不化,或肢体水肿,小便短少,或白带清稀量多,舌淡胖或有齿痕,苔白滑,脉沉迟无力。

【病机分析】脾阳虚衰,运化失权,则为食少腹胀、大便稀溏,甚至完谷不化;阳虚失运,寒从内生,故脘腹隐痛、冷痛,喜温喜按;脾阳虚衰,水湿不化,泛溢肌肤,则为肢体水肿、小便短少;水湿下注,带脉失约,则为白带清稀量多;水湿内盛,故口淡不渴;脾阳虚衰,温煦失职,故畏寒怕冷、四肢不温;舌淡胖或有齿痕、苔白滑、脉沉迟无力为阳虚失运所致。

【辨证要点】以食少便溏、腹胀腹痛、喜温喜按伴阳虚症状为辨证要点。

脾气虚证、脾气下陷证、脾不统血证、脾阳虚证的鉴别如表9-12所示。

表 9-12 脾虚四证鉴别表

证型	相同点	不同点
脾气虚证	食少纳呆,脘腹胀满,食后尤甚,大便稀溏,少气懒言,神疲乏力,面白,舌淡脉弱	形体消瘦或肥胖、水肿
脾气下陷证		脘腹坠胀,便意频频,脱肛,内脏下垂
脾不统血证		各种出血症状或妇女月经过多、崩漏
脾阳虚证		形寒肢冷,尿少水肿,妇人带下清稀

（五）寒湿困脾证

指寒湿内盛,脾失温运所表现的证候。多因淋雨涉水,或饮食失节,过食生冷,或因嗜食肥甘,湿浊内生,困阻中阳所致。

【临床表现】脘腹胀闷,纳呆便溏,泛恶欲呕,口淡不渴,头身困重,或小便短少,肢体水肿,或身目发黄,色晦暗如烟熏,或妇女白带量多,舌淡胖苔白腻,脉濡缓。

【病机分析】寒湿内盛,脾阳受困,运化失职,则脘腹胀闷、纳呆;水湿下渗,则大便稀溏;脾失健运,胃失和降,故泛恶欲呕;湿为阴邪,遏郁清阳,则头身困重;水湿不运,泛溢肌肤,可见肢体水肿、小便短少;影响肝胆疏泄,胆汁外溢,则为身目发黄、晦暗不泽;寒湿下注,损伤带脉,妇女可见白带量多;口淡不渴、舌淡胖苔白腻、脉濡缓均为寒湿内盛之象。

【辨证要点】以脘腹胀闷、纳呆便溏伴寒湿之象为辨证要点。

（六）湿热蕴脾证

指湿热内蕴中焦,脾失健运所表现的证候。多由外感湿热之邪,或嗜食辛辣肥甘厚腻,酿成湿热,内蕴脾胃所致。

【临床表现】脘腹胀闷,纳呆,恶心欲呕,口中黏腻,渴不多饮,便溏不爽,小便短黄,肢体困重,或身热不扬,汗出热不解,或身目发黄,色鲜明如橘色,舌红苔黄腻,脉濡数或滑数。

【病机分析】湿热阻滞中焦,纳运失健,升降失常,则脘腹胀闷、纳呆、恶心欲呕;湿热上蒸于口,则口中黏腻、渴不多饮;湿热下注,大肠传导失司,则便溏不爽、小便短黄;脾为湿困,气机不畅,则肢体困重;湿遏热伏,郁蒸于内,故身热不扬、汗出热不解;湿热熏蒸肝胆,胆汁外溢,则见身目发黄色鲜明;舌红苔黄腻、脉濡数或滑数为湿热内蕴之征。

【辨证要点】以脘腹胀闷、纳呆便溏伴湿热之象为辨证要点。

寒湿困脾证与湿热蕴脾证在病位、病程及某些症状上都极为相似,但在病因上有寒、热的不同,具体鉴别见表 9-13。

表 9-13 寒湿困脾证与湿热蕴脾证鉴别表

证型	相同点	不同点
寒湿困脾证	脘腹胀闷,纳呆,恶心呕吐,四肢困重,大便溏薄,苔腻,脉濡	身目发黄,色晦暗如烟熏,口不渴,或水肿尿少,妇女带下清稀色白量多,舌淡胖苔白,脉缓
湿热蕴脾证		身目发黄,色鲜明如橘色,渴不多饮,身热不扬,小便短黄,舌红苔黄,脉数

(七) 胃阴虚证

指胃阴亏虚,胃失濡润所表现的虚热证候。多因热病后期,或气郁化火,或吐泻太过,耗伤胃阴所致。

【临床表现】胃脘嘈杂,隐隐灼痛,或痞胀不舒,饥不欲食,干呕,呃逆,口燥咽干,大便干结,小便短少,舌红少苔或无苔,脉细数。

【病机分析】胃阴不足,虚热内生,胃失和降,则胃脘隐痛而有灼热感、嘈杂不舒、痞胀不适;虚热扰动,胃失滋润,则饥不欲食;胃气上逆,则干呕、呃逆;阴津不能上滋,则口燥咽干;不能下润肠道,则大便干结;小便短少、舌红少苔或无苔、脉细数均为阴虚内热之征。

【辨证要点】以胃脘隐隐灼痛、饥不欲食伴阴虚症状为辨证要点。

案例分析

案例:患者,女,26岁,已婚。胃脘隐痛,饥不欲食,口燥咽干,大便干结,舌红少苔,脉细数。辨证为胃阴虚证。

分析:该患者主要症状为胃脘隐痛,饥不欲食,故病位在胃。胃阴不足,胃腑失养,故胃脘隐痛;虚热内扰,则饥不欲食;口燥咽干、大便干结、舌红少苔、脉细数为阴虚内热之象。故诊为胃阴虚证。以胃脘隐痛、饥不欲食伴口燥咽干、舌红少苔等阴虚症状为其辨证要点。

(八) 寒滞胃脘证

指寒邪犯胃,阻滞气机所表现的实寒证候。多因过食生冷,或脘腹受冷,寒凝胃脘所致。

【临床表现】胃脘冷痛拒按,痛势急剧,遇寒加重,得温痛减,恶心呕吐,口淡不渴,或口泛清水,恶寒肢冷,面白或青,舌苔白滑,脉弦紧或沉紧。

【病机分析】寒邪犯胃,凝滞气机,故脘腹冷痛拒按、痛势急剧;寒邪得温则散,故疼痛得温则减,遇寒气机凝滞加重则痛势加剧;胃气上逆,则恶心呕吐;寒伤胃阳,水饮不化,则口吐清水;寒不耗液,故口淡不渴;寒邪阻遏,阳气不能外达,则恶寒肢冷、面白或青;舌苔白滑、脉弦紧或沉紧为阴寒内盛之象。

【辨证要点】以胃脘冷痛、痛势急剧、得温痛减伴实寒症状为辨证要点。

(九) 胃热(火)炽盛证

指火热亢盛,胃失和降所表现的实热证候。多因过食辛辣,化热生火,或情志不遂,气郁化火,或邪热内侵,胃火亢盛所致。

【临床表现】胃脘灼痛拒按,消谷善饥,渴喜冷饮,泛酸嘈杂,口臭,牙龈肿痛溃烂,齿衄,小便短黄,大便秘结,舌红苔黄,脉数有力。

【病机分析】火热之邪熏灼,阻滞不通,则胃脘灼痛而拒按;胃火炽盛,功能亢进,则消谷善饥;肝经郁火,横逆乘土,故泛酸嘈杂;浊气上冲,则口臭;胃经经脉络于龈,胃火循经上炎,则牙龈红肿疼痛,甚至化脓、溃烂;火热损伤龈络,则齿龈出血;热盛伤津,则口渴喜冷饮、小便短黄、大便秘结;舌红苔黄、脉数有力为火热内盛之象。

【辨证要点】以胃脘灼痛、消谷善饥、口臭伴实热症状为辨证要点。

(十) 食滞胃脘证

指饮食停积胃脘所表现的证候。多因饮食不节,暴饮暴食,或因素体脾胃虚弱,稍有饮食不慎,即食停难化而成。

【临床表现】胃脘胀满、疼痛拒按,厌食,嗳腐吞酸,呕吐酸馊食物,吐后胀痛得减,或肠鸣矢气,泻下不爽,大便酸腐臭秽,舌苔厚腻,脉滑或沉实。

【病机分析】暴饮暴食,或饮食不慎,食滞胃脘,阻滞不通,则胃脘胀满、疼痛拒按;食积于内,拒于受纳,故厌恶食物;胃中未消化之食物夹腐浊之气上逆,则嗳腐吞酸或呕吐酸馊食物;吐后宿食得以排出,故胀痛可减;食浊下行大肠,阻塞气机,则肠鸣矢气,泻下不爽;腐败食物下注,则大便酸腐臭秽;胃肠秽浊之气上蒸,则舌苔厚腻;脉滑或沉实为邪实之象。

【辨证要点】本证多有伤食病史,以胃脘胀满疼痛、呕泻酸馊腐臭之物为辨证要点。

(十一) 胃脘气滞证

指胃脘气机阻滞所表现的证候。多因情志不遂,或外邪入里,或痰瘀阻滞等,阻滞气机引起。

【临床表现】胃脘胀满疼痛,走窜不定,或吐或泻,食少纳呆,嗳气、矢气频频,得嗳气、矢气则舒,诸症常随情绪波动而加重或减轻,苔白厚,脉弦。

【病机分析】胃脘气机阻滞,则胃脘胀痛;气行走窜,或聚或散,则胀痛走窜不定;胃失和降,气逆于上则嗳气呕吐,迫于下则泻;胃气阻滞,受纳失职,则食少纳呆;情绪舒畅或嗳气、矢气后,气机暂得通畅,则胀痛减轻。苔白厚、脉弦乃气机阻滞,浊气内停之象。

【辨证要点】以胃脘胀痛、走窜不定,并与情绪有关为辨证要点。

胃病以胃脘疼痛为常见临床表现,且有寒、热、虚、实之分,现将胃病四种实证进行鉴别(表9-14)。

表 9-14　胃病四种实证鉴别表

证型	疼痛性质	呕吐	口味	二便	舌象	脉象
寒滞胃脘证	冷痛	清水	口淡不渴	小便清长大便溏薄	舌苔白滑	脉沉紧
胃热(火)炽盛证	灼痛	吞酸	口渴喜冷饮	小便短黄大便秘结	舌红苔黄	脉滑数
食滞胃脘证	胀痛	酸腐物	口臭嗳腐	大便溏泄酸腐臭秽	舌苔厚腻	脉滑实
胃脘气滞证	胀窜痛	嗳气	口淡不渴	便泻不爽,矢气	舌苔白厚	弦实

课 堂 活 动

汪某,女,8个月。患儿平素体弱,易感冒,一周前腹泻,便溏,多见食后作泻,每天排便3~5次,粪色淡黄不臭,带有不消化的食物残渣,时轻时重,食欲不佳。查其神清,面色萎黄,形体消瘦,眼睑不肿,舌质淡红,苔白,咽部略充血,扁桃体无肿大。

请同学们分析:①本病案的主要症状有哪些;②病位主要在哪脏;③辨为何证;④辨证依据是什么。最后请对病机作简要分析。

四、肝与胆病辨证

肝的病变主要表现在疏泄失常、血不归藏、筋脉失养以及厥阴肝经不利等方面,肝开窍于目,故多种目疾都与肝有关。肝病的常见症状主要有:胸胁少腹胀痛、窜痛,情志活动异常,眩晕头痛,手足抽搐,肢体震颤,以及目疾、月经不调、睾丸胀痛等。

肝的病证有虚实之分,以实证多见。虚证多见肝血虚、肝阴虚等证;实证多见肝气郁结、肝火上炎、寒滞肝脉、肝经湿热等证;而肝风内动证及肝阳上亢证,则属本虚标实之证。

胆病以胆汁排泄失常和决断失常为主,常见口苦、黄疸、失眠和胆怯易惊等表现。胆的病证多见胆郁痰扰证、胆经湿热证。

(一) 肝血虚证

指肝脏血液亏虚,肝系组织器官失于濡养所表现的证候。多因脾肾亏虚,血液生化不足,或慢性病耗伤肝血,或失血过多所致。

【临床表现】头晕目眩,视力减退或夜盲,面白无华,爪甲不荣,夜寐多梦,或见肢体麻木,关节拘急不利,手足震颤,肌肉瞤动,妇女常见月经量少、色淡,甚则经闭,舌淡苔白,脉细。

【病机分析】肝主藏血,肝血不足,不能上荣头面,故头晕目眩、面白无华;爪甲失养,则干枯不荣;血不足以安魂定志,故夜寐多梦;目失所养,故视力减退,甚或夜盲;肝主筋,血虚筋脉失养,则肢体麻木、关节拘急不利、手足震颤、肌肉瞤动;妇女肝血不足,不能充盈冲任之脉,则月经量少色淡,甚至经闭;舌淡苔白、脉细为血虚之征。

【辨证要点】以眩晕、肢麻、视力减退、妇女经少伴血虚症状为辨证要点。

(二) 肝阴虚证

指肝阴亏虚,阴不制阳所表现的虚热证候。多由情志不遂,气郁化火,内灼肝阴,或慢性疾病、温热病后期耗伤肝阴,或肾阴不足,水不涵木所致。

【临床表现】头晕耳鸣,两目干涩,视力减退,面部烘热,胁肋隐隐灼痛,五心烦热,潮热盗汗,口咽干燥,或见手足蠕动,舌红少津,脉弦细数。

【病机分析】肝阴不足,不能上滋头目,则头晕耳鸣、两目干涩、视力减退;虚火上炎,则面部烘热;虚火内灼,肝络失养,则胁肋隐隐灼痛;阴液亏虚不能上润,则口咽干燥;筋脉失养,则见手足蠕动;五心烦热、潮热盗汗、舌红少津、脉弦细数均为阴虚内热之象。

【辨证要点】以胁肋隐隐灼痛、两目干涩、眩晕耳鸣、手足蠕动伴阴虚症状为辨证要点。

(三) 肝阳上亢证

指肝肾阴虚,致使肝阳亢扰于上所表现的上盛下虚证候。多因情志过极,化火伤阴,或年老阴亏,或房劳太过,致肾阴亏虚,水不涵木所致。

【临床表现】眩晕耳鸣,头目胀痛,面红目赤,急躁易怒,失眠多梦,腰膝酸软,头重脚轻,舌红少苔,脉弦有力或弦细数。

【病机分析】肝肾之阴不足,肝阳亢逆无制,气血上冲,则眩晕耳鸣、头目胀痛、面红目赤;肝失柔顺条达,故急躁易怒;阴虚心失所养,神不得安,则失眠多梦;肝肾阴虚,腰府失养,故腰膝酸软;阴亏于下,阳亢于上,上盛下虚,故头重脚轻;舌红少苔、脉弦有力或弦细数,为肝肾阴虚,肝阳亢盛之象。

【辨证要点】以眩晕耳鸣、目赤烦躁、头重足轻、腰膝酸软等为辨证要点。

（四）肝风内动证

指患者出现眩晕欲仆、震颤、抽搐等动摇不定症状为主要表现的证候。因其病因病机不同,临床常见有肝阳化风、热极生风、阴虚动风、血虚生风四种证型。

1. **肝阳化风证**　指肝阳升动,亢逆无制所表现的动风证候。多因肝阳素亢,或肝肾之阴久亏,阴不制阳,亢极化风,从而形成本虚标实、上实下虚的动风之证。

【临床表现】眩晕欲仆,头胀而痛,项强头摇,手足麻木,肢体震颤,语言謇涩,步履不稳;或卒然昏倒,不省人事,口眼㖞斜,半身不遂,舌强不语,喉中痰鸣,舌红苔白或腻,脉弦有力。

【病机分析】肝阳亢逆化风,上扰头目,则眩晕欲仆,或头摇不能自制;气血随风阳上逆,壅滞络脉,故头胀而痛;风动筋挛,则项强肢颤;筋脉失养,故手足麻木;风阳循肝经上扰,夹痰阻滞舌络,则语言謇涩;肝肾阴虚,风动于上,阴亏于下,上盛下虚,则步履不稳;若风阳暴升,气血逆乱,肝风夹痰上蒙清窍,则卒然昏倒、不省人事;风痰流窜脉络,经气不利,则口眼㖞斜、半身不遂;风痰阻滞舌络,则舌强不语;痰随风升,故喉中痰鸣;舌红苔白、脉弦有力为肝阳亢盛之象,苔腻是肝风夹痰之征。

【辨证要点】以平素有眩晕等肝阳上亢病史,突现动风之象,或突然昏仆、半身不遂、口眼㖞斜等为辨证要点。

2. **热极生风证**　指热邪亢盛引动肝风所表现的证候。多由邪热亢盛,燔灼肝经所致。

【临床表现】高热神昏,躁扰如狂,手足抽搐,颈项强直,角弓反张,两目上视,牙关紧闭,舌红或绛,脉弦数。

【病机分析】热邪蒸腾,充斥内外,故高热;热入心包,内扰心神,则神昏、躁扰如狂;热灼肝经,伤津灼液,引动肝风,则手足抽搐、颈项强直、角弓反张、两目上视、牙关紧闭;热邪内煎营血,则舌色红绛;脉弦数为肝经火盛之征。

【辨证要点】以高热、神昏伴动风症状为辨证要点。

3. **阴虚动风证**　指阴液亏虚,筋脉失养所表现的动风证候。多因外感热病后期,阴液耗损,或内伤久病,阴液亏虚所致。

【临床表现】手足蠕动,眩晕耳鸣,潮热颧红,五心烦热,口燥咽干,形体消瘦,舌红少津,脉弦细数。

【病机分析】肝阴亏虚,筋脉失养,虚风内动,故手足蠕动;阴虚不能上滋,则眩晕耳鸣;阴不制阳,虚热内生,则潮热颧红、五心烦热;阴津不能上承,故口燥咽干;阴虚津亏,形体失养,故形体消瘦;舌红少津、脉弦细数为肝阴不足、虚热内炽之征。

【辨证要点】以手足蠕动、眩晕耳鸣伴阴虚症状为辨证要点。

4. **血虚生风证**　指肝血亏虚,筋脉失养所表现的动风证候。多由急慢性出血过多,或久病血虚所引起。

【临床表现】眩晕,手足震颤,肌肉眴动,肢体麻木,关节拘急不利,面白无华,爪甲不荣,舌淡苔白,脉细弱。

【病机分析】肝血不足,不能上荣头面,故眩晕、面白无华;筋失所养,故手足震颤、肌肉眴动、肢体麻木、关节拘急不利;爪甲失养,则爪甲不荣;舌淡苔白、脉细弱为血虚之象。

【辨证要点】以眩晕、震颤伴血虚症状为辨证要点。

肝风内动四证的鉴别见表 9-15。

表 9-15 肝风内动四证鉴别表

证别	性质	主症	兼症	舌象	脉象
肝阳化风证	上盛下虚证	眩晕欲仆,头胀而痛,语言謇涩,或卒然昏倒,不省人事,口眼㖞斜,半身不遂,舌强不语,喉中痰鸣	项强头摇,手足麻木,肢体震颤,步履不稳	舌红苔白或腻	脉弦有力
热极生风证	实热证	手足抽搐,颈项强直,角弓反张,牙关紧闭,两目上视	高热神昏,躁扰如狂	舌红或绛,苔黄	脉弦数
阴虚动风证	虚热证	手足蠕动	眩晕耳鸣,潮热颧红,五心烦热,口燥咽干,形体消瘦	舌红少苔,少津	脉弦细数
血虚生风证	虚证	手足震颤,肌肉眴动,肢体麻木,关节拘急不利	眩晕,面白无华,爪甲不荣,视物模糊或夜盲,妇女月经量少	舌淡苔白	脉细弱

案例分析

案例:患者,女,32 岁。头晕目眩,面色少华,爪甲不荣,月经量少、色淡,近日出现肢体麻木、手足震颤等症状。辨证为血虚生风证。

分析:该患者的主要症状为头晕目眩、肢体麻木、手足震颤,为肝风内动之象,故病位在肝。患者头晕目眩、面色少华、爪甲不荣为血虚之象;肝血为经血之源,肝血亏虚,故月经量少、色淡;近日出现肢体麻木、手足震颤为动风之症。故诊断为血虚生风证,以头晕目眩,面色、爪甲不荣,兼肢体麻木、手足震颤为其辨证要点。

(五) 肝气郁结证

指肝失疏泄,气机郁滞所表现的证候。多因情志抑郁,或突然精神刺激,以及病邪侵扰,阻遏肝经,致使肝气失于条达所致。

【临床表现】胸胁、少腹胀闷窜痛,喜太息,情志抑郁易怒,或咽部梅核气,或颈部瘿瘤、瘰疬,或胁下肿块,妇女可见乳房胀痛、月经不调、痛经,舌苔薄白,脉弦。

【病机分析】肝气郁结,经气不利,故胸胁、乳房、少腹胀闷疼痛或窜痛;肝失疏泄,不得条达,则情志抑郁或急躁易怒;气郁生痰,痰随气逆,循经上行,搏结于咽则成梅核气,积聚于颈项则为瘿瘤、瘰疬;气病及血,气滞血瘀,冲任失调,故月经不调、痛经;气聚血结,可酿成胁下肿块;舌苔薄白、脉弦为肝气郁滞之象。

【辨证要点】以情志抑郁,胸胁、少腹等肝经所过之处胀闷、疼痛等为辨证要点。

(六) 肝火上炎证

指肝火炽盛,气火上逆所表现的证候。多因情志不遂,肝郁化火,或火热之邪内侵所致。

【临床表现】头晕胀痛,面红目赤,口苦口干,急躁易怒,失眠或噩梦纷纭,耳鸣如潮,甚则突发耳聋,胁肋灼痛,或吐血衄血,便秘尿黄,舌红苔黄,脉弦数。

【病机分析】火性上炎,肝火循经上攻头目,则头晕胀痛、面红目赤;如挟胆气上逆,则口苦口干;肝失条达柔顺之性,故急躁易怒;火热内扰,神魂不安,以致失眠、噩梦纷纭;肝火内炽,气血壅滞,故胁肋部灼热疼痛;热盛耗津,故便秘尿黄;肝热移胆,循经上冲,则耳鸣如潮,甚则突发耳聋;火伤络脉,血热妄行,可见吐血、衄血;舌红苔黄、脉弦数为肝经实火炽盛之征。

【辨证要点】以胁肋灼痛、头晕胀痛、急躁易怒、目赤耳鸣等伴火热症状为辨证要点。

知识链接

肝火上炎证与肝阳上亢证的异同

肝火上炎证与肝阳上亢证因火之炎上和阳气亢逆于上,故均以头面部的症状较为突出,但肝火上炎证以头痛目赤、胁肋灼痛、口苦、便秘尿黄等火热证为主,病程短,病势急,病情纯属实证;而肝阳上亢证以头目胀痛、眩晕、头重脚轻等阳气亢逆于上的症状为主,病程长,病势缓,且兼见腰膝酸软等下虚症状,病情属上实下虚。

(七) 寒凝肝脉证

指寒邪凝滞肝脉所表现的证候。多因寒邪内侵,凝滞肝经所致。

【临床表现】少腹、睾丸坠胀冷痛,或阴囊收缩引痛,或颠顶冷痛,遇寒则甚,得热则缓,肢冷恶寒,舌苔白滑,脉沉弦或弦紧。

【病机分析】肝脉绕阴器,抵少腹,上颠顶,寒凝肝脉,气血凝滞,故见少腹、睾丸冷痛或颠顶冷痛;寒性收引,筋脉拘急,可致阴囊收缩引痛;寒则气血凝涩,热则气血流通,故疼痛遇寒加剧,得热则缓;寒邪伤阳则见肢冷恶寒;舌苔白滑、脉沉弦或弦紧为阴寒凝滞肝脉之征。

【辨证要点】以少腹、睾丸坠胀冷痛,阴囊收缩引痛,颠顶冷痛伴实寒症状为辨证要点。

(八) 肝胆湿热证

指湿热蕴结肝胆,致肝胆疏泄失常所表现的证候。多由感受湿热之邪,或脾胃失健,湿浊内生,郁而化热,湿热内蕴肝胆所致。

【临床表现】胁肋胀痛,纳呆,厌食油腻,口苦,泛恶欲吐,腹胀,大便不调,小便短赤,发热或寒热往来,或身目发黄,黄色鲜明;或阴部潮湿、瘙痒、湿疹,或睾丸肿胀热痛,妇女带下色黄臭秽,舌红苔黄腻,脉弦数或滑数。

【病机分析】湿热蕴结肝胆,肝失疏泄,故胁肋胀痛;肝木横逆乘土,脾胃纳运、升降失司,故纳呆腹胀、厌食油腻、泛恶欲吐;胆气上逆,则口苦;湿热内蕴,肠道传导失常,故大便不调;正邪相争故发热,少阳枢机不利,则寒热往来;胆汁不循常道而外溢,则身目发黄、色泽鲜明;肝脉绕阴器,湿热循经下注,则小便短赤,阴部潮湿、瘙痒、湿疹,或睾丸肿胀热痛,妇女则带下色黄臭秽;舌红苔黄腻、脉弦数或滑数为湿热内蕴肝胆之征。

【辨证要点】以胁肋胀痛、厌食腹胀、身目发黄、阴部瘙痒等伴湿热内蕴症状为辨证要点。

（九）胆郁痰扰证

指痰热内扰,胆失疏泄所表现的证候。多因情志不遂,气郁痰阻,郁而化火,痰火交结,胆气被扰所致。

【临床表现】胆怯易惊,失眠易醒,心烦,胸胁胀闷,善太息,口苦欲呕,舌红,苔黄腻,脉弦滑数。

【病机分析】胆主决断,痰热内扰,胆气不宁,失于决断,故胆怯易惊;痰热扰神,则失眠易醒,心烦;胆失疏泄,故胸胁胀闷,善太息;胆气犯胃,胃失和降,故呕恶;热迫胆气,夹胆汁上逆,故口苦;舌红苔黄腻、脉弦滑数是痰热内蕴之象。

【辨证要点】以胆怯易惊、失眠易醒、口苦欲呕为辨证要点。

课 堂 活 动

李某,男,59岁。该患者于10天前因情志因素出现右胁胀痛,且走窜不定,兼恶心呕吐,胸闷气短,食少,嗳气。查其舌质淡红,苔薄,脉弦。肝胆脾B超显示:胆囊缩小,胆囊壁增厚,内壁粗糙,回声增强。

请同学们分析:①本病案的主要症状是哪些;②病位主要在哪脏;③辨为何证;④辨证依据是什么。最后,请对病机作简要分析。

五、肾与膀胱病辨证

肾的病变主要反映在生长发育、生殖功能、呼吸及水液代谢等方面的异常。肾病的常见症状主要有:腰膝酸软、耳鸣耳聋、发白早脱、牙齿动摇,男子阳痿遗精、精少不育,女子经少经闭、不孕,以及水肿、呼吸气短而喘、二便异常等。肾病多见肾阳虚、肾阴虚、肾精不足、肾气不固、肾不纳气、肾虚水泛等虚证。

膀胱的病变主要是小便异常,临床常见尿频、尿急、尿痛、尿闭及遗尿、尿失禁等症状。膀胱病多见膀胱湿热证。

（一）肾阳虚证

指肾阳虚衰,机体失于温煦所表现的虚寒证候。多由素体阳虚,或年高肾亏,或久病伤阳,以及房劳过度等因素引起。

【临床表现】腰膝酸软冷痛,畏寒肢冷,精神萎靡,面色白或黧黑,男子阳痿、精冷不育,女子宫寒不孕、性欲减退,久泻不止,完谷不化,五更泄泻,小便清长,夜尿频多,或尿少水肿,舌淡胖苔白滑,脉沉弱或沉迟无力。

【病机分析】腰为肾之府,肾主骨,肾阳虚衰,不能温养腰府及骨骼,则腰膝酸软冷痛;不能温煦机体,则畏寒肢冷;阳虚元气不足,不能振奋精神,故精神萎靡;阳虚温运无力,气血不能上荣于面,故面色白,甚则阴寒内盛,气血运行不畅,则面色黧黑;肾阳不足,命门火衰,生殖功能减退,男子则阳痿、精冷不育,女子则宫寒不孕、性欲减退;火不温土,脾失健运,故久泻不止、完谷不化或五更泄泻;肾阳不足,膀胱气化失司,故小便清长、夜尿频多或尿少水肿;舌淡胖苔白滑、脉沉弱或沉迟无力为肾阳虚衰之象。

【辨证要点】以腰膝酸软冷痛、性功能障碍伴虚寒症状为辨证要点。

(二)肾阴虚证

指肾阴不足,虚热内生所表现的证候。多由禀赋不足,或久病伤肾,或房劳过度,或过服温燥劫阴之品所致。

【临床表现】腰膝酸软而痛,头晕耳鸣,健忘,失眠多梦,男子阳强易举、遗精早泄,女子梦交、经少经闭或崩漏,形体消瘦,五心烦热,骨蒸潮热,颧红盗汗,咽干口燥,舌红少苔,脉细数。

【病机分析】肾阴不足,髓海、骨骼失养,故腰膝酸痛、头晕耳鸣、健忘;肾水亏虚,水火失济,心火偏亢,故失眠多梦;肾阴虚,虚热内生,相火妄动,则男子阳强易举、遗精早泄,女子梦交;肾阴亏则精血不足,故妇女经少、经闭;阴虚则内热,虚热迫血妄行,可致崩漏;肾阴亏虚,失于滋养,故咽干口燥、形体消瘦;五心烦热、骨蒸潮热、颧红盗汗、舌红少苔、脉细数,皆为阴虚内热之象。

【辨证要点】以腰膝酸痛、遗精早泄、经少经闭伴阴虚内热症状为辨证要点。

案例分析

案例:张某,女,66岁。患者于两年前无诱因自觉尿频量多,但未诊治。三天前亦无诱因而尿频加重,但无发热,无尿急及尿痛。现自觉尿频(日间7~8次),且尿味甜、尿量多,兼腰膝酸软,五心烦热,口干唇燥,消瘦,舌红,脉沉细数。诊为消渴病之下消。辨证为肾阴亏虚证。

分析:该患者主要症状为尿频、尿甜、尿多,兼腰膝酸软,故病位在肾。患者年已六旬余,年老肾虚无以约束小便,故尿频量多;肾失固涩,精微下注,故尿甜;腰膝酸软,五心烦热,口干唇燥,消瘦,舌红,脉沉细数为肾阴亏虚之象。故辨证为肾阴亏虚证。以尿频、尿甜、尿多,腰膝酸软,兼五心烦热、口干、消瘦等阴虚内热症状为辨证要点。

(三)肾精不足证

指肾精亏损,以生长发育及生殖功能障碍为主要表现的证候。多因先天禀赋不足,或后天调养失宜,或房劳过度,或久病伤肾所致。

【临床表现】小儿生长发育迟缓,身材矮小,智力低下,动作迟钝,囟门迟闭,骨骼痿软;成人早衰,发脱齿摇,耳鸣耳聋,健忘恍惚,动作迟缓,腰膝酸软,足痿无力,精神呆钝,性功能减退,男子精少不育,女子经闭不孕,舌淡,脉弱。

【病机分析】肾藏精主生殖,为生长发育之本,肾精亏,则生长发育、生殖功能障碍,故小儿发育迟缓、身材矮小、智力低下、动作迟钝、囟门迟闭、骨骼痿软,成人则表现为早衰、发脱齿摇、性功能减退、男子精少不育、女子经闭不孕;耳为肾窍,脑为髓海,精少髓亏,髓海空虚,故耳鸣耳聋、健忘恍惚、精神呆钝;精损则筋骨疲惫,故动作迟缓、腰膝酸软、足痿无力;舌淡、脉弱为虚弱之象。

【辨证要点】以小儿生长发育迟缓、成人生殖功能减退、早衰等为辨证要点。

肾阳虚证、肾阴虚证、肾精不足证为临床常见证候,鉴别如表 9-16 所示。

表 9-16　肾阳虚证、肾阴虚证、肾精不足证鉴别表

证型	相同症	不同症
肾阳虚证	腰膝酸软,耳鸣耳聋	畏寒肢冷,精神萎靡,男子阳痿,女子宫寒不孕,舌淡胖苔白滑,脉沉迟无力
肾阴虚证		五心烦热,潮热盗汗,男子阳强易举、遗精早泄,女子梦交、经少经闭,舌红少苔,脉细数
肾精不足证		小儿生长发育迟缓,成人早衰,男子不育,女子不孕,舌淡,脉弱

(四) 肾气不固证

指肾气亏虚,封藏、固摄功能失职所表现的证候。多因年高肾气亏虚,或年幼肾气未充,或房劳过度,或久病伤肾所致。

【临床表现】腰膝酸软,神疲耳鸣,小便频数而清,夜尿频多,或尿后余沥不尽,或遗尿、尿失禁,男子滑精早泄,女子月经淋漓不断,白带清稀而多,胎动易滑,舌淡苔白,脉弱。

【病机分析】肾气亏虚则功能活动减退,精气不能充耳,故神疲耳鸣;腰府失养,故腰膝酸软;肾气虚膀胱失约,故小便频数而清,夜尿频多,或尿后余沥不尽,或遗尿、尿失禁;肾气不足,则精关不固,故男子滑精早泄;肾虚而冲任亏损,下元不固,故女子月经淋漓不断,白带清稀而多,胎动易滑;舌淡苔白、脉弱为虚弱之象。

【辨证要点】以腰膝酸软、神疲耳鸣、尿频、滑精、带下清稀、胎动易滑等为辨证要点。

(五) 肾不纳气证

指肾气虚衰,气不归元所表现的证候。多由久病咳喘,肺虚及肾,或年高肾气衰弱,或劳伤肾气所致。

【临床表现】久病咳喘,呼多吸少,气不得续,动则喘甚,自汗神疲,声音低怯,腰膝酸软,或喘息加剧,冷汗淋漓,肢冷面青,脉浮大无根。

【病机分析】肾气虚则摄纳无权,气不归元,故呼多吸少、气不得续、动则喘息益甚;肾虚骨骼失养,故腰膝酸软;元气不足,功能活动减退,故神疲、声音低怯;固摄失司,则自汗;若阳气虚衰欲脱,则喘息加剧、冷汗淋漓、肢冷面青;虚阳外越,则脉浮大无根。

【辨证要点】以久病咳喘、呼多吸少、动则喘甚伴肾气虚表现为辨证要点。

(六) 肾虚水泛证

指肾阳亏虚,失于温煦,气化不利,水液泛溢所表现的证候。本证多由素体阳虚,或年老、久病等所致。

【临床表现】全身水肿,腰以下尤为明显,按之没指,腰膝酸冷,畏寒,小便短少,或兼心悸气短,痰鸣咳喘,舌淡胖苔白滑,脉沉迟无力。

【病机分析】肾主水,肾阳衰惫,则主水功能失司,水湿停聚,泛溢肌肤,故全身水肿;水泛肌肤,故小便量少;湿性趋下,故腰以下水肿尤为明显;肾阳亏虚,故腰膝酸冷,畏寒;水饮凌心,故心悸气短;饮邪射肺,则咳喘痰鸣;舌淡胖苔白滑、脉沉迟无力为阳虚水泛之象。

【辨证要点】以水肿,腰以下肿甚,尿少伴肾阳虚表现为辨证要点。

（七）膀胱湿热证

指湿热蕴结膀胱所表现的证候。多因湿热之邪内侵,或饮食不节,湿热内生,下注膀胱所致。

【临床表现】尿频尿急,排尿艰涩,尿道灼痛,小便短少,黄赤混浊,或尿血,或尿有砂石,腰及小腹胀痛,或伴有发热,舌红苔黄腻,脉滑数。

【病机分析】湿热蕴结膀胱,膀胱气化不利,热迫尿道,故尿频尿急、排尿艰涩、尿道灼痛;热灼津伤,故小便短少、黄赤混浊;热伤血络则尿血;若湿热久郁不解,煎熬尿液结成砂石,则尿中可见砂石;湿热蕴结下焦,经气不利,故小腹及腰部胀痛;湿热郁蒸,则发热;舌红苔黄腻、脉滑数为湿热内蕴之征。

【辨证要点】以尿频、尿急、尿痛、小便黄赤短涩伴湿热之象为辨证要点。

知识链接

膀胱湿热证与小肠实热证的异同

膀胱湿热证与小肠实热证皆以小便短赤、涩痛,尿道灼热,甚至尿血等小便异常为主症。但二证的病因、伴随症状、治法及用药是不同的。

膀胱湿热证为湿热蕴结膀胱所致,往往波及肾府,可伴腰痛、小腹胀满,并见舌红、苔黄腻、脉滑数等湿热内蕴之象,治宜清热利湿,药用八正散治之;而小肠实热证则多为心火下移小肠所致,故兼有口舌生疮、心烦、舌尖红、苔黄、脉数等心经实热征象,治以清心凉血利水,用导赤散治之。

六、脏腑兼病辨证

凡两个或两个以上脏腑病证同时并见者,称为脏腑兼病。脏腑兼病在临床上较为多见,其证候复杂,证型较多,在此仅重点介绍几种常见的脏腑兼病证型。

（一）心肺气虚证

指心肺两脏气虚所表现的证候。

【临床表现】心悸咳喘,痰液清稀,气短胸闷,动则尤甚,神疲乏力,自汗,声低懒言,面色淡白,舌淡苔白,脉沉弱或结代。

【辨证要点】以心悸、咳喘、胸闷伴气虚症状为辨证要点。

（二）心脾两虚证

指心血不足,脾气虚弱所表现的证候。

【临床表现】心悸怔忡,失眠多梦,头晕健忘,面色萎黄,食欲不振,腹胀便溏,倦怠乏力,或皮下出血,妇女月经量少色淡、淋漓不尽,舌质淡嫩,脉细弱。

【辨证要点】以心悸失眠、食少便溏、慢性出血伴气血两虚症状为辨证要点。

（三）心肾不交证

指心肾阴虚火旺,水火既济失调所表现的证候。

【临床表现】心烦失眠,心悸多梦,健忘,头晕耳鸣,腰膝酸软,男子梦遗,五心烦热,潮热盗汗,咽干口燥,舌红少苔,脉细数。

【辨证要点】以心烦失眠、心悸多梦、腰膝酸软伴阴虚症状为辨证要点。

(四) 心肝血虚证

指心肝两脏血液亏虚,机体失养所表现的证候。

【临床表现】心悸失眠,健忘,头晕目眩,面白无华,两目干涩,视物模糊,爪甲色淡不荣,或肢体麻木,拘挛,震颤,或月经量少、色淡,甚则闭经,舌淡白,脉细弱。

【辨证要点】以心悸失眠,目、筋、爪、胞宫失养伴血虚症状为辨证要点。

(五) 心肾阳虚证

指心肾阳气虚衰,失于温煦,阴寒内生所表现的证候。

【临床表现】畏寒肢冷,心悸怔忡,小便不利,全身水肿,神疲乏力,腰膝酸软冷痛,或唇甲发绀,舌质淡暗,苔白滑,脉沉细微。

【辨证要点】以心悸怔忡、腰膝酸冷、肢体水肿伴虚寒症状为辨证要点。

(六) 脾肺气虚证

指脾肺两脏气虚所表现的证候。

【临床表现】久咳不止,气短而喘,痰多稀白,食欲不振,腹胀便溏,甚则面浮足肿,神疲乏力,声低懒言,面白无华,舌淡苔白滑,脉细弱。

【辨证要点】以咳喘气短、纳少便溏伴气虚症状为辨证要点。

(七) 脾肾阳虚证

指脾肾两脏阳气亏虚,温化失职所表现的证候。

【临床表现】畏寒肢冷,面色㿠白,腰膝脘腹冷痛,久泻久痢,或完谷不化、五更泄泻,便质清稀,或面浮肢肿,小便不利,舌淡胖苔白滑,脉沉迟无力。

【辨证要点】以腰膝脘腹冷痛、久泻久痢、水肿伴虚寒症状为辨证要点。

知识链接

五 更 泄

五更泄,患者表现为黎明之前,即凌晨三至五点,腹部作痛,肠鸣即泄,泄后则安,遇冷加重,得热稍舒,便质稀溏,夹有不消化的食物残渣,无黏液及脓血,伴有形寒肢冷、神疲、腰膝冷痛等肾阳虚表现。大便常规检查多无异常,常见于肠功能紊乱,西医称之为功能性腹泻。多发于体虚的中老年人,此种腹泻,中药治疗效果较好,中成药的首选是"四神丸"。

(八) 肺肾阴虚证

指肺肾两脏阴虚,虚热内扰所表现的证候。

【临床表现】干咳少痰,或痰中带血,声音嘶哑,腰膝酸软,形体消瘦,口燥咽干,骨蒸潮热,颧红盗汗,男子遗精,女子经少,舌红少苔,脉细数。

【辨证要点】以干咳痰少，或痰中带血，腰膝酸软伴虚热症状为辨证要点。

（九）肝火犯肺证

指肝经气火上逆犯肺，肺失肃降所表现的证候。

【临床表现】胸胁灼痛，咳嗽阵作，咳痰黄稠，甚或咯血，急躁易怒，头晕目赤，烦热口苦，舌红苔薄黄，脉弦数。

【辨证要点】以胸胁灼痛、咳嗽阵作，甚或咯血伴实热症状为辨证要点。

（十）肝郁脾虚证

指肝郁乘脾，脾失健运所表现的证候。

【临床表现】胸胁胀满窜痛，善太息，情志抑郁或急躁易怒，纳呆腹胀，便溏不爽，肠鸣矢气，或大便溏结不调，或腹痛欲泻，泻后痛减，舌苔白或腻，脉弦或缓弱。

【辨证要点】以胸胁胀满窜痛、纳呆腹胀、便溏等症为辨证要点。

（十一）肝胃不和证

指肝失疏泄，横逆犯胃，胃失和降所表现的证候。

【临床表现】胃脘、胁肋胀满疼痛或窜痛，呃逆，嗳气，吞酸嘈杂，情志抑郁或烦躁易怒，舌淡红，苔薄白或薄黄，脉弦或弦数。

【辨证要点】以胸胁胃脘胀痛、嗳气吞酸等症为辨证要点。

肝郁脾虚证和肝胃不和证的异同见表9-17。

表9-17　肝脾不调证与肝胃不和证的鉴别

证型	相同点	不同点
肝郁脾虚证	胸胁胀痛，善太息，精神抑郁或易怒，脉弦	腹胀腹痛，肠鸣便溏，苔白或腻，或腹痛欲泻，泻后痛减
肝胃不和证		胃脘胀痛，嗳气呃逆，苔薄白或薄黄，吞酸，嘈杂，或呕恶

（十二）肝肾阴虚证

指肝肾两脏阴虚，虚热内扰所表现的证候。

【临床表现】头晕目眩，耳鸣健忘，失眠多梦，腰膝酸软，胁肋隐痛，咽干口燥，五心烦热，颧红盗汗，男子遗精，女子月经量少，舌红少苔，脉细数。

【辨证要点】以胁肋隐痛、眩晕耳鸣、腰膝酸软伴阴虚内热症状为辨证要点。

课堂活动

王某，女，37岁。三年来经常疲乏无力，纳食不香，腹胀，便溏，月经提前量多，每次十余日方止。近一年来，又常有心慌心悸症状发生，睡眠很差，多梦，头晕，且记忆力下降，经常出现腹胀腹泻，大便不成形，肢体时有麻木感，经西医检查，心脏及消化道无异常，今来求中医诊治。查其面色萎黄，舌淡苔白，脉细弱。

请同学们讨论分析：①本病案的主要症状有哪些；②病位主要在哪几脏；③辨为何证；④辨证依据是什么。最后，请对病机作简要分析。

目标检测

习题

复习导图

一、简答题

1. 虚证与实证如何鉴别?

2. 肝火炽盛证与肝阳上亢证如何鉴别?

3. 脾气虚证与脾阳虚证如何鉴别?

二、实例分析

1. 王某,女,18 岁。症见发热,微恶风寒,头痛,咽喉疼痛,口微渴,舌边尖红,苔薄黄干,脉浮数。
   请用八纲辨证写出辨证依据。

2. 赵某,女,52 岁。心悸反复发作两年。近一周因工作繁忙,休息不好,自感心悸不宁、频繁发作,并有心胸憋闷感,无疼痛,伴气短、汗多,动则尤甚,畏寒,精神疲乏,口唇青紫,舌淡胖,脉沉无力。
   请对本病案作简要分析,并写出主要症状、病机分析要点、证型诊断(脏腑辨证)、辨证要点。

3. 张某,女,45 岁。该患者五年来经常出现腰部酸软疼痛,喜按喜揉,腰膝无力,遇劳更甚,卧则减轻,常反复发作。现伴有心烦失眠、口燥咽干、手足心热,舌暗红少津,脉细数。
   请对本病案作简要分析,并写出主要症状、病机分析要点、证型诊断(脏腑辨证)、辨证要点。

(平 凡)

第十章　养生、防治与康复原则

学习目标

1. 知识目标　(1)掌握:常用治则。

(2)熟悉:养生原则、预防原则。

(3)了解:康复原则。

2. 能力目标　(1)能够运用养生、预防、康复理论指导生活实践。

(2)能够确定临床常见疾病正确治则。

3. 素质目标　(1)养成良好的生活习惯,培养高尚的精神情操。

(2)树立中医治未病思想,服务大众健康。

导学情景

情景描述:

《素问·四气调神大论》记载:"圣人不治已病治未病,不治已乱治未乱。"孙思邈在《备急千金要方·论诊候》中提出:"古之善为医者……上医医未病之病,中医医欲病之病,下医医已病之病。""治未病""医未病之病"就是中医学中重要的预防思想。

学前导语:

生、长、壮、老、已是人体生命过程的必然规律,健康与长寿是人类自古以来普遍渴求的愿望。中医学在长期的发展过程中,形成了一套比较完整的养生、防治和康复的理论。本章我们主要介绍中医学的养生、预防、治疗和康复原则及具体方法。

养生保健、预防和诊疗疾病、促进机体康复,是中医学的主要任务。养生是研究人类的生命发展规律及各种保养身心的原则和方法。预防是采取各种防护措施和手段,防止疾病的发生与发展。治则是指在中医基本理论指导下制订的对临床处方、用药等具有普遍指导意义的治疗原则。康复是指在促进伤残、病残、慢性疾病、老年病、急性病缓解期等疾病恢复过程中的理论、原则及方法。中医学在长期的发展过程中,形成了一套比较完整的养生、预防、治疗和康复理论,至今仍有效地指导着临床实践,为保障人们的健康长寿作出了突出的贡献。

第一节　养生原则

"养生"，首见于《庄子》，古称摄生、道生、养老等。养生，即保养生命，是根据生命发展的规律，采取各种方法保养身心，以达到增强体质、预防疾病、增进健康、延年益寿的目的。

一、顺应自然

《素问·宝命全形论》记载："人以天地之气生，四时之法成。"人类生活于天地之间，依赖自然生存，同时受自然规律的影响，四时气候轮转、昼夜晨昏交替、地理环境演变等，都会直接或间接地影响人体，人体则会产生相应的生理或病理反应。《灵枢·岁露论》记载："人与天地相参也，与日月相应也。"这种天人相应思想，是中医顺应自然养生的理论依据。而根据自然变化规律，"春夏养阳、秋冬养阴"，顺四时而适寒暑，从生活起居、饮食、运动、情志等各方面进行综合调摄保养，就是顺应自然养生原则的体现。

顺应自然可谓是中医养生的最高境界。《素问·四气调神大论》记载："阴阳四时者，万物之终始也，死生之本也，逆之则灾害生，从之则苛疾不起，是谓得道。"

> **课堂活动**
> 结合自身的实际情况及生活作息，谈谈该如何顺应自然（季节、昼夜晨昏、地域环境）来养生。

二、形神共养

形，指人的脏腑身形；神，既是人体生命活动的主宰，也指人的精神活动。形神的关系十分密切，"形恃神以立，神须形以存"。故中医学非常重视形体和精神的整体调摄，提倡形神共养，做到养形调神，守神全形。

养形，是以调饮食、节劳逸、慎起居、避寒暑、勤锻炼等方式为主。养神，主要是通过清静养神、修性怡神、四气调神、气功练神、节欲养神等方式调摄人的精神。太极拳、八段锦、五禽戏等传统健身术，体现的正是动静兼修、形神共养的养生方式。

三、调养脾胃

脾胃为后天之本，气血生化之源，故脾胃的强弱与机体的盛衰、生命的寿夭关系甚为密切。明代《景岳全书》记载："土气为万物之源，胃气为养生之主。胃强则强，胃弱则衰，有胃则生，无胃则死，是以养生家必以脾胃为先。"因此，中医养生十分重视调养脾胃。调养脾胃的方法有很多，如饮食调养、药物调养、精神调养、针灸按摩等。其中，饮食调养是调养脾胃的关键。

四、保精护肾

肾为先天之本,肾精是构成人体和促进人体生长发育的基本物质。《类经》提出:"善养生者,必宝其精,精盈则气盛,气盛则神全,神全则身健,身健则病少,神气坚强,老而益壮,皆本乎精也。"因此,历代养生家都把保精护肾作为延缓衰老的基本措施。保精护肾的方法有节欲、运动保健、按摩益肾、食疗补肾、导引固肾、药物调养等。其中,节欲是保精护肾的关键。

> **点滴积累**
>
> 养生原则:顺应自然、形神共养、调养脾胃、保精护肾。

第二节 预防原则

预防,就是采取一定的措施,防止疾病的发生与发展。《素问·四气调神大论》记载:"圣人不治已病治未病,不治已乱治未乱……夫病已成而后药之,乱已成而后治之,譬犹渴而穿井,斗而铸锥,不亦晚乎!"这里的"治未病"就是中医学重要的预防思想,包括未病先防和既病防变两个方面。

一、未病先防

未病先防是指在发病之前,采取各种有效措施,防止疾病发生。邪正盛衰是疾病发生与否的关键,正气不足是疾病发生的内在根据,邪气是发病的重要条件。因此,未病先防,就必须从增强人体正气和防止病邪侵袭两方面入手。

> **课 堂 活 动**
>
> "正气存内,邪不可干""邪之所凑,其气必虚",这两句话的内容应如何正确理解?试谈谈其实际意义。

(一)增强人体正气

正气强弱,与人体抗病能力密切相关。因此增强正气是提高人体抗邪能力的关键。主要从以下几个方面着手。

1. 调摄精神 中医学向来强调精神情志活动对人体生理、病理变化的影响。突然、强烈的或反复、持久的精神刺激,会导致人体气机逆乱、阴阳失调而发生疾病。情志刺激还可导致人体正气不足,招致外邪致病。所以注重调摄精神情志,对于预防疾病的发生有重要意义。主要方法有:避免不良情绪刺激;保持乐观、宁静、平和的精神状态。正如《素问·上古天真论》所记载:"恬惔虚无,真气从之,精神内守,病安从来。"

2. 锻炼形体 科学的运动或适当的劳动可使人体气机调畅,经脉气血通畅,关节疏利,从而增强体质,提高抗病能力,减少疾病的发生。五禽戏、太极拳、八段锦、气功等多种健身方法,不仅能增强体质,预防疾病,而且对某些慢性病有一定的调治作用。

知识链接

五禽戏与华佗

五禽戏是模仿虎、鹿、熊、猿、鸟(鹤)五种动物动作,保健强身的导引方法,由东汉医家华佗创造。

华佗(约145—208年),今安徽亳州人。他是东汉末年著名医学家,与董奉、张仲景并称为"建安三神医"。少时曾在外游学,钻研医术而不求仕途。他医术全面,尤其擅长外科,精于手术,被后人称为"外科圣手""外科鼻祖"。

3. **饮食有节** 是指要注意规律饮食,饥饱适度,五味调和,卫生清洁,否则容易损伤脾胃,导致气血生化乏源,抗病能力下降,从而产生诸多疾病。《景岳全书》记载:"人以水谷为本,故脾胃为养生之本。"

案例分析

案例:某患者,女,30岁,为了减肥,长期以水果蔬菜代替主食,结果不仅减肥不成,身体还变得虚弱,容易腹胀腹泻。

分析:水果蔬菜大多性偏寒凉,长期进食会损伤脾阳。脾主运化,为气血生化之源。脾阳损伤,气血生化不足,可致乏力、面色萎黄等虚弱表现;脾失健运,消化吸收功能障碍,可致腹胀、腹泻。"肥人多痰湿""脾为生痰之源",该患者未能从根本上健脾祛湿化痰,故减肥不成,身体反生诸多不适。

4. **起居有常** 是指起居要有一定的规律。人们要适应四时季节的变化,安排适宜的作息时间,以达到预防疾病、增进健康和长寿的目的。《素问·四气调神大论》记载:"春三月……夜卧早起,广步于庭,被发缓形……夏三月,……夜卧早起,无厌于日……秋三月……早卧早起,与鸡俱兴……冬三月……早卧晚起,必待日光……"确立了四季起居的基本原则。

5. **人工免疫** 16世纪我国发明了人痘接种法预防天花,为后世预防接种免疫学的发展开辟了道路。今天人工免疫技术已有了飞速的发展,如接种疫苗、菌苗、类毒素等,使人体产生主动免疫,从而提高抗邪能力,预防某些疾病的发生。

知识链接

冬 病 夏 治

冬病夏治是我国传统中医药疗法中的特色疗法。夏季人体阳气最旺盛,根据"春夏养阳"的原则,在夏季治疗某些冬季容易发生或加重的虚性、寒性疾病,通过益气温阳、散寒通络的方法,调整人体的阴阳平衡,鼓舞正气,增强抗病能力,从而达到防治疾病的目的。如三伏贴就是在夏季"三伏天"里,在人体穴位上进行药物敷贴,可有效预防某些疾病发作。

（二）防止病邪侵袭

邪气是导致疾病发生的重要条件，故治未病除增强正气，提高抗病能力外，还要注意避免病邪的侵害。具体方法如下。

1. **适应气候** 《素问·上古天真论》记载："虚邪贼风，避之有时。"人们要顺应四时气候的变化，采用相应的措施，如秋天防燥、冬天防寒，以预防六淫之邪的侵害。

2. **隔离患者** 早在秦代制定的"秦律"，即规定由专门医生负责检查麻风病患者，发现患者，即送往"疠所"。清代规定出洋贸易回国者，如患痘，必须痊愈后方可"使之入"。

3. **消除毒气** 包括室内消毒、衣物消毒和创口创面消毒等。

4. **讲究卫生** 包括饮食卫生和环境卫生。饮食卫生方面，《素问·刺法论》即强调"无食一切生物"，《金匮要略》进一步提出"果子落地经宿，虫蚁食之者，人大忌食之"。环境卫生方面提倡"黎明即起，洒扫庭除"，每逢岁尾更有"掸扫檐尘"的优良风俗习惯。古人为管好污水、粪便，采取建造"都厕"等措施来保护环境。

5. **药物预防** 早在《内经》即有用小金丹，每日服一丸，连服十日，用于辟疫的记载。目前在临床上也常用中草药来预防传染性疾病，如用艾叶、柏叶、雄黄等燃烧以避疫气；重阳节佩戴吴茱萸香囊，以驱邪辟恶；用板蓝根、贯众、金银花煎水预防流感等。

二、既病防变

既病防变是指在疾病发生以后，应早期诊断，早期治疗，以防止疾病的发展与传变。

（一）早期诊治

疾病发生后，随着邪正力量对比的变化，疾病会出现不同的转归。特别是邪盛正衰，会出现疾病由浅入深、由轻到重、由单纯到复杂的发展变化。如能早期诊断，此时病位较浅，正气未衰，病情多轻而易治。《素问·阴阳应象大论》记载："故邪风之至，疾如风雨，故善治者治皮毛，其次治肌肤，其次治筋脉，其次治六腑，其次治五脏。治五脏者，半死半生也。"说明诊治越早，疗效越好，如不及时诊治，病邪就有可能步步深入，使病情愈趋复杂、深重，治疗也就愈加困难。

（二）控制疾病的传变

只有弄清了疾病发生、发展的规律及其传变途径，才能阻止疾病的传变，从而制止疾病的发展或恶化。具体的传变规律包括外感热病的六经传变、卫气营血传变、三焦传变、内伤杂病的五行生克规律传变，以及经络传变等。根据传变规律，进行预见性治疗，以控制其病理传变，不仅要截断病邪的传变途径，还要"务必先安未受邪之地"。《金匮要略》记载："见肝之病，知肝传脾，当先实脾。"临床上治疗肝病时常配合健脾和胃之法，就是要先补脾胃，使脾气旺盛而不受邪，以防止肝病传脾。

第三节 治疗原则

治疗原则,简称治则,是治疗疾病时必须遵循的基本法则。它是在中医学整体观念和辨证论治理论指导下制订的治疗疾病的总则,为临床确定治法和选方用药提供依据。

治疗原则(治则)与治疗方法(治法)同属于中医学的治疗范畴,二者之间既有联系又有区别。治则是指导治法的准则,而治法则是在治则指导下制订的具体治疗方法,治法是治则的具体体现和实施。如扶正和祛邪是治则,而益气、补血、滋阴、温阳,发汗、泻下、清热、祛痰等,则分别是在扶正、祛邪治则指导下确定的具体治法。

一、扶正祛邪

扶正,即扶助正气;祛邪,即祛除病邪。正气与邪气是疾病发展过程中矛盾的两个方面。如正能胜邪,则病轻而逐渐向愈;正不胜邪,则病重而渐趋恶化。因此,治疗疾病时要根据具体情况扶助正气或祛除邪气,改变正邪双方力量对比,使疾病向痊愈方向转化。扶正祛邪是指导临床治疗的一个重要原则。

1. **扶正** 适用于以正气虚为主,而邪气不盛的虚证。可根据患者的具体病情,运用益气、养血、滋阴、温阳等治法。

2. **祛邪** 适用于以邪气盛为主,而正气不虚的实证。可根据患者的具体病情,运用发汗、清热、泻下、消导、祛湿、化瘀、理气等治法。

3. **扶正祛邪兼用** 适用于正气虚损而邪气亦盛的虚实夹杂证。此种病证复杂,单独运用扶正或者单独运用祛邪都无法满足病情的需要,必须同时运用扶正与祛邪的治则,才能扶助机体的正气,又能祛除邪气。

在具体运用时要根据虚实的主次、轻重、缓急决定扶正祛邪运用的主次及先后。如虚中夹实者,应以扶正为主兼顾祛邪;实中夹虚者,则以祛邪为主兼顾扶正。而虚实夹杂证中,对于正虚为主,机体不耐攻伐,同时祛邪恐更伤正气者,应当先扶正以救急,待正气能耐受攻伐时再祛邪;对于邪盛为主、正虚不甚尚可耐受攻伐,同时扶正反会助邪者,则应先祛邪,待邪气祛除后再行扶正。总之,临床应根据具体情况,遵循"扶正不留邪,祛邪不伤正"的原则,灵活地运用扶正祛邪治则。

二、治标与治本

本,指本质;标,指现象。标与本,是一个相对的概念,在中医学中常用以说明病变过程中各种矛盾的主次和先后关系。如就病因与症状来说,病因为本,症状为标;就正邪而言,正气为本,邪气为标;就疾病的先后而言,旧病、原发病为本,新病、继发病为标。

一般而言,"本"代表着疾病过程中占主要地位和起主要作用的方面,"标"代表疾病过程中居次要地位或起次要作用的方面。在辨证时必须分清病证的标本主次、轻重缓急,从而确定治则以指导临床实践。《素问·标本病传论》记载:"病有标本,刺有逆从……知标本者,万举万当,不知标本者,是谓妄行。"

1. **急则治标** 在一般情况下,治病求本是原则。但在某些特殊的情况下,标也可以转化为矛盾的主要方面,如高热、昏迷、大出血、剧烈疼痛等症状的出现,或在原有的疾病外,又发生了来势较急的新病。这时标病很急,不及时解决就可能会危及患者的生命,或影响本病的治疗,此时应该先治其标而后治其本,这就是"急则治标"的应用原则。例如肺痨患者突然大咯血,此时应先止血以治标,待血止后,病情缓解,再治其本。急则治其标,属于一种应急性治则,治标之后,仍要从本治疗。

2. **缓则治本** 与急则治标相对而言,在病情缓和、无危急病症的情况下,应针对疾病的本质进行治疗。如肺痨患者咳嗽、低热等症,多因肺肾阴虚所致,若单用止咳清热法治标毫无意义,应抓住本质滋补肺肾之阴,才能从根本上解决问题。

3. **标本兼治** 是指在标病与本病均急重或均不太急重时所采用的一种治疗原则。如素体气虚的患者,又复感外邪出现表证,本是正气虚弱,标为外感表邪,若单纯以益气之药扶正则表邪不去,而仅用解表之法祛邪则更伤正气,此时可采用益气解表的方法以标本同治,使正胜邪退而病愈。

总之,标本的治疗原则,既有原则性,又有灵活性。临床上应视病情变化灵活掌握,但最终要抓住主要矛盾,达到治病求本的目的。

> **课 堂 活 动**
> 1. 慢性腹泻的患者,突然外感发热,根据标本缓急此时应如何治疗?
> 2. 脾虚泄泻的患者,根据标本缓急又应如何治疗?

三、正治与反治

正治与反治,是在"治病求本"的根本原则指导下,针对疾病有无假象所制订的两种治疗原则。

1. **正治** 是逆疾病的证候性质而治的一种治疗原则,又称"逆治"。适用于疾病的征象与其本质相一致的病证。常用的正治法有以下四种。

(1)寒者热之:是指寒性病证出现寒象,用温热药治疗。如表寒证用辛温解表药治疗,里寒证用辛热温里药治疗。

(2)热者寒之:是指热性病证出现热象,用寒凉药治疗。如表热证用辛凉解表药治疗,里热证用苦寒清里药治疗。

(3)虚者补之:是指虚损病证出现虚象,用补益药治疗。如血虚证用补血药治疗,阴虚证用滋阴药治疗。

(4)实者泻之:是指邪实病证出现实象,用祛邪泻实药治疗。如血瘀证用活血祛瘀药治疗,食积用消导药治疗。

2. **反治** 反治是顺从疾病假象性质而治的一种治疗原则,又称"从治"。适用于疾病的征象与其本质不完全一致的病证。究其实质,仍是针对疾病的本质进行治疗。常用的反治法有以下四种。

课 堂 活 动
寒者热之、热者寒之、虚者补之、实者泻之中的寒、热、虚、实的含义分别是什么?

(1)热因热用:是指用热性药物治疗具有假热征象的病证。适用于真寒假热证,即阴寒内盛,格阳于外,虚阳外越,形成内真寒而外假热的证候。常见有四肢厥冷、下利清谷、脉微欲绝等真寒症状,同时伴有面红口渴、身热等假热症状。

(2)寒因寒用:是指寒性药物治疗具有假寒征象的病证。适用于真热假寒证,即阳热内郁,阳气不能外达,格阴于外,形成内真热而外假寒的证候。常见有壮热、口渴、便干尿少、舌红苔黄等实热症状,同时出现四肢厥冷、脉象沉伏等假寒症状。

(3)通因通用:是指用通利的药物治疗具有通泻症状的实证。适用于真实假虚证。如食积引起的腹泻,用消导泻下药治疗;膀胱湿热引起的小便频数,用清热利尿药治疗。

(4)塞因塞用:是指补益的药物治疗具有闭塞不通症状的虚证。适用于真虚假实证。如脾虚失运引起的腹胀痞满,用补脾益气药治疗;肾虚引起的尿闭,用温补肾阳药治疗。

四、调整阴阳

疾病发生发展的根本原因,就是阴阳失去协调平衡,出现阴阳偏盛偏衰的结果。因此,调整阴阳,补偏救弊,使其恢复相对平衡,是临床治疗疾病的重要法则。

1. **损其有余** 是针对阴阳偏盛有余的实证,采用"实者泻之"的治则治疗。对"阳盛则热"的实热证,宜"热者寒之",用寒凉的药物清泻阳热;对"阴盛则寒"的实寒证,宜"寒者热之",用温热的药物温散阴寒。

由于阴阳是对立制约的,"阴胜则阳病,阳胜则阴病"。因此,在阴阳偏盛的病变中,应注意有无另一方偏衰的情况出现。若有相对一方偏衰时,则当兼顾其不足,配以温阳或滋阴之品。

2. **补其不足** 是针对阴阳偏衰不足的虚证,采用"虚者补之"的治则治疗。如阴虚、阳虚的病证,分别采用滋阴、补阳的方法治疗。

由于阴阳互根,阴阳偏衰进一步发展,可以产生阴阳互损的病理变化,即阴虚可累及于阳,阳虚可累及于阴,从而出现阴阳两虚的病证,此时应采用阴阳双补的方法治疗。

此外,在治疗阴阳偏衰时,还可配合阳中求阴、阴中求阳的治法。阳中求阴,即治疗阴虚证时,在滋阴方药中佐以补阳药,使阴得阳升而泉源不绝;阴中求阳,即治疗阳虚证时,在温阳方药中佐以滋阴药,使阳得阴助而生化无穷。

五、调理气血

人体的气血周流全身,是脏腑、经络等组织器官进行生理活动的主要物质基础。如果气血失常,必然会影响机体的生理功能,导致疾病发生。《素问·调经论》记载:"气血不和,百病乃变化而生。"人体疾病的产生和病理改变无不涉及气血。针对气血失调的具体情况进行调理,如气滞者理气、气虚者补气、血瘀者活血化瘀、血虚者补血、气血两虚者气血双补等,对促进疾病的痊愈具有十分重要的意义。

六、调理脏腑

人体是一个以五脏为中心的有机整体,脏与脏、脏与腑、腑与腑之间,生理上相互协调、相互为用,病理上相互影响。一脏有病可影响他脏,他脏有病也可影响本脏。因此,调理脏腑在治疗中也占有重要地位。在治疗脏腑病变时,既要考虑一脏一腑之阴阳气血失调,更要注意协调各脏腑之间的关系,使之重新恢复平衡状态。这包括调理脏腑虚实,补脏腑之虚,泻脏腑之实;顺应脏腑各自的生理特性,如肝喜条达而恶抑郁、六腑以降为顺、以通为用;协调脏腑之间的关系,包括协调脏与脏、脏与腑、腑与腑之间的关系。

七、三因制宜

疾病的发生与发展是由多方面的因素决定的,因此在治疗疾病时,应对每个患者的具体情况进行具体分析,做到知常达变、灵活处理。三因制宜,就是指治疗疾病时,要根据季节气候、地理环境,以及患者体质强弱、年龄大小等的不同,制订适宜的治疗原则和方法。

1. **因时制宜** 是指根据不同季节的气候特点来考虑治疗用药的原则。四时气候的变化对人体的生理、病理有一定影响。冬季严寒,人体肌腠致密;夏季炎热,人体肌腠疏松。若同是外感风寒,在冬季应辛温解表,使邪从汗解;在夏季用药则不宜过于辛温,以防发散太过而耗伤气阴。又如长夏季节,病多夹湿,治疗时应适当加入一些化湿、利湿的药物。

2. **因地制宜** 是指根据不同地区的地理环境特点来考虑治疗用药的原则。不同地区由于气候条件及生活习惯等的不同,人的生理和病理也不尽相同,所以治疗与用药也应当有所区别。如我国西北高原地区气候干燥寒冷,病多燥寒,治疗时宜偏于辛温润燥;东南沿海地区气候潮湿而温热,病多湿热,治疗时宜偏于清热化湿。即使相同的病证,治疗用药亦当考虑不同地区的特点,例如同为风寒表证,须用辛温解表药,在西北干寒地区可选用药性峻烈的麻黄、桂枝之类,而在东南湿热地区则应选用药性缓和的荆芥、防风之类。

3. 因人制宜 是指根据患者年龄、性别、体质、生活习惯等方面的特点来考虑治疗用药的原则。例如老年人气血衰少,脏腑功能减退,患病多见虚证,或虚实夹杂证,治疗宜补慎攻,用药量宜轻。小儿生机旺盛,但脏腑娇嫩,形气未充,患病易虚易实,易寒易热,病情变化迅速,治疗忌攻慎补,用药量宜轻。妇女在生理病理上有经、带、胎、产等特点,治疗时应加考虑。对妊娠妇女要慎用峻下、滑利、破气、破血、走窜及有毒药物,以防伤胎、堕胎或损伤母体。在体质方面,人的体质有强弱与寒热之偏,通常情况下,体强者用药可峻猛、药量宜重;体弱者用药宜平和、药量宜轻。素体阳虚者,用药宜偏温;素体阴虚者,用药宜偏凉。

因时、因地、因人制宜的治疗原则,充分体现了中医治病的整体观念和辨证论治思想,因而能收到较好的治疗效果。

附:治法

治法有八种:汗、吐、下、和、温、清、消、补。

1. 汗法 即解表法,是用发汗解表的药物疏散表邪,解除表证的一种治疗方法。主要适用于外感表证及疮疡、水肿初起和麻疹透发不畅而兼有表证者。汗法以汗出邪去为度,不可过度发汗,以防伤津耗气。对于表证已解、疮疡已溃、麻疹已透以及各种津伤者,均不宜用。

2. 吐法 即涌吐法,是用涌吐药物引起呕吐,促使病邪或有毒物质从口中吐出的一种治法。主要适用于中风痰壅、食滞胃脘、毒物中毒等。吐法多用于急救,但易伤正气,须慎用。

3. 下法 即泻下法,是用具有泻下作用的药物通泻大便或清除肠道积滞的一种治法。主要适用于胃肠积滞、冷积不化、瘀血内停、燥屎虫积等。下法易伤正气,当以驱邪为度,得效即止,孕妇、产妇、年老体弱者慎用或禁用。

4. 和法 即和解法,是用具有和解、调和作用的药物,使半表半里之邪,或脏腑、阴阳、表里失和之证得以解除的一种治法。主要适用于少阳证、肝脾不和、寒热错杂等证。凡邪在肌表或邪已入里者不宜使用。

5. 温法 即祛寒法,是用具有温热性质的药物温里祛寒以治疗里寒证的一种治法。主要适用于里寒证。真热假寒证不可误用。

6. 清法 即清热法,是用寒凉性质药物清热、泻火、凉血,以解除里热之邪的一种治法。主要适用于里热证。清法易伤脾胃,不可久用,真寒假热证不可误用。

7. 消法 即消食法或消导法,是用具有消食、导滞、软坚、化积、行气、化痰等作用的药物使气、血、痰、食、水等积聚而成的有形之邪渐消缓散的一种治法。主要适用于饮食停滞、气滞血瘀、癥瘕积聚等。

8. 补法 即补益法,是通过具有补益气血阴阳或脏腑等作用的药物来调整人体气血阴阳或脏腑之间失调状态的一种治法。主要适用于人体气血阴阳不足或脏腑功能衰退的各种虚弱证候。使用补法时应注意辨清虚损证型，不可滥用补法。

> **案例分析**
>
> 案例：患者，女，36 岁，畏寒喜暖，面色苍白，手足不温，口淡不渴，小便清长，大便稀溏，舌淡苔白，脉迟缓。此患者应选用何种治法？
>
> 分析：患者畏寒喜暖，面色苍白，手足不温，口淡不渴，小便清长，大便稀溏，舌淡苔白，脉迟缓，皆为里寒证表现，应选择温法治疗。

> **点滴积累**
>
> 1. 治则是治疗疾病时必须遵循的基本法则，为确立治法、选方用药的提供依据。
> 2. 常用治则有：扶正祛邪、治标与治本、正治与反治、调整阴阳、调理气血、调理脏腑、三因制宜。
> 3. 治法有八种：汗、吐、下、和、温、清、消、补。

第四节 康复原则

康复，即恢复健康或平安之意。中医康复以中医理论为指导，运用各种有利于疾病康复的方法和手段，使伤残者、慢性疾病者、老年病者及急性病缓解期患者的身体功能和精神状态最大限度地恢复健康。中医康复历史悠久，有着完整独特的理论以及诸多行之有效的康复方法，对于帮助伤残者消除或减轻功能缺陷，帮助慢性疾病、老年病等患者祛除病魔，恢复身心健康，恢复社会功能，都有着极其重要的作用。

一、形体保养与精神调摄相结合

即形神结合。形神调和是人体身心健康的基本要求。中医认为人体错综复杂的疾患，大多是形神失调的结果，因此，康复医疗必须从形和神两个方面进行调理。"欲治形者，必以精血为先。"养形，首先要通过补益精血以滋养形体；其次要适度运动，以促进气血运行，增强机体抗御病邪的能力。调神，主要是通过语言疏导、娱乐等方法，消除患者不良情绪，使其保持乐观开朗、心平气和的精神状态。通过养形与调神，保证形体安康、精神健旺，二者相互协调，便能达到形与神俱、身心整体康复的目的。

> **课堂活动**
> 养神的目的在于使自己的心理保持宁静状态。试分析：在我们的日常生活和学习中，可以采取哪些方法达到养神的目的？

二、内治法与外治法相结合

即内外结合。内治法,主要指药物、饮食等内服的方法;外治法,则包括针灸、推拿、气功、体育锻炼、药物外用等多种方法。内治法可调整脏腑阴阳气血,恢复和改善脏腑组织的功能活动;外治法能通过经络的调节作用,疏通体内阴阳气血的运行。故内外结合,灵活运用,综合调治,能促进患者的整体康复。一般来说,病在脏腑者,以内治为主,配合外治;病在经络者,以外治为主,配合内治;若脏腑、经络同病者,则内治和外治并重。如哮喘以药物内治为主,配合针灸、贴敷等外治之法;颈椎病则多以牵引、针灸、推拿等外治为主,再配合药物进行内治。

三、药物治疗与饮食调养相结合

即药食结合。药物治疗具有康复作用强、见效快的特点,是康复医疗的主要措施。但恢复期的患者大多病情复杂,病程较长,服药时间过久,既难以坚持,又可能损伤脾胃功能,还可能出现一些不良反应。饮食虽不能直接祛邪,但能调节脏腑功能以补偏救弊,达到调整阴阳、促进疾病康复的目的。饮食调养与日常生活相融合,制作简单,味道鲜美,易被患者接受,便于长期服用。因此,在辨证论治的基础上,有选择地进食某些食物,做到药物治疗与饮食调养相结合,不仅能增强疗效,也可减少药量,预防药物的不良反应,缩短康复所需的时间。正如《素问·脏气法时论》所记载:"毒药攻邪,五谷为养,五果为助,五畜为益,五菜为充。气味合而服之,以补精益气。"

四、自然康复与治疗康复相结合

自然康复是借助自然因素对人体的影响,来促进人体身心健康的逐步恢复。大自然中存在着许多有利于机体康复的因素,如日光、空气、泉水、花草、高山、岩洞、森林等。人与自然界是协调统一的关系,两者相互影响。因此,不同的自然因素必然会对人体产生不同的影响。例如,空气疗法可使人头脑清新、心胸开阔,增强神经系统的调节功能;日光疗法可温养体内的阳气,改善血液循环,加速新陈代谢;热砂疗法有温经祛湿之功,适宜于风寒湿痹;花卉疗法则可美化环境,使人心情舒畅愉悦等。因此,在运用药物、针灸、气功等康复方法的同时,可以有选择性和针对性地结合自然康复法,利用自然因素对人体不同的作用,以提高康复的效果。

点滴积累

康复的基本原则:形体保养与精神调摄相结合、内治法与外治法相结合、药物治疗与饮食调养相结合、自然康复与治疗康复相结合。

目标检测

一、简答题

1. 养生原则有哪些?

2. 未病先防的具体措施有哪些?

3. 常用治则有哪些? 何谓反治? 主要包括哪些治法?

4. 康复的基本原则有哪些?

二、实例分析

1. 临床上肝病患者为什么经常配合健脾和胃的药物治疗?

2. 更年期女性易患"阴虚证",服用六味地黄丸采用的是什么治疗原则与治法?

(赵 艳)

实 训

实训项目一　望诊基本技能实训

【实训目的】

通过望神及望舌的基本技能实训,使学生能够熟练掌握望神的基本操作方法、主要观察内容及临床意义;熟练掌握望舌的基本操作方法、主要观察内容及临床意义;学会分辨得神、少神、失神、神乱的临床表现;学会分辨正常舌象与异常舌象的不同。

【实训内容】

一、实训用品

模拟诊室、自然光线(若条件有限,可借助日光灯)、模拟诊察桌、模拟诊察椅。

二、实训方法

(一)教师操作示范

对学生志愿者作望神、望舌观察操作演示,同时对观察基本方法、观察内容、临床意义及操作注意事项等作必要讲解。

(二)学生分组观察操作

2~4人一组,相互观察对方,将所观察到的表现填在相应的实训报告中。

三、实训步骤

(一)望神基本技能实训

1. 教师望神操作示范　选取一名学生志愿者模拟被观察对象。被观察者按操作规范要求坐在观察椅上,教师进行望神观察演示,同时对主要观察内容、临床意义及观察须注意的事项等作讲解。

2. 望神主要观察的部位及内容

(1)双目:观察眼睛的明亮度,即目光是明亮有光泽,还是晦暗无光;目珠的运动度,即运动灵活还是运动不灵。

(2)神情:观察神志是否清楚、精神是否振奋、思维是否有序,面部表情是丰富自然还是淡漠无表情。

(3)色泽:主要观察面部皮肤的颜色是否明亮润泽,是否含蓄。

(4)体态:观察形体胖瘦、强弱,四肢动作是否灵活,姿态是否自如。

3. 操作注意事项

(1)应在光线充足的地方进行,以明亮柔和的自然光线为佳。

(2)应专心致志,聚精会神,力求在短时间内以敏锐的观察力,对被观察者神的状况有一个初步的判断。

(3)注意观察被观察者在无意之间所流露出的真实神情,重视面对被观察者时的第一印象,达到"一会即觉"。

4. 学生分组进行望神观察操作 学生在小组内相互模拟观察者和被观察者,按上文观察项目要求及注意的事项作望神模拟实训操作演练。

5. 学生完成实训报告

望神基本技能实训观察报告

观察操作者:姓名(   )   学号(   )

被观察者:学号(   )

1. 按以下提示项目内容进行观察,将观察到的征象用√标出。

所需观察的征象及评分标准:

(1)双目:光亮度(明亮 晦暗)   (2分)

        运动度(灵活 呆滞)   (2分)

(2)神情:神志(清楚 不清 错乱) (2分)

        精神(振奋 不振 萎靡) (2分)

        表情(自然 淡漠 呆滞) (2分)

(3)色泽:颜色(青 赤 黄 白 黑 红黄 黄白 黄黑 青黄 淡白 苍白) (2分)

        含蓄或暴露(含蓄 暴露) (2分)

        荣枯(荣润 枯槁) (2分)

(4)体态:体形胖瘦(胖 瘦 偏胖 偏瘦 不胖不瘦) (2分)

        体质强弱(强壮 虚弱) (2分)

        四肢动作(灵活自如 不灵活 颤动 拘挛) (2分)

        身体姿态(自如姿态 被动姿态) (2分)

2. 判断神的类型 有神、少神、无神、神乱 (1分)

---

6. 实训检测

(1)望神主要观察哪些部位、哪些内容?

(2)望神有何临床意义?

(3)神乱、假神的区别是什么?

7. 实训评价(实训表 1-1)

实训表 1-1 学生望神基本技能实训评价成绩单

专业: 年级: 班级: 姓名:

评价项目	评价标准	评价结果
操作报告(小组内互评)	25分	
实训检测(教师评价)	15分	
学生参与度(自评)	5分	
教师点评	5分	
综合评价	50分	

（二）望舌基本技能实训

1. 教师望舌操作示范 选取一名学生志愿者模拟被观察对象。教师按操作要求对被观察者作望舌观察演示,同时对主要操作方法、操作注意事项、主要观察内容及临床意义等作必要讲解。

2. 基本操作方法

(1)被观察者采取坐位,嘱其头略仰起,面向光源。

(2)观察者坐位或站位,姿势略高于被观察者,以能俯视被观察者的口舌部位。

(3)要求被观察者张口伸舌。嘱其尽量将口张开,舌体充分自然伸出口外;舌体放松,舌面平展,舌尖向下;舌体不要歪斜、上翘、卷起及抖动。

(4)按先察舌质,再察舌苔;先察舌尖,再察舌中、舌边,最后察舌根的顺序依次观察舌象。

(5)观察舌的过程中要迅速敏捷,全面准确。观察时间不宜过长,一般不宜超过 30 秒。若觉一次望舌判断不准,需要再次望舌时,可让被观察者休息 3~5 分钟后再重新望舌。

(6)当舌苔过厚,或出现与病情不相符的苔质、苔色,可结合揩舌法或刮舌法,或直接询问被观察者在望舌前的饮食、服用药物等情况,以确定苔的有根、无根,或排除染苔。

3. 操作注意事项

(1)望舌时,光线必须直接照射于被观察者舌面。

(2)注意舌象的生理差异:如儿童舌质纹理多细腻而淡嫩,老人舌色较暗红(精气渐衰,功能渐弱,气血运行迟缓);一些个体有先天性的裂纹舌、齿痕舌、地图舌等;女性经前期舌质偏红,或舌尖部的点刺增大(因出现蕈状乳头充血引起),经期过后可恢复正常。

(3)注意饮食物、药物等因素的影响:如舌苔可因进食而由厚变薄,因饮水而由燥变润;饮酒或食入辛热之品可使舌色变红或绛;食用绿色蔬菜可使舌苔呈绿色;应用肾上腺皮质激素、甲状腺激素,可使舌质较红;服用黄连、维生素 B_2 可使舌苔染黄;服用大量镇静剂后舌苔可变得厚腻;长期服用抗生素,舌苔可见黑腻或霉变。

(4)注意季节因素影响:夏季暑湿盛而舌苔易厚,易淡黄;秋季燥盛,舌苔多略干燥;冬季寒冷,舌常湿润。

(5)牙齿残缺、镶牙、睡觉、张口呼吸、长期吸烟等因素也可导致舌象异常。

(6)要注意将望诊与其他诊法密切结合,四诊合参,进行综合判断。

4. 主要观察内容

(1)舌质:舌色、舌形、舌态。

(2)舌苔:苔色、苔质。

(3)正常舌象的特征:舌质淡红、鲜明、润泽;舌体大小适中,柔软灵活;舌苔均匀、薄白而干湿适中。简称"淡红舌、薄白苔"。

5. 学生分组进行望舌观察操作 学生在小组内相互模拟观察者和被观察者,按以上操作要求及注意事项作望舌模拟实训操作演练。

6. 学生完成实训报告

望舌基本技能实训观察报告

观察操作者:姓名(　　　)　　学号(　　　　)

被观察者:学号(　　　)

1. 按望舌操作方法及以下项目内容提示观察舌象,将观察到的征象用√标出。

所需观察的征象及评分标准:

(1)舌质:舌色(淡红　淡白　红舌　绛舌　青紫舌)　(3分)

　　　　舌形(大小适中　胖　瘦　老　嫩　点刺　裂纹　齿痕)　(3分)

　　　　舌态(柔软灵活　痿软　强硬　歪斜　颤动　吐弄　短缩)　(3分)

(2)舌苔:苔色(白苔　黄苔　灰黑苔)　(3分)

　　　　苔质(厚　薄　润　燥　腐　腻　剥脱　全剥脱)　(3分)

2. 所观察的舌象特征　(5分)

---

7. 实训检测

(1)简述望舌操作的基本方法并演示。

(2)简述望舌操作注意事项。

(3)正常舌象的特征是什么?

8. 实训评价(实训表 1-2)

实训表 1-2　学生望舌基本技能实训评价成绩单

专业:　　　　　年级:　　　　　班级:　　　　　姓名:

评价项目	评价标准	评价结果
操作报告(小组内互评)	20分	
实训检测(教师评价)	15分	
学生参与度(自评)	5分	
教师点评	10分	
综合评价	50分	

实训项目二　问诊基本技能实训

【实训目的】

通过问诊基本技能实训,使学生能够熟练掌握中医问诊的基本操作方法和技能。通过对典型病例进行问诊,以巩固问诊的内容、方法和步骤,掌握抓住主诉,并围绕主诉展开问诊的方法和技能,初步学会整理病史和进行病名、证名诊断。

【实训内容】

一、实训用品

多媒体投影仪、问诊光盘(或课件)、脉枕、听诊器。

二、实训方法

(一)问诊方法示范

播放问诊录音或问诊实况录像(时间控制在 20 分钟以内)。

(二)学生分组操作

2~4 人一组,练习询问 1~2 例被问诊者的病史,记录病史,写出病史摘要,将相关内容填在相应的实训报告中。

三、实训步骤

(一)问诊方法示范 播放问诊录音或问诊实况录像(时间控制在 20 分钟之内)。

(二)典型病例问诊——胃脘痛

1. 胃脘痛的部位、性质、程度、时间等情况与发病原因。

2. 平时的饮食嗜好、食欲食量、二便等情况。

3. 既往史、个人生活史和家族史。

(三)操作注意事项

问诊时态度需和蔼,耐心细致,语言要通俗易懂,力戒使用医学术语,不要套问和暗示,且要重视患者的主诉,围绕主诉进行询问。

(四)学生分组问诊操作

学生在小组内相互模拟问诊者和被问诊者,按上面问诊项目要求及注意的事项作问诊模拟实训操作演练。

(五)学生完成实训报告

问诊基本技能模拟实训体验报告

问诊者:姓名( )　学号( )

被问诊者:学号( )

1. 判断下列主诉正确与否

患者主诉:胃脘胀痛反复发作 3 年余,加重 1 周。 (正确　错误) (10 分)

2. 根据下列项目完善病例 (60 分)

主诉:

现病史:

既往史:

个人生活史:

家族史:

（六）实训检测

1. 简述胃脘痛的问诊要点。

2. 问诊时应注意哪些事项？

（七）实训评价（实训表 2-1）

实训表 2-1　学生问诊基本技能实训评价成绩单

专业：　　　　年级：　　　　班级：　　　　姓名：

评价项目	评价标准	评价结果
操作报告（小组内互评）	70 分	
实训检测（教师评价）	15 分	
学生参与度（自评）	5 分	
教师点评	10 分	
综合评价	100 分	

实训项目三　寸口诊法基本技能实训

【实训目的】

通过寸口诊法基本技能操作实训,使学生能够熟练掌握寸口诊法正确的诊察部位、基本操作方法及脉象主要的指感特征(部位的深浅、脉率的快慢、脉的节律是否整齐、脉力大小等);初步学会运用寸口诊法的基本方法辨识正常脉象及常见异常脉象的指感特征。

【实训内容】

一、实训用品

模拟诊室、模拟诊察桌、模拟诊察椅、脉枕。

二、实训方法

（一）教师操作示范

对学生志愿者作寸口诊法操作演示,同时作必要讲解。

（二）学生分组观察操作

2~4 人一组,相互诊脉,将所观察到的脉象特征填在相应的实训报告中。

三、实训步骤

(一)教师寸口诊法操作示范

选取一名学生志愿者模拟患者,为被诊脉者。教师模拟医生,为诊脉者。教师按规范的寸口诊法操作方法作诊脉操作演示,同时对操作要点及注意事项作必要讲解。

(二)具体操作方法

1. 被诊脉者(患者)体位姿势

(1)采取坐位。身体靠近诊察桌边。

(2)左(或右)手臂自然伸出平展于诊察桌上。

(3)直腕仰掌,腕下垫一个脉枕,使腕部与心脏处于同一水平面,以保证气血的流畅和脉象的正常显现。(注意:可以采取仰卧位,手臂自然伸直,外展30°,保持与心脏处于同一水平)

2. 诊脉者(医生)指法

(1)选指:诊脉者①用右手(或左手)的示指、中指、无名指三个手指的指目触按被诊者脉体(注:指目是指尖和指腹交接棱起之处,是触觉较灵敏的部位);②三指指端齐平,手指微曲呈弓形,与所诊脉体表面约呈45°。

(2)定位布指:①诊脉者以中指按在被诊脉者腕部桡骨茎突内侧动脉(桡动脉)搏动处,即中指以定关部;②然后以示指按在关前(腕侧)以定寸部;③再以无名指按在关后以定尺部。

布置疏密与被诊脉者的手臂长短和诊脉者的手指粗细相适应(注:患者手臂较长或医生手指较细者,布指宜疏,反之宜密;定寸时可选取太渊穴所在位置即腕横纹上,再根据寸到关的距离确定关到尺的长度以明确尺的位置;寸关尺不是一点,而是一段脉管的诊察范围)。

(3)运指:①举法。用较轻指力,按在寸口脉搏动处,以体察脉象的方法,亦称"轻取"或"浮取"。②按法。用较重指力,甚至按到筋骨处,以体察脉象的方法,又称"重取"或"沉取";用力适中,按至肌肉间以体察脉象的方法,称为"中取"。③寻法。诊脉时指力从轻到重,或从重到轻,左右前后推寻,以捕获脉象信息。④循法。诊脉时三指沿寸口脉长轴循行,以诊察脉之长短,比较寸关尺三部脉象特点。⑤总按。三指同时用同等力量诊脉的方法。从总体上辨别寸关尺三部和左右两手脉象的形态、脉位的浮沉等。⑥单按。用一个手指体察一部脉象的方法。主要是用于分别了解寸关尺部脉象的形态特征。

脉诊时,一般先总按再单按,诊脉者运用指力的轻重、挪移及布指变化来体察脉象。要注意诊察被诊脉者的脉位(浮沉)、脉率(迟数)、脉律(均匀度)、脉力(强弱)等。

(三)操作注意事项

1. 平息 诊脉者在诊脉时应注意调匀呼吸。

2. 诊脉时间 诊察单手寸口脉的时间应不少于1分钟。两手以3~5分钟为宜。

3. 被诊脉者坐位时,不要坐得太低或太高,以保证被诊手臂与心脏在同一水平位置。

4. 被诊脉者被诊察手臂,不要佩戴手表或其他饰物。

5. 注意生理性异常脉位 如反关脉、斜飞脉。

6. 结合四时分析脉象 四时对人体脉象有相应影响,如春弦、夏洪、秋毛(浮)、冬石(沉)。

7. 注重脉证合参。

(四) 学生分组诊脉操作

学生在小组内相互模拟诊脉者和被诊脉者，按以上操作方法及注意事项作寸口诊法模拟实训操作演练。着重从脉位、脉率、脉律、脉力、流利度等方面体会脉象。

(五) 学生完成实训报告

寸口诊法基本技能模拟实训体验报告

诊脉者：姓名（　　）　　学号（　　）

被诊脉者：学号（　　）

1. 根据实际操作步骤要点，选择以下正确选项，用√标出。

(1) 被诊脉者：手臂姿势（腕部与心脏处于同一水平面　　腕部高于心脏水平面）　　（1分）

(2) 诊脉者：选指（示指、中指、无名指　　中指、无名指、小指）　　（1分）

定位布指　中指定关部（被诊脉者腕部桡骨茎突内侧动脉搏动处　　被诊脉者腕部桡骨茎突外侧动脉搏动处）　　（1分）

示指定寸部（在关前　　在关后）　　（1分）

无名指定尺部（在关前　　在关后）　　（1分）

布指疏密依据（依据诊脉者手指粗细及被诊脉者手臂长短　　依据被诊脉者手指粗细及诊脉者手臂长短）　　（1分）

运指　举法：用较轻的指力，按在肌肤上，称（浮取　　沉取）　　（1分）

按法：用较重的指力，甚至按到筋骨处，称（中取　　沉取）　　（1分）

指力适中，按至肌肉间，称（中取　　沉取）　　（1分）

寻法：指力从轻到重，从重到轻，左右前后推寻

循法：三指沿寸口脉长轴循行　　（1分）

2. 根据所诊脉的指感，完成脉象诊察分析表　　（60分）

观察项目	左寸	右寸	左关	右关	左尺	右尺
脉位						
脉率						
脉律						
脉力						
流利度						
紧张度						
脉长						
脉宽						
脉象综合判定：						
临床意义：						

(六) 实训检测

1. 简述并演示寸口诊法的操作方法。

2. 寸口诊脉时应注意哪些事项？

3. 试述正常脉象的特征。

（七）实训评价（实训表 3-1）

实训表 3-1　学生脉诊基本技能实训评价成绩单

专业：　　　　年级：　　　　班级：　　　　姓名：

评价项目	评价标准	评价结果
操作报告（小组内互评）	70 分	
实训检测（教师评价）	15 分	
学生参与度（自评）	5 分	
教师点评	10 分	
综合评价	100 分	

（王玉华）

参考文献

［1］ 叶玉枝. 中医基本理论 [M]. 3 版. 北京: 人民卫生出版社, 2018.

［2］ 陈刚, 徐宜兵. 中医基础理论 [M]. 4 版. 北京: 人民卫生出版社, 2018.

［3］ 郑洪新, 杨柱. 中医基础理论 [M]. 5 版. 北京: 中国中医药出版社, 2021.

［4］ 郑洪新. 中医基础理论 [M]. 4 版. 北京: 中国中医药出版社, 2016.

［5］ 王璟, 熊霖. 中医诊断学 [M]. 5 版. 北京: 人民卫生出版社, 2023.

［6］ 李灿东, 方朝义. 中医诊断学 [M]. 5 版. 北京: 中国中医药出版社, 2021.

［7］ 吴承玉, 王天芳. 中医诊断学 [M]. 3 版. 上海: 上海科学技术出版社, 2018.

［8］ 王农银. 中医诊断学 [M]. 2 版. 北京: 中国中医药出版社, 2018.

［9］ 徐宜兵. 中医基础理论 [M]. 5 版. 北京: 人民卫生出版社, 2023.

［10］ 周少林, 吴立明. 中医药学概论 [M]. 3 版. 北京: 人民卫生出版社, 2018.

［11］ 白正勇. 中医学基础 [M]. 2 版. 北京: 中国医药科技出版社, 2018.

［12］ 吕明. 中医养生学 [M]. 2 版. 北京: 中国医药科技出版社, 2021.

［13］ 陈健尔, 李艳生. 中国传统康复技术 [M]. 3 版. 北京: 人民卫生出版社, 2019.

［14］ 梁繁荣, 王华. 针灸学 [M]. 5 版. 北京: 中国中医药出版社, 2021.

［15］ 赵吉平, 李瑛. 针灸学 [M]. 4 版. 北京: 人民卫生出版社, 2021.

［16］ 孙国杰. 针灸学 [M]. 2 版. 北京: 人民卫生出版社, 2011.

［17］ 李福凤. 中医诊法基本技能实训 [M]. 上海: 上海科学技术出版社, 2017.

目标检测参考答案

绪　论

一、简答题(略)

二、实例分析

1. 答案要点:人与外界环境是统一的,地理环境的差异会影响人体的功能活动。当人们长期在习惯的环境中生活,突然易地而居,会出现暂时不能适应新环境的"水土不服"现象,但当在新环境中生活一段时间后,人体的生理活动进行了适应性的调整,故"水土不服"的现象就会消失。

2. 答案要点:人与外界环境是统一的,季节气候变化会影响人体的病理变化。

第一章　哲　学　基　础

一、简答题(略)

二、实例分析

1. 答案要点:①肝开窍于目,熬夜容易导致用眼过度,久之耗伤肝血,使肝功能受损。根据事物属性的五行归类,肝色为青,肝伤则色青。②应注意作息规律,保证充足的睡眠。此外,如有需要,还可多吃补血益气的食物来调补肝脾。

2. 答案要点:①根据五行理论,该患者病情变化的机制是子病及母(肺病及脾);②其治疗方法属于培土生金法。

第二章　藏　　象

一、简答题(略)

二、实例分析

1. 答案要点:(1)心。(2)心阳不足,心失温养,故见心悸怔忡;血运无力,气血不得通畅,则心胸憋闷刺痛;动则气耗,故动则气短;痰浊内盛,则疼痛有闷痛的特点;体胖痰多、身体困倦、苔白腻都是痰浊内盛之象。

2. 答案要点:(1)脾。(2)患者脾胃素虚,失于健运,故纳谷不香,脘腹胀满;脾虚水湿不运,流注肠中,故大便溏薄;脾胃素虚,不能化生水谷精微,气血生化之源不足,失于充养,故形体消瘦、面色萎黄、神疲乏力;舌淡苔白、脉弱无力为脾气虚之象。

第三章　精气血津液

一、简答题(略)

二、实例分析

1. 答案要点:该患者由于吐泻损伤体内津液,导致气的耗损,其临床表现体现了津能化气、津能载气的理论。

2. 答案要点:气、血、津液之间相互渗透,相互促进,相互转化。该患者由于劳累过度,劳则气耗,气不摄血,进而引起出血,并导致血、津液的耗损,故出现上述症状及体征表现。

第四章　经　　络

一、简答题(略)

二、实例分析

1. 答案要点:肝经。足厥阴肝经,起于足大趾爪甲后丛毛处,分布于胁肋部,上行连接目系。

2. 答案要点:白芷。因白芷为阳明经药,前额为阳明经循行分布区域。

第五章　体　　质

一、简答题(略)

二、实例分析

1. 答案要点:①戈某母亲体弱,高龄生产,导致戈某出生即先天禀赋不足,根据症状辨证为气虚体质,后经过诊治调理,培补后天之本,体质得到改善。说明体质的形成是先天因素和后天因素共同作用的结果。②体质与先天因素密切相关,具有遗传性,但也离不开后天的调理,体质同样具备可变性和可调性。先天因素是人一生体质的基础,是人体体质强弱的前提条件。后天因素可使体质发生变化,有时甚至产生决定性作用。

2. 答案要点:①阴虚体质。②调理方法为滋阴润燥,敛阴止汗,清心安神。忌食辛辣刺激性食物。同时注意休息,避免过度劳累和熬夜。

第六章 病 因

一、简答题（略）

二、实例分析

1. 答案要点：①感受风邪、寒邪。②风为阳邪,侵袭阳位——头痛、鼻塞、流涕、咽痒、脉浮；寒邪伤阳,性收引、凝滞,主痛——恶寒、无汗、脉紧、头身痛。

2. 答案要点：①过食油腻、冷饮。②脾胃。③饮食失宜多损伤脾胃。

3. 答案要点：①瘀血。②瘀血阻滞,心脉痹阻不通——胸闷,心慌,心痛时作,痛如针刺,放射至左肩臂内侧。唇甲青紫、舌质紫暗、脉涩均为瘀血病证特点。

第七章 病 机

一、简答题（略）

二、实例分析

1. 答案要点：①李同学发病类型属于复发,因其失眠经过治疗后处于明显缓解阶段而后再次发作。②导致其复发的诱因为情志致复,因其失眠症状再度出现前与父母激烈争吵,受到情志刺激。

2. 答案要点：该患者属于气血两虚。产妇由于分娩时耗气失血导致气血两虚,故出现气虚与血虚并存的临床表现,如出虚汗、怕风、体倦乏力、气短、食少腹胀、便秘等属于气虚表现,面色苍白、失眠等属于血虚表现。

第八章 诊 法

一、简答题（略）

二、实例分析

1. 答案要点：①患者以胁肋胀闷疼痛为主要症状。②胁肋是肝胆经脉循行分布的部位。③结合发病诱因及其他表现。④结论：肝气郁结所致。

2. 答案要点：四诊内容：

(1)望诊：神志不清,四肢抽搐,舌淡苔白腻。

(2)闻诊：自言自语,胡言乱语,喜叹息。

(3)问诊：李某,女,29岁,已婚。主诉：哭笑无常,自言自语50余天。病史：因事不遂而哭笑无常,已50余天,阵发性发作。近来病情加重,发作期间神志不清,胡言乱语,四肢抽搐,昼夜不眠。平素性情忧郁,头重昏蒙,胸胁胀闷,喜叹息,神志时清时昧,躁扰不安,时或暴怒,时或悲泣,生活不能自理。

(4)切诊:脉弦数。

第九章　辨　证

一、简答题(略)

二、实例分析

1. 答案要点:患者发热,微恶风寒,故诊断为表证;口微渴,舌边尖红,苔薄黄干,脉浮数,均是热证表现,故诊断为热证;外邪侵袭肌表,正气抗邪,为实证表现。因此该患者为表热实证。

2. 答案要点:主要症状为心悸不宁、频繁发作。病机分析要点为心阳虚衰,鼓动、温运无力,心动失常。证型诊断为心阳虚证。辨证要点为心悸不宁、频繁发作,并有心胸憋闷感,伴气短、汗出、畏寒等阳虚症状。

3. 答案要点:主要症状为腰膝酸软,心烦失眠。病机分析要点为肾水不足,心火失济,心阳偏亢。证型诊断为心肾不交证。辨证要点为心烦失眠、腰膝酸软伴阴虚症状。

第十章　养生、防治与康复原则

一、简答题(略)

二、实例分析

1. 答案要点:①肝五行属木,脾胃五行属土。②根据五行生克规律:木能克土,而木旺乘土。故肝病(木旺),易传至脾胃(土)。③治疗肝病配合健脾和胃的药物,是加强脾胃(土)的功能,防止肝病传及脾胃。④这体现了中医的治未病的思想,"见肝之病,知肝传脾,先当实脾"。

2. 答案要点:①六味地黄丸是滋阴类的代表方药。②"阴虚证"为阴偏衰不足的病证,其治疗原则是调整阴阳、补其不足。③治疗方法为"虚者补之"的补法,具体为滋阴。

课程标准